全国中医药行业高等职业教育"十四五"规划教材

全国高等医药职业院校规划教材（第六版）

药事管理与法规

（第三版）

（供高等职业教育中药及相关专业用）

主　编　查道成　黄　娇

全国百佳图书出版单位

中国中医药出版社

·北 京·

图书在版编目（CIP）数据

药事管理与法规 / 查道成，黄娇主编 . -- 3 版 .

北京：中国中医药出版社，2025.1. --（全国中医药

行业高等职业教育"十四五"规划教材）.

ISBN 978-7-5132-9098-2

Ⅰ . R95

中国国家版本馆 CIP 数据核字第 2024XA0875 号

融合教材服务说明

全国中医药行业职业教育"十四五"规划教材为新形态融合教材，各教材配套数字教材和相关数字化教学资源（PPT 课件、视频、复习思考题答案等）仅在全国中医药行业教育云平台"医开讲"发布。

资源访问说明

到"医开讲"网站（jh.e-lesson.cn）或扫描教材内任意二维码注册登录后，输入封底"激活码"进行账号绑定后即可访问相关数字化资源（注意：激活码只可绑定一个账号，为避免不必要的损失，请您刮开序列号立即进行账号绑定激活）。

联系我们

如您在使用数字资源的过程中遇到问题，请扫描右侧二维码联系我们。

中国中医药出版社出版

北京经济技术开发区科创十三街 31 号院二区 8 号楼

邮政编码　100176

传真　010-64405721

廊坊市祥丰印刷有限公司印刷

各地新华书店经销

开本 850×1168　1/16　印张 14　字数 370 千字

2025 年 1 月第 3 版　2025 年 1 月第 1 次印刷

书号　ISBN 978 - 7 - 5132 - 9098 - 2

定价　55.00 元

网址　www.cptcm.com

服 务 热 线　010-64405510

购 书 热 线　010-89535836

维 权 打 假　010-64405753

微信服务号　zgzyycbs

微商城网址　https://kdt.im/LIdUGr

官 方 微 博　http://e.weibo.com/cptcm

天猫旗舰店网址　https://zgzyycbs.tmall.com

如有印装质量问题请与本社出版部联系（010-64405510）

全国中医药行业高等职业教育"十四五"规划教材
全国高等医药职业院校规划教材（第六版）

《药事管理与法规》编委会

主　编

查道成（南阳医学高等专科学校）　　　黄　娇（重庆三峡医药高等专科学校）

副主编（按姓氏笔画排序）

丁丽娜（遵义医药高等专科学校）　　　马向芹（南阳医学高等专科学校）

方翰林（江西中医药高等专科学校）　　杨怡君（山东医学高等专科学校）

张　宁（山东药品食品职业学院）　　　张新渐（保山中医药高等专科学校）

编　委（按姓氏笔画排序）

王　凤（重庆三峡医药高等专科学校）　　王　芳（济南护理职业学院）

苏　晨（甘肃卫生职业学院）　　　　　李顺兰（昆明卫生职业学院）

林庆云（福建生物工程职业技术学院）　侯迎迎（安阳职业技术学院）

高莉莉（重庆健康职业学院）　　　　　韩　薇（山西卫生健康职业学院）

全国中医药行业高等职业教育"十四五"规划教材
全国高等医药职业院校规划教材（第六版）

《药事管理与法规》
融合出版数字化资源编创委员会

主　编

查道成（南阳医学高等专科学校）　　　　黄　娇（重庆三峡医药高等专科学校）

副主编（按姓氏笔画排序）

丁丽娜（遵义医药高等专科学校）　　　　马向芹（南阳医学高等专科学校）

方翰林（江西中医药高等专科学校）　　　杨怡君（山东医学高等专科学校）

张　宁（山东药品食品职业学院）　　　　张新渐（保山中医药高等专科学校）

编　委（按姓氏笔画排序）

王　凤（重庆三峡医药高等专科学校）　　王　芳（济南护理职业学院）

苏　晨（甘肃卫生职业学院）　　　　　　李顺兰（昆明卫生职业学院）

林庆云（福建生物工程职业技术学院）　　侯迎迎（安阳职业技术学院）

高莉莉（重庆健康职业学院）　　　　　　韩　薇（山西卫生健康职业学院）

前　言

　　"全国中医药行业高等职业教育'十四五'规划教材"是为贯彻党的二十大精神和习近平总书记关于职业教育工作和教材工作的重要指示批示精神,落实《中医药发展战略规划纲要（2016—2030年）》等文件精神,在国家中医药管理局领导和全国中医药职业教育教学指导委员会指导下统一规划建设的,旨在提升中医药职业教育对全民健康和地方经济的贡献度,提高职业技术院校学生的实践操作能力,实现职业教育与产业需求、岗位胜任能力严密对接,突出新时代中医药职业教育的特色。鉴于由中医药行业主管部门主持编写的"全国高等医药职业院校规划教材"（三版以前称"统编教材"）在2006年后已陆续出版第三版、第四版、第五版,故本套"十四五"行业规划教材为第六版。

　　中国中医药出版社是全国中医药行业规划教材唯一出版基地,为国家中医、中西医结合执业（助理）医师资格考试大纲和细则、实践技能指导用书,全国中医药专业技术资格考试大纲和细则唯一授权出版单位,与国家中医药管理局中医师资格认证中心建立了良好的战略伙伴关系。

　　本套教材由50余所开展中医药高等职业教育的院校及相关医院、医药企业等单位,按照教育部公布的《高等职业学校专业教学标准》内容,并结合全国中医药行业高等职业教育"十三五"规划教材建设实际联合组织编写。本套教材供中医学、中药学、针灸推拿、中医骨伤、中医康复技术、中医养生保健、护理、康复治疗技术8个专业使用。

　　本套教材具有以下特点:

　　1.坚持立德树人,融入课程思政内容和党的二十大精神。把立德树人贯穿教材建设全过程、各方面,体现课程思政建设新要求,发挥中医药文化的育人优势,推进课程思政与中医药人文的融合,大力培育和践行社会主义核心价值观,健全德技并修、工学结合的育人机制,努力培养德智体美劳全面发展的社会主义建设者和接班人。

　　2.加强教材编写顶层设计,科学构建教材的主体框架,打造职业行动能力导向明确的金教材。教材编写落实"三个面向",始终围绕中医药职业教育技术技能型、应用型中医药人才培养目标,以学生为中心,以岗位胜任力、产业需求为导向,内容设计符合职业院校学生认知特点和职业教育教学实际,体现了先进的职业教育理念,贴近学生、贴近岗位、贴近社会,注重科学性、先进性、针对性、适用性、实用性。

　　3.突出理论与实践相结合,强调动手能力、实践能力的培养。鼓励专业课程教材融入中医药特色产业发展的新技术、新工艺、新规范、新标准，满足学生适应项目学习、案例学习、模块化学习等不同学习方式的要求，注重以典型工作任务、案例等为载体组织教学单元，有效地激发学生的学习兴趣和创新潜能。同时，编写队伍积极吸纳了职业教育"双师型"教师。

4.强调质量意识，打造精品示范教材。将质量意识、精品意识贯穿教材编写全过程。教材围绕"十三五"行业规划教材评价调查报告中指出的问题，以问题为导向，有针对性地对上一版教材内容进行修订完善，力求打造适应中医药职业教育人才培养需求的精品示范教材。

5.加强教材数字化建设。适应新形态教材建设需求，打造精品融合教材，探索新型数字教材。将新技术融入教材建设，丰富数字化教学资源，满足中医药职业教育教学需求。

6.与考试接轨。编写内容科学、规范，突出职业教育技术技能人才培养目标，与执业助理医师、药师、护士等执业资格考试大纲一致，与考试接轨，提高学生的执业考试通过率。

本套教材的建设，得到国家中医药管理局领导的指导与大力支持，凝聚了全国中医药行业职业教育工作者的集体智慧，体现了全国中医药行业齐心协力、求真务实的工作作风，代表了全国中医药行业为"十四五"期间中医药事业发展和人才培养所做的共同努力，谨此向有关单位和个人致以衷心的感谢。希望本套教材的出版，能够对全国中医药行业职业教育教学发展和中医药人才培养产生积极的推动作用。需要说明的是，尽管所有组织者与编写者竭尽心智，精益求精，本套教材仍有一定的提升空间，敬请各教学单位、教学人员及广大学生多提宝贵意见和建议，以便修订时进一步提高。

国家中医药管理局教材办公室
全国中医药职业教育教学指导委员会
2024 年 12 月

编写说明

本教材是全国中医药行业高等职业教育"十四五"规划教材之一，第 2 版自 2018 年出版发行以来，得到了使用学校师生的充分肯定。为了更好地满足药学类相关专业教育教学改革的需要，在中国中医药出版社的组织规划下，我们编写了《药事管理与法规》（第 3 版）。

药事管理与法规是药学、中药学、药品经营与管理等专业的一门专业课。要求学生熟悉和掌握药事管理的基本知识、基本技能和基本法律法规的知识，以党的二十大精神"坚持全面依法治国，推进法治中国建设"为指引，具备在实践中遵法、学法、守法、用法的基本能力。本课程的作用是使学生掌握药事管理与法规中重要的条款内容，具备运用药事法律法规分析解决相关工作中实际问题的能力，促进学生职业能力和职业素养的养成。

本次修订以中国现行的有关药事法律法规及行政规章为依据，一是进一步完善教材结构，将第 2 版的 11 个项目调整为 14 个模块；在模块五药品与药品管理，新增了"医疗保险和医疗保险用药管理"，"不良反应报告与监测"更新为"药物警戒制度"；模块八医疗机构药事管理，新增了"药物临床应用管理"；模块十一特殊管理药品管理，单列了"药品类易制毒化学品管理"；模块十二药品信息管理，把"药品标签的管理"和"药品说明书的管理"分开阐述，使教材知识内容更加充实完善。二是进一步创新教材形式，围绕岗位工作任务设计教学模块，力求理论知识与实践知识匹配，实践知识与岗位匹配，以"案例导入"项目内容，依据工作岗位所必需的法律法规知识构建教材内容，融合执业（中）药师及（中）药学专业技术职务等相关职业资格证书对知识、技能和素质的要求，并同时落实立德树人的根本任务，有机融入课程思政，更好地提升药学生的职业道德素养。充分考虑高等职业教育对理论知识学习的需要，现在注重纸质教材与数字资源的融合，在纸质教材中增加二维码，通过手机扫码，获得线上增值服务，包括教学课件、复习思考题、微课等丰富媒体形式，便于教师多元化教学与学生自主学习。

本教材编写分工如下：李顺兰编写模块一导学；方翰林编写模块二药事组织；苏晨编写模块三药学职业；张宁编写模块四药品管理立法；林庆云编写模块五药品与药品管理；马向芹编写模块六药品生产管理；王芳编写模块七药品经营管理；黄娇、王凤编写模块八医疗机构药事管理；丁丽娜编写模块九药品注册管理；侯迎迎编写模块十中药管理；杨怡君、查道成编写模块十一特殊管理药品管理；韩薇编写模块十二药品信息管理；高莉莉编写模块十三药品价格和广告的管理；张新渐编写模块十四药品知识产权保护。各位编委对纸质教材及数字化教学资源的编写投入了大量的精力，同时中国中医药出版社领导、编辑及各位编委所在院校对本教材编写工作给予了大力支持，在此深表感谢。

本教材是全体编委辛勤劳动的结晶，在我国，药事管理尚处于快速发展和逐步规范的过程中，由于时间所限，编委水平有限，书中难免存在疏漏之处，敬请各位专家和读者提出宝贵意见，以便再版时修订提高。

《药事管理与法规》编委会

2024 年 9 月

目 录

扫一扫，查看本教材全部配套数字资源

模块一 导 学

扫一扫，查阅
本模块 PPT、
视频等数字资源

【学习目标】

掌握：药事管理的概念及其重要性；法律的效力等级与适用原则。

熟悉：药事、管理的概念；法学及法的基本知识。

了解：我国法律责任、法律渊源。

项目一 药事管理基础知识

📖 案例导入

磺胺酏剂事件

1935 年药学家们发现磺胺的抗菌作用，各种磺胺片剂、胶囊剂相继问世，用于治疗多种细菌感染。然而，磺胺本身味道苦涩，不易于患者服用。因此，制药公司寻求开发新的剂型来改善其口感和服用便利性。美国的一家生产商在磺胺中加入了乙烯乙二醇溶剂以便制成稳定的澄明液体制剂。该溶剂就是现在我们常用于汽车防冻液中的工业用品，为粉红色草莓味液体，服用后常引起恶心、呕吐、严重腹痛、肾脏衰竭，甚至导致服用者死亡。公司在没有进行任何安全性测试的情况下，迅速将这种新药推向市场。不久之后，全国各地开始报告因服用新型磺胺制剂而导致的中毒，症状包括肾衰竭、呕吐、头痛、失明和死亡。最终，超过 100 人因服用这种药物而死亡，其中包括许多儿童。

当时美国的药事法规未要求药品上市前必须证明其安全性，而 1937 年"磺胺酏剂事件"促使美国政府认识到了药品上市前有必须证明其安全性的必要。1938 年，美国国会通过了《联邦食品、药品与化妆品法案》，规定药品上市前必须进行安全性临床试验，并通过新药审批程序提交安全性临床试验的结果证据。随着这一法案的实施，美国药品监管部门又陆续颁布了一系列有关药品审批的规定，这些法案和规定确实在保证公众健康上发挥了非常重要的作用。

问题：结合此案例，谈一谈实施药事管理的意义。该如何学习药事管理与法规这门课？

一、药事及药事管理

1. 药事 我国最早的药事活动开始于周朝，而后日益明细。我国史书《册府元龟》中记载：

"北齐门下省，统尚药局，有典御二人，侍御四人，尚药监四人，总御药之事。"北周设有"主药"六人，主管药物事宜。由此可见，早在南北朝时期，医药管理已有明确的分工，设有专职人员负责掌管药事工作。药事是药学事业的简称，系指一切与药品、药学有关的事务，是由若干部门（行业）构成的一个完整体系，包括药品的研制、生产、流通、使用等多个环节。

根据《中华人民共和国药品管理法》（以下简称《药品管理法》）的适用范围、管理对象，以及《中共中央、国务院关于卫生改革与发展的决定》中加强药品管理的内容，药事是指与药品的研制、生产、流通、使用、价格、广告、信息、监督、检验、药学教育等活动有关的事项。

2. 管理 管理是指一定组织中的管理者，通过实施计划、组织、领导、协调、控制等职能来协调他人的活动，使别人同自己一起实现既定目标的活动过程。从依法合规的角度来看，管理是指在法律授权的范围内，以符合法律或准则的决策，协调、控制一定范围内的行为活动，实现它所要达到的目标。

3. 药事管理 药事管理是指对药学事业的综合管理，是运用管理学、法学、社会学、经济学的原理和方法对药事活动进行研究，总结其规律，并用以指导药事工作健康发展的社会活动。

药事管理包括宏观和微观两个方面。宏观的药事管理是国家政府的行政机关运用管理学、政治学、经济学、法学等多学科理论和方法，依据国家的政策、法律，运用法定权力，为实现国家制定的医药卫生工作的社会目标，对药事进行有效治理的管理活动，在我国称为药政管理或药品监督管理。药事管理的内容包括制定和执行国家药物政策与药事法规，建立健全药事管理体制与机构，建立药品生产、流通秩序，加强药学人员人力资源管理和药品监督管理，通过推进依法行政、科学民主决策、依靠专业技术等手段，实现队伍保障及实践科学监管。微观的药事管理指药事各部门内部的管理，包括人员管理、财务管理、物资设备管理、药品质量管理、技术管理、信息管理、药学服务管理等工作。

药事管理学的研究范畴，包括药事管理宏观和微观两个方面。本教材主要介绍宏观的药事管理，即药事公共行政方面。

二、药事管理的特点

药事管理的特点表现为专业性、政策性、实践性。

1. 专业性 药事管理人员应熟悉药学和社会科学的基础理论、专业知识和基本方法，运用管理学、法学、社会学、经济学的原理与方法研究药事各环节的活动，总结其管理规律，指导其健康发展。

2. 政策性 药事管理人员按照国家药物政策、国家药事管理的法律法规，行使国家权力对药事的管理，主管部门及个人代表国家、政府对药品进行管理，管理过程中管理者要依据政策法律办事，并做到公正、公平、科学、严谨。

3. 实践性 药事管理离不开实践活动，药事管理的法规、管理办法、行政规章的制定来自药品生产、经营、使用的实践，经过总结、升华而成。

三、药事管理的重要性

1. 建立基本医疗卫生制度，保护公众健康 药品供应保障体系是基本医疗卫生制度的组成部分，享有卫生保健的公平性问题及医疗费用的问题都涉及药品生产、供应、使用的政策和管理等药事管理的问题。建立国家基本药物制度，制定基本药物目录，对国家基本药物实行招标、集中采购和统一配送，保证群众的基本用药。

2. 保证公众用药安全，促进合理用药　药品是预防、治疗疾病的特殊商品，直接关系着人类的身心健康和生命安危。因此，必须对药品质量实行严格的监督管理，加强对药品研制、生产、经营、使用诸领域的规范化要求，最终维护公众健康。

3. 增强医药经济在全球的竞争力　制药工业促进了医学发展，还担负了新药研制的重担，已成为各国经济领域的重要组成部分。经济全球化中的药业竞争已十分激烈，药品企业之间的竞争逐渐转移为药品质量和质量管理的竞争、研制新药的竞争、药学服务的竞争、药业道德秩序的竞争。因此，要提高医药经济的竞争力，必须强化药事管理。

知识链接

日本药事管理的产生和发展

日本的药事管理活动起源于19世纪，1847年日本政府颁布的《医务工作条例》明确了对医师调配药品的管理规定。1925年，《药剂师法》从《医务工作条例》中分离出来，发展成为日本药事管理的中心法——《药事法》。日本也是"反应停事件"的受害国家之一，1967年日本厚生省采取了严格审批新药上市、实行药品再评价及强制制药企业向国家管理当局报告不良反应等措施，加强对药品的监督管理。20世纪60年代，日本发生了"斯蒙事件"，有1万多名日本人患斯蒙病（亚急性脊髓视神经炎），该病初期症状为剧烈腹痛，继而出现视神经障碍和运动麻痹等。直到1970年才查出该疾病是因使用肠道感染药物——奎诺仿（氯碘羟基喹啉，Vioform）所致，"斯蒙事件"导致死亡的人数达到400人。受害者向法院提出诉讼，要求制药公司和批准生产奎诺仿的日本政府给予赔偿。"斯蒙事件"引起了日本各有关方面对药事管理法律的关注。日本国会于1979年通过《药事法》修订案，一年后开始施行，修订案进一步将确保药品的质量、有效性、安全性作为宗旨。至今，日本已形成一整套完整的法律体系来管理药品，除《药事法》外，还包括《药剂师法》《麻醉药品控制法》《阿片法》《大麻控制法》《兴奋剂控制法》《药品不良反应受害者救济、研究开发、产品评审组织法》等。

项目二　法律基础知识

📚 案例导入

网上平台入驻商家无证经营药品案

2023年3月，江西省南昌市市场监督管理局根据国家药品网络销售监测平台监测线索，对某网上销售药品电子商务公司进行检查，发现该商家使用伪造的《药品经营许可证》通过网络销售布洛芬缓释胶囊等药品，违法所得1.13万元，涉案货值金额1.64万元。该商家上述行为违反了《中华人民共和国药品管理法》第五十一条第一款规定。2023年9月，江西省南昌市市场监督管理局依据《中华人民共和国药品管理法》第一百一十五条，对该商家进行了行政处罚。

问题：案例中商家使用伪造的《药品经营许可证》通过网络销售布洛芬缓释胶囊药品而被罚款，分析从事药事活动的个人和组织需要遵守哪些法律法规？

一、法的概述

（一）法的概念

法是由国家制定或者认可，体现统治阶级意志，并由国家强制力保证实施的具有普遍效力的行为规范的总称。根据《中华人民共和国宪法》（以下简称《宪法》）和《中华人民共和国立法法》（以下简称《立法法》），我国的法有宪法、法律、行政法规、地方性法规、自治条例和单行条例及部门规章、地方政府规章等几个层次。

（二）法的特征

1. 规范性　法的规范性是指法所具有的规定人们的行为模式、指导人们行为的性质。法所规定的行为模式包括三种：可为模式、勿为模式、应为模式。

2. 国家意志性　法是由国家制定和认可的。法是被奉为法律的统治阶级意志，意味着法是国家制定和认可的，是国家意志的体现，具有普遍的约束力。

3. 国家强制性　法是以国家强制力为最后保证手段的规范体系，具有国家强制性，由国家强制力保证实施。也就是说，不管人们的主观愿望如何，都必须遵守法，否则将招致国家强制力的干涉，受到相应的法律制裁。

4. 普遍性　法在国家权力管辖范围内普遍有效，具有普遍性。具体而言，它包含两方面的内容：其一，法的效力对象的广泛性。在一国范围之内，任何人的合法行为都无一例外地受法的保护；任何人的违法行为，也都无一例外地受法的制裁。法不是为特别保护个别人的利益而制定，也不是为特别约束个别人的行为而设立。其二，法的效力的重复性。指法对人们的行为有反复适用的效力。

5. 程序性　法是有严格的程序规定的规范，具有程序性。法是强调程序、规定程序和实行程序的规范。

（三）法的渊源

法的渊源，即法的来源，指一定的国家机关依照法定职权和程序制定或者认可的具有不同法律效力和地位的法的不同表现形式。

1. 宪法　宪法是由全国人民代表大会（以下简称全国人大）依据特别程序制定的根本大法，具有最高效力，由全国人大及其常委会监督实施，并由全国人大常委会负责解释，对违反宪法的行为予以追究。我国现行宪法是 1982 年 12 月 4 日由第五届全国人大第五次会议通过的，此后又通过了 5 个宪法修正案。

2. 法律　法律系指全国人民代表大会及其常委会，经一定的立法程序制定的规范性文件。法律具有仅次于宪法的法律效力，是制定法规、规章的依据。例如，《中华人民共和国药品管理法》《中华人民共和国疫苗管理法》《中华人民共和国基本医疗卫生与健康促进法》等。

3. 行政法规　国务院根据宪法和法律，制定行政法规。行政法规由总理签署国务院令公布。与药品管理活动相关的行政法规主要有《中华人民共和国药品管理法实施条例》《中药品种保护条例》等。

4. 地方性法规　地方性法规是由省、自治区、直辖市及省级人民政府所在地的市和国务院批准的较大的市的人民代表大会及其常务委员会，根据宪法、法律和行政法规，结合本地区实际情况制定的，只在地方区域内发生法律效力的规范性文件。例如，由湖北省人民代表大会常务委员会会议通过的《湖北省药品管理条例》、云南省人民代表大会常务委员会会议通过的《云南省中医药条例》等。

5. 部门规章　部门规章是国务院各部委和具有管理职能的直属机构，可以根据法律、行政法规及国务院的决定或命令，在本部门权限内，制定的规范性文件。与药品管理活动相关的行政规章常见有《药品注册管理办法》《药品生产质量管理规范》等。

6. 地方政府规章　地方政府规章是指省、自治区、直辖市和设区的市、自治州的人民政府，根据本行政区域的具体情况和实际需要，制定的规范性法律文件。例如，辽宁省人民政府常务会议审议通过的《辽宁省医疗机构药品和医疗器械使用监督管理办法》等。

7. 民族自治条例和单行条例　根据《立法法》规定，民族自治地方的人民代表大会有权依照当地民族的政治、经济和文化的特点，制定自治条例和单行条例。

8. 国际条约　国际条约是指我国同其他相关国家缔结的双边、多边的协议，以及其他具有条约、协定性质的文件。例如，《1961 年麻醉药品单一公约》《1971 年精神药物公约》等。

二、法律效力和适用原则

（一）法律效力

法律效力是指法律的适用范围，即法律在什么领域、什么时期和对谁有效的问题，也就是法律规范在空间上、时间上和对人的效力问题。

1. 空间效力　空间效力是指法律在什么地方发生效力。由国家制定的法律和经中央机关制定的规范性文件，在全国范围内生效。地方性法规只在本地区内有效。

2. 时间效力　时间效力是指法律在何时生效和在何时终止效力，以及新法律颁布生效之前发生的事件或者行为是否适用该项法规的问题。时间效力一般有三个原则：不溯及既往原则、后法废止前法原则、法律条文到达时间的原则。

3. 对人的效力　对人的效力是指法律适用于什么样的人。对人的效力又分为属地主义、属人主义和保护主义。

（二）适用原则

我国的法有宪法、法律、法规等几个层次，法律效力的层次是指规范性法律文件之间的效力等级关系。

1. 上位法的效力高于下位法。按《立法法》的规定，下位法违反上位法规定的，由有关机关依照该法规定的权限予以改变或者撤销。即宪法规定了国家的根本制度和根本任务，是国家的根本法。宪法具有最高的法律效力，一切法律、行政法规、地方性法规、自治条例和单行条例、规章都不得同宪法相抵触；法律效力高于行政法、地方性法规、规章；行政法规效力高于地方性法规、规章；地方性法规的效力高于本级和下级地方政府规章；部门规章之间、部门规章与地方政府规章之间具有同等效力，在各自的权限范围内施行。

2. 在同一位阶的法之间，特别规定优于一般规定、新的规定优于旧的规定。

3. 冲突解决方式：

（1）法律之间对同一事项的新的一般规定与旧的特别规定不一致，不能确定如何适用时，由全国人民代表大会常务委员会裁决。

（2）部门规章之间、部门规章与地方政府规章之间对同一事项的规定不一致时，由国务院裁决。

（3）地方性法规与部门规章之间对同一事项的规定不一致，不能确定如何适用时，由国务院提出意见，国务院认为应当适用地方性法规的，应当决定在该地方适用地方性法规的规定；认为应当适用部门规章的，应当提请全国人民代表大会常务委员会裁决。

三、法律责任

法律责任是指责任主体违反了法定或者约定的义务而必须承担的具有强制性的特定后果。法律责任是一种不利的法律后果。根据违法行为的性质和危害的程度不同，法律责任分为民事责任、行政责任、刑事责任三种。

（一）民事责任

民事责任是指行为人因违反民事法律、违约或者由于法律规定所应承担的一种法律责任。例如，《药品管理法》第一百四十四条规定药品上市许可持有人、药品生产企业、药品经营企业或者医疗机构违反本法规定，给用药者造成损害的，依法承担赔偿责任。

（二）行政责任

行政责任是指行为人违反行政法律规范但尚未构成犯罪所应承担的法律后果，主要包括行政处罚和行政处分。

行政处罚是指行政机关依法对违反行政管理秩序的公民、法人或者其他组织，以减损权益或者增加义务的方式予以惩戒的行为。行政处罚的种类：警告、通报批评；罚款、没收违法所得、没收非法财物；暂扣许可证件、降低资质等级、吊销许可证件；限制开展生产经营活动、责令停产停业、责令关闭、限制从业；行政拘留；法律、行政法规规定的其他行政处罚。

行政处分指由有管辖权的国家机关或企事业单位依据行政隶属关系对违法失职人员给予的一种行政制裁。其种类主要有警告、记过、记大过、降级、撤职、开除六种。

（三）刑事责任

刑事责任又称刑事法律责任，是指行为人因犯罪行为所导致的，违反国家刑事法律而必须承担的惩罚性的后果。由司法机关依照《中华人民共和国刑法》（以下简称《刑法》）的规定，对其依法追究法律责任。主刑包括管制、拘役、有期徒刑、无期徒刑和死刑，它们只能单独适用。附加刑有罚金、剥夺政治权利、没收财产，它们可以附加适用，也可以独立适用。对于犯罪的外国人，还可以独立适用或附加适用驱逐出境。其中特别需要注意的是《刑法》中关于生产销售假药罪、生产销售劣药罪的规定。

复习思考题

单项选择题

1. 下列规范性文件中，法律效力最高的是（　　　）

 A.《医疗机构药事管理规定》

 B.《药品注册管理办法》

 C.《关于禁止商业贿赂行为的暂行规定》

 D.《中华人民共和国药品管理法》

 E.《执业药师资格制度暂行规定》

2. 下列规范性文件中，其法律效力最高的是（　　　）

 A.《中华人民共和国药品管理法实施条例》

 B.《医疗机构药事管理规定》

 C.《城镇职工医疗保险用药范围暂行办法》

 D.《关于禁止商业贿赂行为的暂行规定》

 E.《中华人民共和国药品管理法》

3. 下列关于法的知识叙述错误的是（　　）

　　A. 上位法效力高于下位法

　　B. 法律效力高于行政法规，行政法规效力高于地方性法规和部门规章

　　C. 同一位阶的法之间，一般规定优于特殊规定，新的规定优于旧的规定

　　D. 时间效力包括不溯及既往原则

　　E. 特别法优于一般法，新法优于旧法

4. 法律效力不包括（　　）

　　A. 空间效力　　　　　　　B. 时间效力　　　　　　　C. 对人的效力

　　D. 平等效力　　　　　　　E. 以上都不是

5. 以下说法错误的是（　　）

　　A. 地方性法规与部门规章之间对同一事项的规定不一致时，由全国人民代表大会常务委员会提出意见，全国人民代表大会常务委员会认为应当适用地方性法规的，应当决定适用地方性法规

　　B. 同一机关制定的新的一般规定与旧的特别规定不一致时，由制定机关裁决

　　C. 部门规章之间、部门规章与地方政府规章之间对同一事项的规定不一致时，由国务院裁决

　　D. 根据授权制定的法规与法律规定不一致时，由全国人民代表大会常务委员会裁决

　　E. 法律的效力高于行政法规，行政法规效力高于地方性法规和地方政府规章

6. 下列由全国人大及其常委会制定，国家主席签署主席令公布的是（　　）

　　A. 宪法　　　　　　　　　B. 法律　　　　　　　　　C. 行政法规

　　D. 部门规章　　　　　　　E. 地方政府规章

7. 下列由总理签署国务院令，根据宪法和法律制定的是（　　）

　　A. 宪法　　　　　　　　　B. 法律　　　　　　　　　C. 行政法规

　　D. 部门规章　　　　　　　E. 地方政府规章

8. 下列是国家根本法，具有最高的法律效力的是（　　）

　　A. 宪法　　　　　　　　　B. 法律　　　　　　　　　C. 行政法规

　　D. 部门规章　　　　　　　E. 地方性法规

9. 《麻醉药品和精神药品管理条例》属于（　　）

　　A. 法律　　　　　　　　　B. 部门规章　　　　　　　C. 行政法规

　　D. 地方性法规　　　　　　E. 地方政府规章

10. 省、自治区、直辖市和较大的市人民政府有权制定的是（　　）

　　A. 法律　　　　　　　　　B. 地方政府规章　　　　　C. 行政法规

　　D. 地方性法规　　　　　　E. 部门规章

扫一扫，查阅
复习思考题答案

扫一扫，查阅
本模块 PPT、
视频等数字资源

模块二　药事组织

> 【学习目标】
>
> 　掌握：我国药品监督管理机构及其主要职责。
>
> 　熟悉：我国药品监督管理工作相关部门及其职责，我国医药行业组织。
>
> 　了解：药事组织的含义和类型，国外药事组织。

项目一　药事组织的含义和类型

📖 **案例导入**

某药品生产企业于 2024 年 3 月获得了《药品生产许可证》。根据《药品生产监督管理办法》的规定，药品生产企业的《药品生产许可证》必须每五年换发一次。

问题：该企业的换证工作应当去哪个管理机构办理手续？

一、药事组织的含义

一般来说，药事组织有狭义和广义之分。狭义的药事组织是指为了实现药学社会任务所提出的目标，经人为的分工形成的各种形式的组织机构的总称。广义的药事组织是指以实现药学社会任务为共同目标的人们的集合体，是药学社会人员相互影响的社会心理系统，是运用药学知识和技术的技术系统，是人们以特定形式的结构关系而共同工作的系统。

二、药事组织的类型

药事组织在我国药学事业发展的各个方面均起到了不可替代的作用，它和卫生组织、经济组织、国家的行政组织等有密切关系，并受历史文化制度的影响。药事组织的基本类型包括药品生产、经营组织，药学教育和科研组织，医疗机构药房组织，药品监督管理组织及药事社团组织。

项目二 我国药事组织

一、我国药品监督管理机构及相关部门

（一）机构设置

我国药品监督管理机构分为药品行政监督管理机构和药品技术监督管理机构。药品行政监督管理机构包括国家药品监督管理部门，省、自治区、直辖市药品监督管理部门，地市、县区级药品监督管理部门。药品技术监督管理机构包括国家药品监督管理局直属技术机构和药品检验机构。

（二）药品监督管理工作的相关部门

根据现行法律法规和国务院办公厅印发相关部委的主要职责、内设机构和人员编制规定，除药品监督管理部门以外，其他行政管理部门在各自的职责范围内也负责与药品有关的监督管理工作，主要包括以下几个管理部门。

1. 卫生健康主管部门 组织制定国家药物政策和《国家基本药物目录》，完善国家基本药物制度；会同有关部门提出国家基本药物价格政策的建议；开展药品使用监测、临床综合评价和短缺药物预警；负责医疗机构麻醉药品和精神药品的管理；提出药品价格政策和《国家基本药物目录》内药品生产鼓励扶持政策的建议；参与制定国家药典，建立重大药品不良反应和医疗器械不良事件相互通报机制和联合处置机制。

2. 医疗保障管理部门 拟定医疗保险、生育保险、医疗救助等医疗保障制度的法规草案、政策、规划、标准并组织实施；组织制定并实施医疗保障基金监督管理办法，完善异地就医管理，推进医疗保障基金支付方式改革；制定药品和医用耗材的招标采购政策并监督实施，指导药品、医用耗材招标采购平台建设；组织制定药品、医用耗材价格和医疗服务项目、医疗服务设施收费等政策。

3. 中医药管理部门 拟定中医药和民族医药事业发展的战略、规划、政策和相关标准；组织开展中药资源普查，促进中药资源的保护、开发和合理利用；负责指导民族医药及中药的理论、医术、药物的发掘、整理、总结和提高工作；参与制定中药产业发展规则、产业政策和中医药的扶持政策，参与国家基本药物制度建设。

4. 工业和信息化管理部门 拟定和实施生物医药产业的规划、政策和标准；承担中药材生产扶持项目管理和国家药品储备管理工作；承担医药行业管理工作；配合药监部门加强对互联网药品广告的整治。

5. 商务管理部门 负责研究制定药品流通行业发展规划、行业标准和有关政策；推动药品流通行业结构调整；负责药品流通行业管理；指导药品流通企业改革，推动现代药品流通方式的发展。

6. 国家发展和改革宏观调控部门 负责监测和管理药品宏观经济。

7. 海关 负责药品进出口口岸的设置；药品进口与出口的监管、统计与分析。

二、我国药品行政监督管理部门

（一）国家药品监督管理局

国家药品监督管理局贯彻落实党中央关于药品监督管理工作的方针政策和决策部署，在履行职责过程中坚持和加强党对药品监督管理工作的集中统一领导，主要职责有以下 10 个方面。

1. 负责药品（含中药、民族药，下同）、医疗器械和化妆品安全监督管理。拟定监督管理政策规划，组织起草法律法规草案，拟定部门规章，并监督实施。研究拟定鼓励药品、医疗器械和化妆品新技术新产品的管理与服务政策。

2. 负责药品、医疗器械和化妆品标准管理。组织制定、公布国家药典等药品、医疗器械标准，组织拟订化妆品标准，组织制定分类管理制度，并监督实施。参与制定《国家基本药物目录》，配合实施国家基本药物制度。

3. 负责药品、医疗器械和化妆品注册管理。制定注册管理制度，严格上市审评审批，完善审评审批服务便利化措施，并组织实施。

4. 负责药品、医疗器械和化妆品质量管理。制定研制质量管理规范并监督实施。制定生产质量管理规范并依职责监督实施。制定经营、使用质量管理规范并指导实施。

5. 负责药品、医疗器械和化妆品上市后风险管理。组织开展药品不良反应、医疗器械不良事件和化妆品不良反应的监测、评价和处置工作。依法承担药品、医疗器械和化妆品安全应急管理工作。

6. 负责执业药师资格准入管理。制定执业药师资格准入制度，指导监督执业药师注册工作。

7. 负责组织指导药品、医疗器械和化妆品监督检查。制定检查制度，依法查处药品、医疗器械和化妆品注册环节的违法行为，依职责组织指导查处生产环节的违法行为。

8. 负责药品、医疗器械和化妆品监督管理领域对外交流与合作，参与相关国际监管规则和标准的制定。

9. 负责指导省、自治区、直辖市药品监督管理部门工作。

10. 完成党中央、国务院交办的其他任务。

（二）省、自治区、直辖市药品监督管理局

省级药品监督管理部门负责药品、医疗器械和化妆品生产环节的许可、检查和处罚；药品批发许可、零售连锁总部许可、互联网销售第三方平台备案及检查和处罚。

三、我国药品技术监督管理部门

药品技术监督管理部门是药品监督管理的重要组成部分，为药品行政监督提供技术支撑与保障。我国药品技术监督管理部门设置或指定的药品专业技术机构，承担依法实施药品监督管理所需的审评、检验、核查、监测与评价等工作。

（一）中国食品药品检定研究院

中国食品药品检定研究院是国家检验药品、生物制品质量的法定机构和最高技术仲裁机构，是世界卫生组织指定的"生物制品标准化和评价合作中心"，其主要职责如下。

1. 承担食品、药品、医疗器械、化妆品及有关药用辅料、包装材料与容器（以下统称为食品药品）的检验检测工作。组织开展药品、医疗器械、化妆品抽验和质量分析工作。负责相关复验、技术仲裁。组织开展进口药品注册检验及上市后有关数据收集分析等工作。

2. 承担药品、医疗器械、化妆品质量标准、技术规范、技术要求、检验检测方法的制定、

修订以及技术复核工作。组织开展检验检测新技术、新方法、新标准研究。承担相关产品严重不良反应、严重不良事件原因的实验研究工作。

3. 负责医疗器械标准管理相关工作。

4. 承担生物制品批签发相关工作。

5. 承担化妆品安全技术评价工作。

6. 组织开展有关国家标准物质的规划、计划、研究、制备、标定、分发和管理工作。

7. 负责生产用菌毒种、细胞株的检定工作。承担医用标准菌毒种、细胞株的收集、鉴定、保存、分发和管理工作。

8. 承担实验动物饲育、保种、供应和实验动物及相关产品的质量检测工作。

9. 承担食品药品检验检测机构实验室间比对及能力验证、考核与评价等技术工作。

10. 负责研究生教育培养工作。组织开展对食品药品相关单位质量检验检测工作的培训和技术指导。

11. 开展食品药品检验检测国际（地区）交流与合作。

（二）国家药典委员会

药典委员会负责组织编纂《中华人民共和国药典》及制定、修订国家药品标准，是法定的国家药品标准工作专业管理机构。其主要职责如下。

1. 组织编制、修订和编译《中华人民共和国药典》（以下简称《中国药典》）及配套标准。

2. 组织制定、修订国家药品标准。参与拟定有关药品标准管理制度和工作机制。

3. 组织《中国药典》收载品种的医学和药学遴选工作。负责药品通用名称命名。

4. 组织评估《中国药典》和国家药品标准执行情况。

5. 开展药品标准发展战略、管理政策和技术法规研究。承担药品标准信息化建设工作。

6. 开展药品标准国际（地区）协调和技术交流，参与国际（地区）间药品标准适用性认证合作工作。

7. 组织开展《中国药典》和国家药品标准宣传培训与技术咨询，负责《中国药品标准》等刊物编辑出版工作。

8. 负责药典委员会各专业委员会的组织协调及服务保障工作。

（三）国家药品监督管理局药品审评中心

药品审评中心是国家药品注册技术审评机构，其主要职责如下。

1. 负责药物临床试验、药品上市许可申请的受理和技术审评。

2. 负责仿制药质量和疗效一致性评价的技术审评。

3. 承担再生医学与组织工程等新兴医疗产品涉及药品的技术审评。

4. 参与拟定药品注册管理相关法律法规和规范性文件，组织拟定药品审评规范和技术指导原则并组织实施。

5. 协调药品审评相关检查、检验等工作。

6. 开展药品审评相关理论、技术、发展趋势及法律问题研究。

7. 组织开展相关业务咨询服务及学术交流，开展药品审评相关的国际（地区）交流与合作。

8. 承担国家药品监督管理局在人用药品技术要求国际协调理事会（ICH）的相关技术工作。

（四）国家药品监督管理局食品药品审核查验中心

食品药品审核查验中心为国家药品监督管理局所属公益二类事业单位（保留正局级），其主要职责如下。

1. 组织制定、修订药品、医疗器械、化妆品检查制度规范和技术文件。

2. 承担药物临床试验、非临床研究机构资格认定（认证）和研制现场检查。承担药品注册现场检查。承担药品生产环节的有因检查。承担药品境外检查。

3. 承担医疗器械临床试验监督抽查和生产环节的有因检查。承担医疗器械境外检查。

4. 承担化妆品研制、生产环节的有因检查。承担化妆品境外检查。

5. 承担国家级检查员考核、使用等管理工作。

6. 开展检查理论、技术和发展趋势研究、学术交流及技术咨询。

7. 承担药品、医疗器械、化妆品检查的国际（地区）交流与合作。

8. 承担国家市场监督管理总局委托的食品检查工作。

（五）国家药品监督管理局药品评价中心

药品评价中心即国家药品不良反应监测中心，其主要职责如下。

1. 组织制定、修订药品不良反应、医疗器械不良事件、化妆品不良反应监测与上市后安全性评价，以及药物滥用监测的技术标准和规范。

2. 组织开展药品不良反应、医疗器械不良事件、化妆品不良反应、药物滥用监测工作。

3. 开展药品、医疗器械、化妆品的上市后安全性评价工作。

4. 指导地方相关监测与上市后安全性评价工作。组织开展相关监测与上市后安全性评价的方法研究、技术咨询和国际（地区）交流合作。

5. 参与拟定、调整《国家基本药物目录》。

6. 参与拟定、调整《非处方药目录》。

（六）国家药品监督管理局执业药师资格认证中心

执业药师资格认证中心的主要职责如下。

1. 开展执业药师资格准入制度及执业药师队伍发展战略研究，参与拟定完善执业药师资格准入标准并组织实施。

2. 承担执业药师资格考试相关工作。组织开展执业药师资格考试命审题工作，编写考试大纲和考试指南。负责执业药师资格考试命审题专家库、考试题库的建设和管理。

3. 组织制定执业药师认证注册工作标准和规范并监督实施。承担执业药师认证注册管理工作。

4. 组织制定执业药师认证注册与继续教育衔接标准。拟定执业药师执业标准和业务规范，协助开展执业药师配备使用政策研究和相关执业监督工作。

5. 承担全国执业药师管理信息系统的建设、管理和维护工作，收集报告相关信息。

6. 指导地方执业药师资格认证相关工作。

7. 开展执业药师资格认证国际（地区）交流与合作。

8. 协助实施执业药师能力与学历提升工程。

四、医药行业组织

（一）药品生产、经营组织

药品生产企业是指生产药品的专营企业或者兼营企业。药品生产企业的法定代表人、主要负责人对本企业的药品生产活动全面负责。药品生产企业按其投资主体不同，可分为全民所有制、集体所有制、民营企业、股份公司等；按其所生产的药品类型，可分为化学药生产企业（包括原料和制剂）、中药制剂生产企业、生化制药企业、中药饮片生产企业和生物制品生产企业。截至 2023 年年底，全国共有各类药品生产企业 8460 家。

药品经营企业是指经营药品的专营企业或者兼营企业。药品经营企业的法定代表人、主要负责人对本企业的药品经营活动全面负责。药品经营企业按其经营范围，可分为药品批发和药品零售企业（药店）；零售药店又分为连锁药房和独立药房。另外有些药品经营企业同时还是基本医疗保险定点药店。截至 2023 年年底，全国共有各类药品经营企业 688477 家。

（二）药学教育和科研组织

我国现代药学教育经历了百年的发展历程，已形成由高等药学教育、中等药学教育、药学继续教育构成的多层次、多类型、多种办学形式的药学教育体系。根据教育部发布的《普通高等学校本科专业目录》（2022 年版），我国药学类专业共 7 个，中药学类专业 6 个，其他药学相关类专业 4 个，共有 17 个本科专业。

我国的药学科研组织有独立的药物研究院所及附设在高等药学院校、大型制药企业、大型医院中的药物研究所（室）两种类型。独立的药物研究院所共 130 个，除大型制药企业设立的药物科研机构外，其他均为国家投资兴办的事业单位。

（三）医疗机构药房组织

医疗机构药房组织，在我国是药师人数最多的组织。其主要功能是通过采购药品、调配处方、评价处方和处方中的药物、配制制剂、提供用药咨询等活动，保证合理用药。关注的重点是药品质量、用药合理性和药品供应保障。

（四）药事社团组织

药事社团组织主要包括中国药学会和与药学有关的各种协会（如中国药师协会等）。

1. 中国药学会　中国药学会成立于 1907 年，是全国药学工作者自愿组成并依法登记成立、具有法人资格的全国性、学术性、非营利性社会组织。学会业务主管单位为中国科学技术协会，支撑单位为国家药品监督管理局，登记管理机关是中华人民共和国民政部。学会办事机构为秘书处，内设办公室（人事党务处）、会员服务部、学术部（继续教育部）、编辑出版部（科学普及部）、国际合作部、财务部 6 个部门。现有普通会员 10 万余人，高级会员 6063 人，单位会员 116 家，13 个工作委员会，37 个专业委员会，主办 25 种学术期刊，为国际药学联合会、亚洲药物化学联合会成员。

2. 中国药师协会　中国执业药师协会正式成立于 2003 年 2 月 22 日。2014 年 5 月，经中华人民共和国民政部批准，正式更名为中国药师协会。

项目三　国外药事组织

一、世界卫生组织

世界卫生组织（world health organization，WHO）是联合国专门机构，总部设置在瑞士日内瓦，下设三个主要机构：世界卫生组织大会、执行委员会和秘书处。WHO 总部秘书处设有总干事办公室，有总干事和 5 名助理总干事，总干事代表世界卫生组织与各国有关卫生部门及机构建立联系，每位助理总干事分管若干处。世界卫生组织目前共有 194 个会员国。

知识链接

世界卫生组织在公共卫生方面的职责

1. 在健康相关重大事件中起领导作用，并积极参与采取联合行动。

2. 制定研究议程，促进有价值知识的产生、翻译和传播。

3. 制定规范和标准，并促进和监督其实施。

4. 阐明基于道德和证据的政策选择。

5. 提供技术支持，促进变革，建立可持续的机构能力；监测卫生状况，评估卫生趋势。

二、美国药品监督管理体制

美国药品监督管理机构分为两级：美国卫生与公众服务部（HHS）和州政府卫生局。

1. HHS 下设的食品药品管理局（FDA） 其负责全国食品、人用药品、兽用药品、医疗器械用品、化妆品等的监督管理。FDA 下设药品评价与研究中心、生物制品评价与研究中心等 7 个中心，以及监督事务办公室。

2. 州政府的药品监督管理机构 各州根据州卫生管理法规及各州的《药房法》确定州卫生局药品监督管理机构及职责，选举产生州《药房法》的执法机构"药房理事会"。州卫生局既是州政府的职能机构，又是业务单位，不是纯粹的行政机关。州药房理事会、州卫生局药品监督管理机构与联邦政府的 HHS、FDA 之间无上下级关系，而是协作关系。

3. 美国药典委员会 其为非政府的独立机构，负责制定药品标准。美国药典委员会编撰的国家药品标准有《美国药典》（USP）、《美国药典》增补版（一般每年两次）、《国家处方集》（N.F）等。

三、日本药品监督管理体制

根据日本《药事法》，药品和药事监督管理层次分为中央级、都道府县级和市町村级三级。权力集中于中央政府厚生劳动省医药食品局，地方政府为贯彻执行权。厚生劳动省医药食品局负责全国食品、药品、化妆品、生物制剂、医疗器械等管理工作，设有总务课、审查管理课、安全对策课、血液对策课等 8 个课。

复习思考题

一、单项选择题

1. 负责完善国家基本药物制度，组织制定国家药物政策的是（   ）

    A. 国家药品监督管理部门   B. 国家发展和改革宏观调控部门

    C. 卫生健康主管部门   D. 中医药管理部门

    E. 海关

2. 中国食品药品检定研究院的职责不包括（   ）

    A. 负责医疗器械标准管理相关工作   B. 承担生物制品批签发相关工作

    C. 承担化妆品安全技术评价工作   D. 组织制定修订国家药品标准

    E. 开展食品药品检验检测国际（地区）交流与合作

3. 组织制定国家药物政策和《国家基本药物目录》，完善国家基本药物制度的是（　　　）

A. 卫生健康主管部门　　　　　　　　B. 医疗保障管理部门

C. 中医药管理部门　　　　　　　　　D. 商务管理部门

E. 海关

4. 制定药品和医用耗材的招标采购政策并监督实施，指导药品、医用耗材招标采购平台建设的是（　　　）

A. 卫生健康主管部门　　　　　　　　B. 医疗保障管理部门

C. 工业和信息化管理部门　　　　　　D. 商务管理部门

E. 中医药管理部门

5. 承担中药材生产扶持项目管理和国家药品储备管理工作的是（　　　）

A. 医疗保障管理部门　　　　　　　　B. 卫生健康主管部门

C. 工业和信息化管理部门　　　　　　D. 中医药管理部门

E. 商务管理部门

6. 拟定中医药和民族医药事业发展的战略、规划、政策和相关标准的是（　　　）

A. 医疗保障管理部门　　　　　　　　B. 工业和信息化管理部门

C. 卫生健康主管部门　　　　　　　　D. 中医药管理部门

E. 商务管理部门

7. 国家药品监督管理局的职责不包括（　　　）

A. 负责药品、医疗器械和化妆品标准管理

B. 负责药品、医疗器械和化妆品注册管理

C. 药品批发许可、零售连锁总部许可、互联网销售第三方平台备案

D. 负责药品、医疗器械和化妆品质量管理

E. 负责执业药师资格准入管理

8. 负责药物临床试验、药品上市许可申请的受理和技术审评的是（　　　）

A. 药品审评中心　　　　　　　　　　B. 国家药典委员会

C. 中国食品药品检定研究院　　　　　D. 药品评价中心

E. 执业药师资格认证中心

二、多项选择题

1. 药事组织的基本类型有（　　　）

A. 药品生产、经营组织　　　　　　　B. 药学教育和科研组织

C. 医疗机构药房组织　　　　　　　　D. 药品监督管理组织

E. 药事社团组织

2. 我国药品监督管理工作的相关部门有（　　　）

A. 卫生健康主管部门　　　　　　　　B. 医疗保障管理部门

C. 中医药管理部门　　　　　　　　　D. 海关

E. 商务管理部门

3. 下列属于中国食品药品检定研究院职责的有（　　　）

A. 负责医疗器械标准管理相关工作

B. 承担生物制品批签发相关工作

C. 开展食品药品检验检测国际（地区）交流与合作

扫一扫，查阅
复习思考题答案

D. 负责生产用菌毒种、细胞株的检定工作

E. 承担化妆品安全技术评价工作

4. 世界卫生组织设置的主要机构有（　　　　）

A. 世界卫生组织大会　　　　　　　B. 食品药品管理局

C. 执行委员会　　　　　　　　　　D. 麻醉药品管理委员会

E. 秘书处

模块三 药学职业

扫一扫,查阅本模块PPT、视频等数字资源

【学习目标】

掌握:药学技术人员、执业药师的概念,药学专业技术资格考试制度及执业药师职业资格考试制度。

熟悉:药师职能,执业药师注册制度,执业药师继续教育制度。

了解:药学技术人员配备依据,执业药师职业资格制度实施概况。

项目一 药学技术人员

案例导入

谭某,2000年7月毕业于湘潭医卫职业技术学院(原湘潭卫校),从事药学工作20多年来,作为一名药学技术人员,她一直坚守在药品零售工作一线。她深知药学工作的重要性和特殊性,严格履行岗位职责,为群众提供安全有效、科学合理的药学服务。2021年,她荣获第三届"全国最美药师"称号。

问题:

1. 什么是药学技术人员?

2. 以案例中的人物为榜样,怎样才能成为一名优秀的药学技术人员?

一、药学技术人员的概念

药学技术人员是指取得药学类专业学历,依法经过国家有关部门考试考核合格,取得专业技术职务证书或执业药师职业资格证书,遵循药事法规和职业道德规范,并从事药学相关工作的技术人员,包括依法经过职业资格认定的药师和其他药学技术人员。其中,药品生产、经营等领域依法经过资格认定的药师主要指执业药师,而其他药学技术人员主要指具有药学专业技术职称的人员,如药士、药师、主管药师、副主任药师、主任药师等。

二、药学技术人员配备依据

(一)药事法律、法规规定

1.《药品管理法》(2019年12月1日起施行)规定 从事药品生产活动,应当具有依法经过资格认定的药学技术人员、工程技术人员及相应的技术工人;从事药品经营活动,应当具有依

法经过资格认定的药师或者其他药学技术人员，负责本企业的药品管理、处方审核和调配、合理用药指导等工作；医疗机构应当配备依法经过资格认定的药师或者其他药学技术人员，负责本单位的药品管理、处方审核和调配、合理用药指导等工作。非药学技术人员不得直接从事药剂技术工作。

2.《药品管理法实施条例》（2019 年 3 月 2 日起施行）规定　经营处方药、甲类非处方药的药品零售企业，应当配备执业药师或者其他依法经资格认定的药学技术人员；医疗机构审核和调配处方的药剂人员必须是依法经资格认定的药学技术人员。

（二）药事规章及规范性文件规定

1.《处方管理办法》（2007 年 5 月 1 日起实施）规定　取得药学专业技术职务任职资格的人员方可从事处方调剂工作。药师在执业的医疗机构取得处方调剂资格。药师签名或者专用签章式样应当在本机构留样备查。具有药师以上专业技术职务任职资格的人员负责处方审核、评估、核对、发药及安全用药指导；药士从事处方调配工作。

2.《药品生产质量管理规范》（2011 年 3 月 1 日起实施）规定　生产管理负责人应当至少具有药学或相关专业本科学历（或中级专业技术职称或执业药师职业资格），具有至少 3 年从事药品生产和质量管理的实践经验，其中至少有 1 年的药品生产管理经验，接受过与所生产产品相关的专业知识培训。质量管理负责人应当至少具有药学或相关专业本科学历（或中级专业技术职称或执业药师职业资格），具有至少 5 年从事药品生产和质量管理的实践经验，其中至少有 1 年的药品质量管理经验，接受过与所生产产品相关的专业知识培训。质量受权人应当至少具有药学或相关专业本科学历（或中级专业技术职称或执业药师职业资格），具有至少 5 年从事药品生产和质量管理的实践经验，从事过药品生产过程控制和质量检验工作。

3.《药品经营质量管理规范》（2016 年 7 月 13 日起实施）规定　企业负责人应当具有大学专科以上学历或者中级以上专业技术职称，经过基本的药学专业知识培训，熟悉有关药品管理的法律法规及本规范。企业质量负责人应当具有大学本科以上学历、执业药师职业资格和 3 年以上药品经营质量管理工作经历，在质量管理工作中具备正确判断和保障实施的能力。企业质量管理部门负责人应当具有执业药师职业资格和 3 年以上药品经营质量管理工作经历，能独立解决经营过程中的质量问题。企业法定代表人或者企业负责人应当具备执业药师职业资格。企业应当按照国家有关规定配备执业药师，负责处方审核，指导合理用药。质量管理、验收、采购人员应当具有药学或者医学、生物、化学等相关专业学历或者具有药学专业技术职称。从事中药饮片质量管理、验收、采购人员应当具有中药学中专以上学历或者具有中药学专业初级以上专业技术职称。营业员应当具有高中以上文化程度或者符合省级食品药品监督管理部门规定的条件。中药饮片调剂人员应当具有中药学中专以上学历或者具备中药调剂员资格。

4.《医疗机构药事管理规定》（2011 年 3 月 1 日起实施）规定　二级以上医院药学部门负责人应当具有高等学校药学专业或者临床药学专业本科以上学历，以及本专业高级技术职务任职资格；除诊所、卫生所、医务室、卫生保健所、卫生站以外的其他医疗机构药学部门负责人应当具有高等学校药学专业专科以上或者中等学校药学专业毕业学历，以及药师以上专业技术职务任职资格。

5.《二、三级综合医院药学部门基本标准（试行）》（2010 年 12 月 3 日发文）规定　二级综合医院药学专业技术人员不得少于医院卫生专业技术人员的 8%。建立静脉用药调配中心（室）的，医疗机构应当根据实际需要另行增加药学专业技术人员数量。药剂科药学人员中具有高等医药院校临床药学专业或者药学专业全日制本科毕业以上学历的，应当不低于药学专业技术人员总数的 20%。药学专业技术人员中具有副高级以上药学专业技术职务任职资格的应当不低于 6%。三级综合医院药学人员中具有高等医药院校临床药学专业或者药学专业全日制本科毕业以上学历的，应当不低于药学专业技术人员总数的 30%。药学专业技术人员中具有副高级以上药学专业技术职务任职资格的应当不低于 13%，教学医院应当不低于 15%。培养、配备专科临床药师。三级医院临床药师不少于 5 名，二级医院临床药师不少于 3 名。承担教学和科研任务的三级医院，应当根据其任务和工作量适当增加药学专业技术人员数量。

三、药学技术人员现状及发展趋势

近年来，得益于医疗行业的迅猛发展及公众健康意识的显著提升，药学技术人员的数量呈现出稳步增长的趋势，正逐步向个性化、定制化治疗等方向发展。同时，药学技术人员的素质、行业标准正逐步提高，工作环境不断改善，培训体系日益完善，在药物治疗管理方面的作用日益受到重视，在医疗体系中的地位和作用逐渐增强。此外，信息技术的发展为药学技术人员提供了新的发展机遇，药学技术人员可以利用电子药房、药事管理系统等工具提高工作效率和准确性，并利用智能手机和移动应用程序，为患者提供更便捷和个性化的药学服务。然而，药师与医生之间仍缺乏有效的沟通协作机制，一定程度上影响了医疗团队的合作和患者的治疗效果。药学技术人员还需不断学习新药知识，面对药品供应链、电子商务、社会责任等多方面的挑战，其经营思维和职业角色正不断得到丰富。

尽管我国药学技术人员配备率有所上升，但与全球标准相比，仍存在显著不足。数据显示，2022 年我国医疗机构药学技术人员人数为 53.1 万人，远少于同期执业药师 70.9 万的注册人数，却承担了高达 73% 的药学服务工作量，这凸显了医疗机构药学技术人员的配备严重不足。随着医药行业的迅猛发展和公众健康意识的提升，医疗机构、药店、保健机构等单位的招聘需求总计达 300 万人以上，但实际从业人员仅为 100 余万人，各类药学岗位存在大量空缺，这为药学技术人员在药品研发、生产、销售、使用、监管等多个药学领域提供了广阔的职业发展空间和机遇。

项目二　药学职称管理

📚 **案例导入**

杨某是一名高职学校中药学专业的毕业生，毕业后在家乡某中医院药剂科工作近 1 年半时间。近日，该医院通知职称考试即将开始报名，闻讯后，她希望能参加本次考试并早日评上职称，以便获得更好的职业发展机会。

问题：

1. 杨某能否报名参加本次职称考试？

2. 如能报名，杨某应该报考哪个级别的职称考试？具体职称名称叫什么？

一、职称制度

职称是专业技术人员管理的主要制度之一，通过设立并授予专业技术人员不同层级的职称，旨在激发专业技术人员的积极性和工作热情。职称制度包括职称等级划分、评定标准的制定及评定程序的规范等，其评定严格依据学历、工作年限及专业技术职务等要素进行。职称制度不仅有助于激励专业技术人员不断追求卓越，提升自身学术技术水平和职业素质能力，从而推动个人职业生涯的稳步发展，而且也提高了整个专业人才队伍的专业技术水平和工作效率，为专业技术人才队伍的整体建设奠定了坚实的基础。

二、药学职称制度

药学职称，即药学专业技术职务，是卫生专业技术人员职称（医、药、护、技）中的一类。卫生专业技术人员职称设初级、中级、高级，初级分设士级和师级，高级分设副高级和正高级。卫生专业技术人员职称划分为医、药、护、技四个专业类别。其中，药学类（中药学类）各级别职称名称分别为：药士（中药士）、药师（中药师）、主管药师（主管中药师）、副主任药师（副主任中药师）、主任药师（主任中药师），具体等级对应关系见表3-1。

表 3-1 药学职称等级对应关系

等级	药学专业技术人员职称
初级	药士（中药士）、药师（中药师）
中级	主管药师（主管中药师）
高级	副主任药师（副主任中药师）、主任药师（主任中药师）

知识链接

《关于深化卫生专业技术人员职称制度改革的指导意见》
（人社部发〔2021〕51号）中关于创新评价机制的内容

1. 完善职称评价方式。中、初级职称继续实行以考代评，考试实行全国统一组织，已统一考试的专业不再进行相应的职称评审或认定，各省（区、市）可由人力资源社会保障部门会同卫生健康部门确定本地区聘用标准。副高级职称原则上采取考试与评审相结合的方式，正高级职称可采取考试与评审相结合的方式，或采取答辩与评审相结合的方式。

2. 畅通职称评价渠道。社会办医卫生专业技术人员在职称申报、评审方面与公立医疗机构卫生专业技术人员享有同等待遇，不受户籍、人事档案、不同办医主体等限制。公立医疗卫生机构内的各类卫生专业技术人员在职称申报、评审方面享有同等待遇。在内地就业的港澳台卫生专业技术人员，以及持有外国人永久居留证或各地颁发的海外高层次人才居住证的外籍人员，可按规定参加职称评审。

3. 提升职称工作信息化水平。充分利用医疗卫生机构信息系统，收集卫生专业技术人员工作量、病案、绩效考核、工作时间等数据，作为职称评价的重要依据。鼓励有条件的地区，积极利用信息化手段开展职称申报、职称评审、证书查询验证等工作。中、初级卫生专业技术资格考试和高级职称评审结果纳入医疗机构、医师、护士电子化注册信息系统。

三、药学专业技术资格考试制度

药学专业技术资格考试由国家人力资源和社会保障部及国家卫生健康委员会共同负责，实行全国统一组织、统一考试时间、统一考试大纲、统一考试命题、统一合格标准的考试制度，每年进行一次。报名时间为每年12月至次年1月，考试时间一般为次年5月。考试合格者即可获得药学专业资格证书，该证书在全国范围内有效，用人单位将从获得证书者中择优聘任。

（一）报考条件

药学专业技术资格考试报考条件见表3-2。

表 3-2　药学专业技术资格考试报考条件

职称级别	报考条件
药士（中药士）	具备相应专业中专、大专学历
药师（中药师）	具备相应专业硕士学位；或具备相应专业大学本科学历或学士学位，从事本专业工作满1年；或具备相应专业大专学历，从事本专业工作满3年；或具备相应专业中专学历，取得药士（中药士）职称后，从事本专业工作满5年
主管药师（主管中药师）	具备博士学位；或具备硕士学位，取得药师（中药师）职称后，从事本专业工作满2年；或具备大学本科学历或学士学位，取得药师（中药师）职称后，从事本专业工作满4年；或具备大专学历，取得药师（中药师）职称后，从事本专业工作满6年；或具备中专学历，取得药师（中药师）职称后，从事本专业工作满7年
副主任药师（副主任中药师）	具备大学本科及以上学历或学士及以上学位，受聘担任主管药师（主管中药师）职务满5年；具备大专学历，受聘担任主管药师（主管中药师）职务满7年。担任主管药师（主管中药师）职务期间，平均每年参加药学（中药学）专业工作时间不少于40周
主任药师（主任中药师）	具备大学本科及以上学历或学士及以上学位，受聘担任副主任药师（副主任中药师）职务满5年。担任副主任药师（副主任中药师）职务期间，平均每年参加药学（中药学）专业工作时间不少于35周

（二）报考说明

1. 报名条件中学历或学位的规定，是指国家教育和卫生行政部门认可的正规院校毕业学历或学位。

2. 报名人员必须在有关部门批准的医疗卫生机构内从事该专业技术工作。

3. 对符合报考条件的人员，不受单位性质和户籍的限制。

4. 报名人员其学历取得日期及工作年限计算均截止至考试前一年度的年底。

（三）申报流程

1. 药学技术人员网上预报名　申请人需登录中国卫生人才网进行预报名，并填写相关报名信息。

2. 现场资格审核　相关考务部门对申请人提交的材料进行现场审核，确认其是否符合申报条件。

3. 参加考试　符合条件的申请人需参加全国统一的药学专业技术资格考试。

4. 评审结果　根据考试成绩和其他评审要求，确定申请人是否获得相应职称。

（四）考试内容

考试科目包括基础知识、相关专业知识、专业知识、专业实践能力四个科目，包含100道试题，每题1分，试卷满分100分，60分合格。考试成绩实行两年为一个周期的滚动管理办法，在连续两个考试年度内通过同一专业4个科目的考试，即可获得该专业技术资格证书。

（五）不得申请参加考试的情形

1. 医疗事故责任者未满 3 年。

2. 医疗差错责任者未满 1 年。

3. 受到行政处分者在处分时期内。

4. 伪造学历或考试期间有违纪行为未满 2 年。

5. 省级卫生行政部门规定的其他情形。

四、药师职能

（一）生产部门药师的职能

1. 质量控制　制定生产工艺流程、检验方法和标准操作程序，确保药品的生产过程符合相关法规和质量标准。

2. 设备管理　负责设备的校准、维修和验证工作，确保设备在最佳状态下运行，并符合相关规范要求。

3. 规程制定　负责制定制剂工艺和操作规程，确保药物成分和用量的准确性和稳定性。

4. 解决质量问题　通过实验室测试、数据分析和质量跟踪等手段，确定问题原因并提供解决方案。

5. 文件管理　审核、审批和监督生产记录、文件和报告等工作，确保所有生产活动都符合相关法规和规范的要求。

（二）流通领域药师的职能

1. 法规执行　他们必须严格遵守《中华人民共和国药品管理法》及国家有关药品研制、生产、经营、使用的各项法规及政策，确保药品在流通环节中的合法性和合规性。

2. 渠道构建　确保药品从生产到消费的顺畅流通，并沟通药品供需环节，了解市场需求和供应情况。

3. 储运管理　通过控制药品的储存条件、运输方式，确保药品在流通过程中的质量不受损害。

4. 信息传递　零售领域药师通过与消费者进行互动，解答用药疑问，提供科学合理的用药建议。

5. 质量监管　制定和实施药品全面质量管理制度，对药品的质量进行严格把关。

（三）医疗机构药师的职能

1. 处方审核和用药指导　对医生开具的处方进行严格审核，确保处方的合理性和规范性，防止药物之间的不良反应或相互作用。为患者提供用药指导和咨询服务，解答患者关于药品的疑问和困惑，帮助患者正确使用药品，提高治疗效果。

2. 药品采购、供应、储存和管理　确保医院内所有药品的质量合格、数量充足，并能够满足临床用药需求。对药品的采购计划进行合理规划，与供应商进行谈判和合作，同时定期对药品进行盘点和检查，防止药品过期或变质。

3. 制订实施药物治疗方案　与医生、护士等医疗团队成员密切合作，共同制订患者的药物治疗方案，并根据患者的具体情况进行个体化调整。在药物治疗过程中，对药物的使用情况进行监测和评估，确保药物治疗的有效性和安全性。

4. 其他任务　包括药品不良反应监测、药物信息咨询、药物知识普及等。

（四）科研部门药师的职能

1. 药物研发 负责药物的研究、开发、测试及监管工作。

2. 安全监测 对药物的安全性和有效性进行持续监测和评估，及时发现并处理药物的不良反应和风险，确保药物的合理应用。

3. 教育培训 参与药学教育和培训工作，传授药学知识和技术，培养药学人才，提高行业的整体素质和水平。

（五）监管部门药师的职能

1. 制定和执行药品政策、规划和标准 参与起草和修订药品管理法律法规，制定药品注册、生产、流通、使用等环节的质量管理规范，并监督其实施情况。

2. 药品监管 对药品生产、经营企业进行监督检查，确保企业遵守药品管理法律法规和质量管理规范。

3. 不良反应监测 收集、分析并上报药品不良反应和医疗器械不良事件的信息，为药品安全评价提供数据支持。

4. 保障患者用药 对医疗机构的药房和药品使用情况进行监督检查，确保医疗机构按照规定的程序和要求使用药品。

5. 科研和教育 参与药品研发过程中的质量管理和安全性评价工作，推动药品创新和技术进步。同时，开展药品知识宣传和教育工作，提高公众对药品的认知水平和合理用药意识。

项目三　执业药师管理

📚 **案例导入**

余某，2004年药学专业大学本科毕业，到某市人民医院药剂科工作。2010年经国家执业药师职业资格考试取得证书。2011年碍于情面利用自己的证件替亲戚李某办理《药品经营许可证》《执业药师注册证》，并担任药店负责人，但不参与实际经营。2013年余某因为酒后驾车被罚款，并暂扣驾驶证1个月。2015年3月该药店因故意销售假药"筋骨丹"300瓶和"喘立消丸"400瓶，被市原食品药品监督管理局查获并移送公安机关处理。

问题：

1. 余某参加执业药师职业资格考试并取得证书是否合规？其挂证行为是否合规？

2. 余某的酒驾行为是否影响其执业药师的继续注册？

3. 关于药店销售假药，余某应当承担怎样的法律责任？

一、执业资格的概念

执业资格是政府对某些责任较大、社会通用性强、关系公共利益的专业技术工作实行的准入控制，是专业技术人员依法独立开业或独立从事某种专业技术工作学识、技术和能力的必备标准。执业资格涵盖了多个领域，是保障公共利益和公众安全的重要手段。

二、执业药师的概念

执业药师，英文译为 licensed pharmacist，是指经全国统一考试合格，取得《执业药师职业资格证书》并经注册，在药品生产、经营、使用和其他需要提供药学服务的单位中执业的药学技术人员。根据《执业药师职业资格制度规定》（2019 年 3 月 5 日起施行），从事药品生产、经营、使用和其他需要提供药学服务的单位，应当按规定配备相应的执业药师。

三、执业药师职业资格制度实施概况

1994 年 3 月至 1995 年 7 月，《执业药师资格制度暂行规定》《执业中药师资格制度暂行规定》相继颁布，执业药师职业资格制度开始实施。1999 年 4 月，执业药师、执业中药师统称为执业药师。2002 年 9 月，《药品管理法实施条例》使执业药师拥有了法规层面的法律地位。近年来，《执业药师职业资格制度规定》《执业药师职业资格考试实施办法》《执业药师注册管理办法》《执业药师继续教育暂行规定》等相继实施，进一步规范了执业药师的各项管理制度。截至2024 年 5 月，全国累计注册有效期内的执业药师 808256 人。其中，注册在药品零售企业的执业药师 728426 人，占注册总数的 90.1%；注册在药品批发企业的执业药师 49152 人、药品生产企业的执业药师 5572 人、医疗机构的执业药师 24871 人、其他领域的执业药师 235 人。近 6 年全国执业药师注册人数统计数据见表 3-3。

表 3-3　近 6 年全国执业药师注册人数统计数据

2019 年	2020 年	2021 年	2022 年	2023 年	2024 年
503155 人	551924 人	631741 人	709548 人	743659 人	808256 人

知识链接

执业药师现状及未来发展趋势

近年来，全国执业药师数量一直呈现稳步增长的态势，截至 2023 年 12 月，全国通过执业药师职业资格考试的人员累计已达 155 万人。与国际标准相比，截至 2024 年 5 月，我国每万人口执业药师数量为 5.7 人，低于世界药学联合会公布的每万人口累计拥有执业药师 6.2 人的标准，公众对执业药师的需求与执业药师配置数量差距仍然较大，远没有达到饱和状态。国家药品监督管理局等政府机构出台了一系列政策，如《药师法》纳入预备审议项目、执业药师与职称挂钩、药店分级分类管理办法等，对执业药师队伍的建设和发展产生了积极影响。未来，随着政策的进一步推动和公众需求的增长，执业药师队伍有望继续扩大。

四、执业药师职业资格考试制度

根据《执业药师职业资格考试实施办法》（2019 年 3 月 5 日起施行），执业药师职业资格考试是全国统一的职业资格准入考试，由国家药品监督管理局与国家人力资源和社会保障部共同负责，分为药学、中药学两个专业类别及四个考试科目，药事管理与法规为共同考试科目，具体科目见表 3-4。

表 3-4　执业药师职业资格考试科目

类别	科目一	科目二	科目三	科目四
药学类	药学专业知识（一）	药学专业知识（二）	药事管理与法规	药学综合知识与技能
中药学类	中药学专业知识（一）	中药学专业知识（二）		中药学综合知识与技能

各科目试卷满分为 120 分，72 分合格。考试以四年为一个周期，即考生须在连续四个考试年度内通过全部科目的考试，即可获得《执业药师职业资格证书》，该证书在全国范围内有效。自 2021 年 12 月起，执业药师职业资格推行电子证书，与纸质证书具有同等法律效力。

（一）报名及考试时间

执业药师考试报名时间一般为每年 3 ～ 7 月，考生需及时关注当地人事考试网发布的报名通知，并在中国人事考试网进行报名。考试时间原则上为每年 10 月。

（二）报名条件

《执业药师职业资格制度规定》明确了申请参加执业药师职业资格考试的条件。2022 年 2 月 21 日，《人力资源社会保障部关于降低或取消部分准入类职业资格考试工作年限要求有关事项的通知》（人社部发〔2022〕8 号）对执业药师职业资格考试报名条件中的工作年限要求进行了调整，凡中华人民共和国公民和获准在我国境内就业的外籍人员，具备以下条件之一者，均可申请参加执业药师职业资格考试，具体报考条件见表 3-5。

表 3-5　执业药师职业资格考试报考条件

学历或学位	报考条件
药学类、中药学类专业大专学历	在药学或中药学岗位工作满 4 年
药学类、中药学类专业大学本科学历或学士学位	在药学或中药学岗位工作满 2 年
药学类、中药学类专业第二学士学位、研究生班毕业或硕士学位	在药学或中药学岗位工作满 1 年
药学类、中药学类专业博士学位	直接报考
药学类、中药学类相关专业（化学、医学、生物学等）相应学历或学位	在药学或中药学岗位工作的年限相应增加 1 年

五、执业药师注册制度

执业药师实行注册制度。根据《执业药师注册管理办法》（2021 年 6 月 18 日起施行），取得《执业药师职业资格证书》者，应当通过全国执业药师注册管理信息系统向所在地注册管理机构申请注册。经注册后，方可从事相应的执业活动。未经注册者，不得以执业药师身份执业。

（一）注册管理部门

国家药品监督管理局负责执业药师注册的政策制定和组织实施，指导监督全国执业药师注册管理工作。国家药品监督管理局执业药师职业资格认证中心承担全国执业药师注册管理工作。各省、自治区、直辖市药品监督管理部门负责本行政区域内的执业药师注册及其相关监督管理工作。

（二）注册条件

执业药师注册申请人必须具备下列条件。

1. 取得《执业药师职业资格证书》。

2. 遵纪守法，遵守执业药师职业道德。

3. 身体健康，能坚持在执业药师岗位工作。

4. 经执业单位同意。

5. 按规定参加继续教育学习。

（三）不予注册的情形

有下列情形之一的，药品监督管理部门不予注册。

1. 不具有完全民事行为能力的。

2. 甲类、乙类传染病传染期、精神疾病发病期等健康状况不适宜或者不能胜任相应业务工作的。

3. 受到刑事处罚，自刑罚执行完毕之日到申请注册之日不满三年的。

4. 未按规定完成继续教育学习的。

5. 近三年有新增不良信息记录的。

6. 国家规定不宜从事执业药师业务的其他情形。

（四）注册内容

1. 执业地区为执业单位所在地的省、自治区、直辖市。

2. 执业类别为药学类、中药学类、药学与中药学类。

3. 执业范围为药品生产、药品经营、药品使用。

4. 执业单位为药品生产、经营、使用及其他需要提供药学服务的单位，执业药师只能在一个执业单位按照注册的执业类别、执业范围执业。

（五）注册期限及变更注册

执业药师注册有效期为5年。需要延续注册的，申请人应当在注册有效期满之日30日前，向执业所在地省、自治区、直辖市药品监督管理部门提出延续注册申请。申请人要求变更注册的，应当向执业所在地的省、自治区、直辖市药品监督管理部门申请办理变更注册手续。

（六）注销注册的情形

有下列情形之一的，《执业药师注册证》由药品监督管理部门注销，并予以公告。

1. 注册有效期满未延续的。

2.《执业药师注册证》被依法撤销或者吊销的。

3. 法律法规规定的应当注销注册的其他情形。

有下列情形之一的，执业药师本人或者其执业单位向药品监督管理部门申请办理注销注册，药品监督管理部门经核实后依法注销注册。

1. 本人主动申请注销注册的。

2. 执业药师身体健康状况不适宜继续执业的。

3. 执业药师无正当理由不在执业单位执业，超过一个月的。

4. 执业药师死亡或者被宣告失踪的。

5. 执业药师丧失完全民事行为能力的。

6. 执业药师受刑事处罚的。

六、执业药师继续教育制度

根据《执业药师继续教育暂行规定》（2024年1月8日起施行），执业药师（包括取得《执业药师职业资格证书》的人员）应当按照国家专业技术人员继续教育的有关规定接受继续教育，更新专业知识，提高业务水平。执业药师享有参加继续教育的权利和接受继续教育的义务，执业药师必须按规定积极参加继续教育，完善知识结构、增强创新能力、提高专业水平。执业药师参加继续教育的情况，作为执业药师注册执业的必要条件；执业药师可自主选择继续教育方式和机构。执业药师继续教育实行政府、社会、执业药师注册执业等单位和个人共同投入机制；执业药师用人单位应当为执业药师参加继续教育活动提供保障。

（一）管理机构

国家药品监督管理局负责制定执业药师继续教育政策和管理办法，指导并检查各地区的继续教育工作。省级药品监督管理部门则负责本地区执业药师继续教育的具体实施工作。

（二）学习科目

执业药师继续教育内容包括公需科目和专业科目。公需科目包括执业药师应当普遍掌握的政治理论、法律法规、职业道德、技术信息等基本知识。专业科目包括从事药品质量管理和药学服务工作应当掌握的行业政策法规，药品管理、处方审核调配、合理用药指导等专业知识和专业技能，以及行业发展需要的新理论、新知识、新技术、新方法等。

（三）学习方式

省级药品监督管理部门会同人力资源和社会保障部门组织制定并公开发布本行政区域执业药师继续教育方式，包括脱产培训、网络培训、学历教育、课题研究、学术活动等。

（四）学分制度

执业药师继续教育实行学分制，每年应参加不少于90学时的继续教育培训，每3个学时为1学分，每年累计不少于30学分。其中，专业科目学时一般不少于总学时的三分之二。完成规定学分的执业药师将获得《执业药师继续教育登记证书》，作为再次注册的依据之一。

知识链接

执业药师道德准则

1. 救死扶伤，不辱使命

执业药师应将患者及公众的身体健康和生命安全放在首位，以专业知识、技能和良知，尽心、尽职、尽责地为患者及公众提供药品和药学服务。

2. 尊重患者，一视同仁

执业药师应尊重患者或消费者的价值观、知情权、自主权、隐私权，对待患者或消费者应不分年龄、性别、民族、信仰、职业、地位、贫富，一视同仁。

3. 依法执业，质量第一

执业药师应遵守药品管理法律、法规，恪守职业道德，依法独立执业，确保药品质量和药学服务质量，科学指导用药，保证公众用药安全、有效、经济、适当。

4. 进德修业，珍视声誉

执业药师应不断学习新知识、新技术，加强道德修养，提高专业水平和执业能力；执业药师应知荣明耻，正直清廉，自觉抵制不道德行为和违法行为，努力维护职业声誉。

5. 尊重同仁，密切协作

执业药师应与同人和医护人员相互理解，相互信任，以诚相待，密切配合，建立和谐的工作关系，共同为药学事业的发展和人类的健康贡献力量。

复习思考题

一、单项选择题

1.《药品管理法实施条例》规定：经营处方药、甲类非处方药的药品零售企业，应当配备（   ）

    A. 药师或者依法经过资格认定的药学技术人员

    B. 主管药师或者依法经过资格认定的药学技术人员

    C. 副主任药师或者依法经过资格认定的药学技术人员

    D. 主任药师或者依法经过资格认定的药学技术人员

    E. 执业药师或者其他依法经资格认定的药学技术人员

2. 药师的职能不包括（   ）

    A. 调配患者处方   B. 为患者开具处方   C. 提供合理用药咨询

    D. 提供药学保健   E. 监测药品不良反应

3. 根据专业技术职称，可将药师分为（   ）

    A. 药士、药师、主管药师、副主任药师、主任药师

    B. 药师、执业药师

    C. 药师、主管药师、执业药师

    D. 药师、执业药师、临床药师

    E. 临床药师、主任药师、执业药师

4.《药学专业技术资格证书》的有效范围是（   ）

    A. 在取得者的就业所在地有效

    B. 在取得者的户籍所在地省份内有效

    C. 在颁发机关所在省份内有效

    D. 在取得者的居住地省份内有效

    E. 在全国范围内有效

5. 下列属于依法注册的药师是（   ）

    A. 药师   B. 主管药师   C. 主任药师

    D. 执业药师   E. 临床药师

6. 根据《执业药师职业资格制度规定》，取得中药学类相关专业大专学历，报考执业药师职业资格考试，要求在药学或中药学岗位工作的年限为（   ）

    A.2 年   B.3 年   C.4 年

    D.5 年   E.6 年

7. 根据《执业药师注册管理办法》，执业药师注册有效期及期满前延续注册的时限分别为（   ）

    A.3 年，30 日   B.3 年，3 个月   C.5 年，30 日

    D.5 年，3 个月   E.5 年，6 个月

8. 根据《执业药师注册管理办法》，执业药师欲变更执业范围，应当（   ）

    A. 办理首次注册手续   B. 办理变更注册手续   C. 办理延续注册手续

    D. 办理注销注册手续   E. 重新参加执业药师职业资格考试

9. 根据《执业药师继续教育暂行规定》，执业药师继续教育实行（   ）

    A. 注册制   B. 签到制   C. 学分制

D. 交费制   E. 处罚制

10. 根据《中国执业药师职业道德准则》，执业药师在个人价值观与社会不良风气发生冲突时，要自觉抵制不道德行为，并提供专业服务。其在执业药师职业道德中体现为（　　　）

    A. 救死扶伤，不辱使命   B. 尊重患者，一视同仁   C. 依法执业，质量第一

    D. 进德修业，珍视声誉   E. 尊重同人，密切协作

二、多项选择题

1. 药师的具体职责包括（　　　）

    A. 开展临床药学工作   B. 开展药物咨询与指导   C. 提供用药信息

    D. 处方审核   E. 修改患者处方

2. 执业药师注册单位包括（　　　）

    A. 药品研发单位   B. 药品生产单位   C. 药品经营单位

    D. 药品使用单位   E. 其他需要提供药学服务的单位

3. 杨某，中药学专业大专毕业之后，在医院药剂科工作 2 年，然后在药品零售企业工作 2 年。关于其申请执业药师职业资格考试或者执业的说法，正确的有（　　　）

    A. 杨某已具备参加当年度执业药师职业资格考试的条件

    B. 若杨某取得《执业药师职业资格证书》，即可以执业药师身份执业

    C. 若杨某取得《执业药师职业资格证书》，只能在其户籍所在地注册

    D. 杨某成为执业药师后，应当按照规定参加执业药师继续教育

    E. 杨某成为执业药师后，应在注册有效期满前 30 日办理再注册手续

4. 按照《执业药师注册管理办法》，关于执业药师注册规定的说法正确的有（　　　）

    A.《执业药师注册证》的有效期为 3 年

    B. 申请注册者必须经所在单位考核同意

    C. 执业药师变更执业范围，应办理变更注册手续

    D. 执业药师应按照注册的执业类别、执业范围从事执业活动

    E. 因健康原因不能从事执业药师业务的，应办理注销注册手续

5. 执业药师注册申请人必须具备下列哪些条件（　　　）

    A. 取得《执业药师职业资格证书》

    B. 遵纪守法，遵守执业药师职业道德

    C. 身体健康，能坚持在执业药师岗位工作

    D. 经执业单位同意

    E. 按规定参加继续教育学习

扫一扫，查阅
复习思考题答案

扫一扫，查阅
本模块PPT、
视频等数字资源

模块四　药品管理立法

【学习目标】

掌握：《药品管理法》的主要内容。

熟悉：药事管理的法律体系。

了解：我国药事管理法治建设情况。

案例导入

电影《我不是药神》是一部根据真实事件改编的作品。其真实事件的主人公陆某是一名针织外贸厂的老板，在2002年他被诊断为慢性粒细胞白血病，医生告诉他寿命只剩三年，若想延长生命，必须进行骨髓移植。由于骨髓配型不易，陆某开始依靠药物缓解病情。起初，陆某服用瑞士制药公司的药品，但高昂的价格让他不堪重负。后来，他得知印度有一种价格低廉的仿制药，药效与正版药相当。于是，陆某开始代购这种印度仿制药，同时帮助其他有类似经历的白血病患者。因涉嫌销售假药罪和妨害信用卡管理罪被起诉。在被捕后，1002名白血病患者联名声援陆某，最终他获得释放。

问题：陆某当时触犯了哪一部法律？这起事件对我国的《药品管理法》修订有何影响？

随着我国法治建设的不断完善，药品管理立法也逐渐趋于成熟，药事法律法规已成为我国法律法规体系的重要组成部分，既是依法管药的依据，也是药品研制、生产、经营和使用的行为准则。本模块主要介绍我国药品监督管理法制化建设历程及《中华人民共和国药品管理法》的主要内容。

项目一　我国药品监督管理法制化建设

一、我国药品监督管理法制建设发展过程

我国药品管理法律法规体系建设走过了从管理法向监管法，再向治理法转变的历程。

（一）基本管理，设置官吏颁布刑律

中国是世界医药文化的发源地之一，早在几千年前我国的医药学管理已达到一定水平。据《周礼·天官冢宰》记载："医师掌医之政令，聚毒药以共医事……岁终则稽其医事。"朝廷设置医师，收藏药品供应医疗，年终还有严格的考核制度。前213年秦始皇焚诗书百家，但医书不

在禁书之内，可见医药书籍受到当时的法令保护。唐政府组织编写的《新修本草》正文部分收录了850种药，从正式颁布天下之后就作为临床用药的法律和学术依据，具有较高的学术价值，代表了中古时期中国中医药学发展的一个里程碑。史书上也记载了相关的刑律，清政府颁布有关刑律来处罚失职的医药人员，《大清新刑律》规定：凡庸医为人用药针刺，误不如本方，因而致死者，责令别医辨验药饵穴道，如无故害之情者，以过失杀人论，不许行医；若故违本方，诈疗疾病，而取财物者，计赃准窃盗论等。清代，朝廷曾为保护"同仁堂"，对"于大、于二冒充字号"给予严惩，并出告示："如再有知法故纵仍蹈前辙……定将该犯加重治罪，绝不宽容。"

（二）形同虚设，侧重发布执行弱化

辛亥革命后，政府先后发布的主要药事管理法律法规有《药师暂行条例》《管理药商规则》《修正麻醉药品管理条例》《修正管理成药规则》《药师法》等。但军阀混战，内外交困，民不聊生，法律形同虚设。

（三）走上正轨，初期任务戒烟禁毒

中华人民共和国成立后，药事管理的法制建设逐步走上正轨。1949年至1957年，主要配合戒烟禁毒工作，相继制定了《关于严禁鸦片烟毒的通令》《关于麻醉药品临时登记处理办法的通令》等规定。

1958年至1965年，随着我国医药工业的迅速发展，总结过去的经验教训，制定发布了《关于药政管理的若干规定》等法规和规章。

（四）改革开放，法律法规逐步完善

1966年至1983年，经历10年动乱，人们更加认识到依法治国的重要性。改革开放以来，在党中央、国务院统一领导和部署下，药品监管法治建设取得了重大突破，基本形成了以《中华人民共和国药品管理法》《医疗器械监督管理条例》《化妆品卫生监督条例》为基础的监管法律法规体系，形成了以《中国药典》为核心的国家标准体系，为依法监管提供了法律和技术保障，对医药产业结构调整发挥了强大的推动作用。

一是建立健全法律法规体系。1984年，全国人大常委会审议通过《药品管理法》，标志着我国药政和药品监管工作进入了法治化轨道。之后，国家多次对《药品管理法》进行修订修正。截至2017年年底，国务院共颁布13部与药品相关的行政法规，主要包括《药品管理法实施条例》《疫苗流通和预防接种管理条例》等。药监系统制定了35部行政规章，主要包括《药品注册管理办法》《生物制品批签发管理办法》《药品临床试验管理办法》《药品生产质量管理规范》《药品经营质量管理规范》等。2000年出台《医疗器械监督管理条例》，之后两次进行修订修正。制定医疗器械监督管理规章17部，主要包括《医疗器械注册管理办法》《医疗器械生产监督管理办法》等。1989年出台《化妆品卫生监督条例》，制定化妆品的管理规章和规范性文件，主要包括《化妆品卫生监督条例实施细则》《化妆品标识管理规定》《化妆品生产许可管理规范》等。完善的法律法规体系，为加强监管，保障药品、医疗器械和化妆品质量，维护人民群众权益提供了法律保障。

二是不断推进审评审批制度改革。我国现代制药业起步较晚。20世纪90年代，我国将地方审批药品集中到国家统一审批，提高药品生产质量管理规范（GMP）认证水平，推进仿制药、原研药质量和疗效一致性评价等措施以提高药品质量，但总体上仍存在审评审批体制不顺、机制不合理、药品审评审批标准不高、效率低下等问题。党的十八大以来，国家提出全面深化改革各项措施，加大对技术创新和医药产业发展的支持力度。2015年，国务院印发《关于改革药品医疗器械审评审批制度的意见》（以下简称44号文件），2017年，中办国办印发《关于深化审

评审批制度改革鼓励药品医疗器械创新的意见》（以下简称 42 号文件），极大地推动了药品、医疗器械审评审批制度改革。围绕落实 44 号、42 号文件要求，药监系统研究制定药品审评审批制度改革相关配套政策文件，或征求意见稿 203 件，其中与 44 号文件相关的配套文件 91 件，与 42 号文件相关的配套文件 102 件，为深化药品、医疗器械审评审批改革提供了制度保障。

三是健全完善国家标准体系。《中国药典》是保障公众用药安全、保证药品质量的法定技术规范，是药品生产、供应、使用、检验和药品管理部门共同遵循的法定依据。1953 年，国家颁布第 1 版《中国药典》。改革开放以后，《药品管理法》明确了药品标准的法定地位，药品标准工作和《中国药典》制订工作步入法治化轨道。中华人民共和国成立至今，我国已经颁布实施 11 版药典，现行版本为 2020 年版，2020 年版《中国药典》新增品种 319 种，修订 3177 种，不再收载 10 种，品种调整合并 4 种，共收载品种 5911 种。一部中药收载 2711 种，其中新增 117 种、修订 452 种。二部化学药收载 2712 种，其中新增 117 种、修订 2387 种。三部生物制品收载 153 种，其中新增 20 种、修订 126 种；新增生物制品通则 2 个、总论 4 个。四部收载通用技术要求 361 个，其中制剂通则 38 个（修订 35 个）、检测方法及其他通则 281 个（新增 35 个、修订 51 个）、指导原则 42 个（新增 12 个、修订 12 个）；药用辅料收载 335 种，其中新增 65 种、修订 212 种。2020 年版《中国药典》稳步推进药典品种收载，进一步满足了《国家基本药物目录》和《国家基本医疗保险、工伤保险和生育保险药品目录》品种的需求。

二、我国药事管理的法律体系

（一）宪法

宪法是我国的根本大法。它规定了我国国家生活和社会生活最根本的原则性问题，规定了国家的根本制度和根本任务。宪法第 21 条明确规定："国家发展医疗卫生事业，发展现代医药和我国传统医药，鼓励和支持农村集体经济组织、国家企业事业组织和街道组织举办各种医疗卫生设施，开展群众性的卫生活动，保护人民健康。"宪法是药事管理立法的依据。

（二）法律

法律是由全国人民代表大会及其常务委员会，经一定的立法程序制定的规范性文件。法律具有仅次于宪法的法律效力，是制定法规、规章的依据。《中华人民共和国药品管理法》依据宪法，总结历史上药事管理的经验，借鉴发达国家的药事管理的办法，立足于我国的实际情况，在广泛征求各方面意见的基础上制定，是制定药事管理法规和行政规章的"基本法"，为建立和完善我国药事管理法律体系提供了法律依据。其他涉及药事管理的法律包括《中华人民共和国中医药法》《中华人民共和国疫苗管理法》《中华人民共和国基本医疗卫生与健康促进法》等，详见表 4-1。

表 4-1   涉及药事管理的主要法律

名称	公布部门	最新施行日期
中华人民共和国刑法（2023 年修正）	中华人民共和国主席令第 18 号	2024 年 3 月 1 日
中华人民共和国行政复议法（2023 年修订）	中华人民共和国主席令第 9 号	2024 年 1 月 1 日
中华人民共和国立法法（2023 年修正）	中华人民共和国主席令第 3 号	2023 年 3 月 15 日
中华人民共和国广告法（2021 年修正）	中华人民共和国主席令第 81 号	2021 年 4 月 29 日
中华人民共和国专利法（2020 年修正）	中华人民共和国主席令第 55 号	2021 年 6 月 1 日
中华人民共和国基本医疗卫生与健康促进法	中华人民共和国主席令第 38 号	2020 年 6 月 1 日

续表

名称	公布部门	最新施行日期
中华人民共和国药品管理法（2019 年修订）	中华人民共和国主席令第 31 号	2019 年 12 月 1 日
中华人民共和国疫苗管理法	中华人民共和国主席令第 30 号	2019 年 12 月 1 日
中华人民共和国商标法（2019 年修改）	中华人民共和国主席令第 29 号	2019 年 11 月 1 日
中华人民共和国行政许可法（2019 年修改）	中华人民共和国主席令第 29 号	2019 年 4 月 23 日
中华人民共和国产品质量法（2018 年修改）	中华人民共和国主席令第 22 号	2018 年 12 月 29 日
中华人民共和国中医药法	中华人民共和国主席令第 59 号	2017 年 7 月 1 日

（三）行政法规

国务院根据宪法和法律，制定行政法规。行政法规由总理签署国务院令公布。党中央和国务院联合发布的某种决议和指示，既是党中央的指示，也是政府的法规。法规的法律效力仅次于法律。国务院颁布的与药品相关的行政法规包括《中华人民共和国药品管理法实施条例》《麻醉药品和精神药品管理条例》《医疗用毒性药品管理办法》《血液制品管理条例》《中药品种保护条例》《野生药材资源保护管理条例》等，详见表 4-2。

表 4-2　涉及药事管理的主要行政法规

名称	公布部门	最新施行日期
放射性药品管理办法（2022 年修订）	国务院令第 25 号	2022 年 3 月 29 日
中华人民共和国药品管理法实施条例（2019 年修正）	国务院令第 709 号	2019 年 3 月 2 日
中药品种保护条例（2018 年修订）	国务院令第 106 号	2018 年 9 月 18 日
易制毒化学品管理条例（2018 年修订）	国务院令第 445 号	2018 年 9 月 18 日
反兴奋剂条例（2018 年修订）	国务院令第 703 号	2018 年 9 月 18 日
血液制品管理条例（2016 年修订）	国务院令第 208 号	2016 年 2 月 6 日
麻醉药品和精神药品管理条例（2016 年修订）	国务院令第 666 号	2016 年 2 月 6 日
医疗用毒性药品管理办法	国务院令第 23 号	1988 年 12 月 27 日
野生药材资源保护管理条例	国发〔1987〕第 96 号	1987 年 12 月 1 日

（四）地方性法规

地方性法规是省、自治区、直辖市及省级人民政府所在地的市和国务院批准的较大的市的人民代表大会及其常务委员会，根据宪法、法律和行政法规，结合本地区的实际情况制定的，不得与宪法、法律、行政法规相抵触的规范性文件，并报全国人大常务委员会备案。

（五）部门规章和其他规范性文件

国务院各部委和具有行政管理职能的直属机构，可以根据法律和国务院的行政法规、决定、命令，在本部门的权限内，制定规章。自《药品管理法》《药品管理法实施条例》颁布以来，国务院有关部委、局相继制定和公布了药品监督和药品研制、生产、经营、使用、广告各环节各方面配套的药事管理行政规章，详见表 4-3。

表 4–3　涉及药事管理的主要部门规章和其他规范性文件

名称	公布部门	最新施行日期
中药饮片标签管理规定	国家药品监督管理局 2023 年第 90 号	2024 年 8 月 1 日
执业药师继续教育暂行规定	国药监人〔2024〕3 号	2024 年 1 月 8 日
药品标准管理办法	国家药品监督管理局 2023 年第 86 号	2024 年 1 月 1 日
药品经营和使用质量监督管理办法	国家市场监督管理总局局令第 84 号	2024 年 1 月 1 日
药品检查管理办法（试行）	国药监药管〔2023〕26 号	2023 年 7 月 21 日
药物非临床研究质量管理规范认证管理办法	国家药品监督管理局 2023 年第 15 号	2023 年 7 月 1 日
中药注册管理专门规定	国家药品监督管理局 2023 年第 20 号	2023 年 7 月 1 日
药品上市许可持有人落实药品质量安全主体责任监督管理规定	国家药品监督管理局 2022 年第 126 号	2023 年 3 月 1 日
药品经营质量管理规范附录 6：药品零售配送质量管理	国家药品监督管理局 2022 年第 113 号	2023 年 1 月 1 日
药品网络销售监督管理办法	国家市场监督管理总局令第 58 号	2022 年 12 月 1 日
药品召回管理办法	国家药品监督管理局 2022 年第 92 号	2022 年 11 月 1 日
疫苗生产流通管理规定	国家药品监督管理局 2022 年第 55 号	2022 年 7 月 8 日
关于办理危害药品安全刑事案件适用法律若干问题的解释	高检发释字〔2022〕1 号	2022 年 3 月 6 日
中药材生产质量管理规范（GAP）	国家药监局 农业农村部 国家林草局 国家中医药局〔2022 年第 22 号〕	2022 年 3 月 17 日
药物警戒质量管理规范（GVP）	国家药品监督管理局 2021 年第 65 号	2021 年 12 月 1 日
药品专利纠纷早期解决机制实施办法（试行）	国家药监局 国家知识产权局 2021 年第 89 号	2021 年 7 月 4 日
人力资源社会保障部 国家卫生健康委 国家中医药局关于深化卫生专业技术人员职称制度改革的指导意见	人社部发〔2021〕51 号	2021 年 6 月 30 日
执业药师注册管理办法	国药监人〔2021〕36 号	2021 年 6 月 18 日
生物制品批签发管理办法	国家市场监督管理总局令第 33 号	2021 年 3 月 1 日
药品上市后变更管理办法（试行）	国家药品监督管理局 2021 年第 8 号	2021 年 1 月 13 日
国家药监局关于规范药品零售企业配备使用执业药师的通知	国药监药管〔2020〕25 号	2021 年 1 月 1 日
基本医疗保险用药管理暂行办法	国家医疗保障局令第 1 号	2020 年 9 月 1 日
药物临床试验质量管理规范（GCP）	国家药监局 国家卫生健康委 2020 年第 57 号	2020 年 7 月 1 日
药品注册管理办法	国家市场监督管理总局令第 27 号	2020 年 7 月 1 日
药品生产监督管理办法	国家市场监督管理总局令第 28 号	2020 年 7 月 1 日
药品、医疗器械、保健食品、特殊医学用途配方食品广告审查管理暂行办法（2019）	国家市场监督管理总局令第 21 号	2020 年 3 月 1 日
进口药材管理办法（试行）	国家市场监督管理总局令第 9 号	2020 年 1 月 1 日
国家药监局 国家卫生健康委关于发布药物临床试验机构管理规定的公告	国家药品监督管理局 2019 年第 101 号	2019 年 12 月 1 日
国务院办公厅关于建立职业化专业化药品检查员队伍的意见	国办发〔2019〕36 号	2019 年 7 月 18 日

续表

名称	公布部门	最新施行日期
市场监督管理行政处罚程序规定	国家市场监督管理总局令第 2 号	2019 年 4 月 1 日
执业药师职业资格制度规定	国药监人〔2019〕12 号	2019 年 3 月 5 日
执业药师职业资格考试实施办法	国药监人〔2019〕12 号	2019 年 3 月 5 日
国务院办公厅关于完善国家基本药物制度的意见	国办发〔2018〕88 号	2018 年 9 月 19 日
关于调整药物临床试验审评审批程序的公告	国家药品监督管理局 2018 年第 50 号	2018 年 7 月 27 日
医疗机构处方审核规范	国卫办医发〔2018〕14 号	2018 年 6 月 29 日
关于深化审评审批制度改革鼓励药品医疗器械创新的意见	中共中央办公厅 国务院办公厅厅字〔2017〕42 号	2017 年 10 月 8 日
药物非临床研究质量管理规范（GLP）	国家食品药品监督管理总局令第 34 号	2017 年 9 月 1 日
药品经营质量管理规范（2016 年修订）（GSP）	国家食品药品监督管理总局令第 28 号	2016 年 6 月 30 日
关于改革药品医疗器械审评审批制度的意见	国发〔2015〕44 号	2015 年 8 月 9 日
国家基本药物目录管理办法	国卫药政发〔2015〕52 号	2015 年 2 月 13 日
食品药品行政处罚程序规定	国家食品药品监督管理局令第 3 号	2014 年 6 月 1 日
药品不良反应报告和监测管理办法	卫生部令第 81 号	2011 年 7 月 1 日
药品生产质量管理规范（2010 年修订）（GMP）	卫生部令第 79 号	2011 年 3 月 1 日
医疗机构药事管理规定	卫医政发〔2011〕11 号	2011 年 3 月 1 日
药品类易制毒化学品管理办法	卫生部令第 72 号	2010 年 5 月 1 日
处方管理办法	卫生部令第 53 号	2007 年 5 月 1 日
药品流通监督管理办法	国家食品药品监督管理局令第 26 号	2007 年 5 月 1 日
药品说明书和标签管理规定	国家食品药品监督管理局令第 24 号	2006 年 6 月 1 日
医疗机构制剂注册管理办法（试行）	国家食品药品监督管理局令第 20 号	2005 年 8 月 1 日
医疗机构制剂配制监督管理办法（试行）	国家食品药品监督管理局令第 18 号	2005 年 6 月 1 日
互联网药品信息服务管理办法	国家食品药品监督管理局令第 9 号	2004 年 7 月 8 日
药品进口管理办法	国家食品药品监督管理局、海关总署令第 4 号	2004 年 1 月 1 日
卫生部、人事部关于印发《预防医学、全科医学、药学、护理、其他卫生技术等专业技术资格考试暂行规定》及《临床医学、预防医学、全科医学、药学、护理、其他卫生技术等专业技术资格考试实施办法》的通知	卫人发〔2001〕164 号	2001 年 6 月 13 日
医疗机构制剂配制质量管理规范（GPP）	国家药品监督管理局令第 27 号	2001 年 3 月 13 日
处方药与非处方药分类管理办法（试行）	国家药品监督管理局令第 10 号	2000 年 1 月 1 日
关于公布非处方药专有标识管理规定的通知	国药管安〔1999〕399 号	1999 年 11 月 19 日

（六）国际条约

具有规范性内容的国际条约也是法律规范的一种形式。我国签订或加入条约生效后，对于国家机关、社会团体、企事业单位和公民也有约束力。如 1985 年我国加入《1961 年麻醉品单一公约》，它对我国及国内的机关、社会团体等具有约束力，我国在国际交往中必须信守麻醉品公约原则。我国加入了濒危动物国际保护条约，含有濒危动物器官的中成药，如犀牛角、虎骨等已不能药用。

项目二 《中华人民共和国药品管理法》

一、概述

1984年9月20日第六届全国人民代表大会第七次会议通过《中华人民共和国药品管理法》（以下简称《药品管理法》或本法），1985年7月1日施行。2001年2月28日，第九届全国人大常务委员会第二十次会议审议通过了第一次全面修订。2013年12月28日第十二届全国人民代表大会常务委员会第六次会议《关于修改〈中华人民共和国海洋环境保护法〉等七部法律的决定》第一次修正，2015年4月24日第十二届全国人民代表大会常务委员会第十四次会议《关于修改〈中华人民共和国药品管理法〉的决定》第二次修正。2019年8月26日第十三届全国人民代表大会常务委员会第十二次会议对《药品管理法》第二次全面修订，于2019年12月1日正式实施。

（一）《药品管理法》修订原因

《药品管理法》的颁布实施对规范药品生产经营活动、加强药品监督管理、保障公众用药需求、促进医药产业发展发挥了重要作用。近年来，特别是2015年以来，我国药品产业快速发展，创新创业方兴未艾，药品审评审批制度改革持续深化，药品安全监管持续加强，药品监管国际化步伐持续加快，现行药品监督管理制度与党中央、国务院对药品监管工作的新要求、与新时代广大人民群众对药品安全的新期待、与药品工作所面临的新形势已经存在一定的差距，急需修改、完善，急需与时俱进。

（二）《药品管理法》修订意义

《药品管理法》的修订，是我国法制建设的又一重大成果，它以依法治国、依法行政为根本，以体现政府机构改革成果，加强药品监督管理，适应市场经济发展的需要，解决当前药品生产、经营领域出现的新问题、新情况为出发点，以保证药品质量、保障人体用药安全、维护人民身体健康和用药的合法权益、促进医药事业健康发展为目的，标志着我国药品监督管理依法行政上升到了一个新的高度。其意义重大，影响深远。

对照现行的《药品管理法》，修订后的法律章节发生了非常大的变化，如条款从104条增加到了155条，这次《药品管理法》的修订，主要遵循六个原则：一是坚持"四个最严"。认真贯彻落实习近平总书记有关药品安全"四个最严"的要求，以最严谨的标准、最严格的监管、最严厉的处罚、最严肃的问责，全面完善药品监管各项制度。二是坚持问题导向。紧密结合多年来药品安全领域存在的突出问题，尤其是长春长生案件暴露出来的突出问题，围绕"创新、质量、效率、体系、能力"五大主题，完善监管措施，加强监管，堵塞监管漏洞，确保公众安全。三是坚持国际视野。充分借鉴国际社会特别是药品监管比较发达的国家，在药品管理方面的经验，加强药品全生命周期的监管，强化药品监管方式方法的创新。四是坚持立足国情。从我国当前公众用药需求、药品产业发展、药品监管实际出发，有针对性地完善了药品监管的制度体系，着力推进监管体系和监管能力的现代化。五是坚持改革创新。将近年来我们国家药品审批制度改革、药品监管的经验，通过法律形式固定化，保障公众的用药安全、有效和可及，通过法律形式提供了更加强有力的保障。六是坚持科学发展。认真研究药品监管的科学规律，通过科学的监管理念和系统制度安排，助推我们国家从制药大国向制药强国的快速转变。

(三)《药品管理法》修订主要内容

新修订的《药品管理法》，一是从篇章结构方面进行了重大调整，原来的《药品管理法》10章104条，修订以后变成12章155条；强化了药品研制阶段的管理，强化了上市后监管，也强化了药品的供应保障。二是完善了《药品管理法》的立法宗旨，将保护和促进公众健康作为药品监管的立法宗旨，实际上也是药品监管的使命，这样药品监管更加积极、更加开放、更加担当、更加作为。三是确定了药品管理的基本原则，即风险管理、全程管控、社会共治，并与之相适应，建立了一系列的监管制度、监管机制、监管方式等，来推进药品监管的现代化。四是确立了药品上市许可持有人制度、药品全程追溯制度、药物警戒制度、附条件审批制度、优先审批制度等一系列的制度，实际上通过这些将近几十项重要制度，达到了我们国家药品监管法律的升级版，也是现代版。五是特别强调了药品监管体系和监管能力建设，这里面特别强调了我们要建立职业化、专业化的检查员队伍，这也是这次《药品管理法》非常重要的亮点。六是完善了药品安全的责任制度，坚持重典治乱，严惩各种违法行为。

二、主要内容

《药品管理法》是调整药品研制、生产、经营、使用和管理过程中所发生的关系的法律规范的总称。它是药品管理活动的行为准则。《药品管理法》共有12章155条。章节包括：总则、药品研制和注册、药品上市许可持有人、药品生产、药品经营、医疗机构药事管理、药品上市后管理、药品价格和广告、药品储备和供应、监督管理、法律责任及附则等。

(一)总则

1. 立法宗旨 《药品管理法》是为了加强药品管理，保证药品质量，保障公众用药安全和合法权益，保护和促进公众健康而制定的。

药品是与公众的健康和生命密切相关的特殊商品，必须采取强制性手段监督管理，加强药品监督管理这一目的贯穿整部《药品管理法》。保证药品质量是《药品管理法》的核心问题。药品立法就是要对药品研制、生产、经营和使用全过程进行监督管理，以保证药品质量，保障公众用药安全，其根本目的是保护人民健康。要求用药安全是消费者的合法权益，用药安全与否直接涉及公众的健康和生命安全。通过完善法律制度和规范，有效地维护人民身体健康和用药安全的合法权益。

2. 调整范围 《药品管理法》调整的地域范围是中华人民共和国境内，凡在我国境内从事药品的研制、生产、经营、使用和监督管理的，无论是中国企业还是中外合资企业、合作企业、外资企业，无论是中国人还是外国人，必须遵守本法。

《药品管理法》调整的对象包括药品研制者、药品生产者、药品经营者、药品使用者和具有监督管理职能的责任者。

3. 药品管理的原则及目的 药品管理应当以人民健康为中心，坚持风险管理、全程管控、社会共治的原则，建立科学、严格的监督管理制度，全面提升药品质量，保障药品的安全、有效、可及。

4. 我国发展药品的方针政策

（1）国家发展现代药和传统药，充分发挥其在预防、医疗和保健中的作用。

（2）国家保护野生药材资源和中药品种，鼓励培育道地中药材。

（3）国家鼓励研究和创制新药，保护公民、法人和其他组织研究、开发新药的合法权益。

新修订的《药品管理法》在总则中明确规定国家鼓励研究和创制新药，增加和完善了10多个条款，明确了六个方面的主要举措，进一步鼓励药物研发创新、加快境内外新药上市。一是明确鼓励方向。重点支持以临床价值为导向、对人体疾病具有明确或特殊疗效的药物创新。鼓励对具有新的治疗机制、治疗严重危及生命的疾病、罕见病等及儿童用药的研制。二是健全审评机制。强化审评队伍的能力建设，完善与注册申请人的沟通交流机制，建立专家咨询制度，进一步优化审评流程，提高审评效率，为药物创新释放制度红利。三是进一步优化临床试验。将临床试验由批准制调整为到期默示许可制，将临床试验机构由认证管理调整为备案管理，进一步提高临床试验机构的审评审批效率。四是建立关联审评审批。在审评审批药品时，将化学原料药、辅料、直接接触药品的包装材料和容器调整为与制剂一并审评审批，进一步加快审评审批的速度。五是实行优先审评审批。对临床急需的短缺药品、防治重大传染病和罕见病等疾病的新药、儿童专用药开设绿色通道，优先审评审批。六是建立附条件批准制度。对治疗严重危及生命且尚无有效的治疗手段的疾病，以及公共卫生方面急需的药品，前期的临床试验已有数据显示疗效并且能预测它的临床价值的，可以附条件批准，进一步提高临床急需药物的可获得性。这一制度可以缩短临床试验研发时间，使急需治疗的患者能够早日用上新药。附条件批准的药品也有严格的管理要求，如在《药品注册证书》中载明相关的事项，药品上市许可持有人应当采取相应的风险管理措施，在规定期限内按照要求完成相关研究，逾期没有按照要求完成研究或者不能证明获益大于风险的，国务院药品监督管理部门将依法处理，直至注销药品注册证书。这一规定既满足了临床急需，同时也确保上市药品的安全。

5. 强化药品全过程信息管理　从事药品研制、生产、经营、使用活动，应当遵守法律、法规、规章、标准和规范，保证全过程信息真实、准确、完整和可追溯。

6. 药品监督管理体制

（1）国务院药品监督管理部门主管全国药品监督管理工作。国务院有关部门在各自职责范围内负责与药品有关的监督管理工作。国务院药品监督管理部门配合国务院有关部门，执行国家药品行业发展规划和产业政策。

（2）省、自治区、直辖市人民政府药品监督管理部门负责本行政区域内的药品监督管理工作。设区的市级、县级人民政府承担药品监督管理职责的部门（以下称药品监督管理部门）负责本行政区域内的药品监督管理工作。县级以上地方人民政府有关部门在各自职责范围内负责与药品有关的监督管理工作。

（3）县级以上地方人民政府对本行政区域内的药品监督管理工作负责，统一领导、组织、协调本行政区域内的药品监督管理工作及药品安全突发事件应对工作，建立健全药品监督管理工作机制和信息共享机制。

（4）县级以上人民政府应当将药品安全工作纳入本级国民经济和社会发展规划，将药品安全工作经费列入本级政府预算，加强药品监督管理能力建设，为药品安全工作提供保障。

7. 药品检验机构及检验范围　药品监督管理部门设置或者指定的药品专业技术机构，承担依法实施药品监督管理所需的审评、检验、核查、监测与评价等工作。

8. 建立健全药品追溯制度，建立药物警戒制度

（1）国家建立健全药品追溯制度　国务院药品监督管理部门应当制定统一的药品追溯标准和规范，推进药品追溯信息互通互享，实现药品可追溯。药品上市许可持有人、生产企业、经营企业、使用单位是药品质量安全的责任主体，各负其责，负有追溯义务，应通过信息化手段建立药品追溯系统，及时准确记录、保存药品追溯数据，形成互联互通药品追溯数据链，实现药品生产、流通和使用全过程来源可查、去向可追。

药品追溯制度是用信息化的手段保障药品生产、经营、使用的质量安全，能够实现药品风险控制，也包括问题药品召回，同时还能防止假药、劣药进入合法渠道，药品追溯制度是新修订的《药品管理法》的一个非常重要的制度性设计。新修订的《药品管理法》在总则当中明确规定了国家要建立健全药品追溯制度。明确要求，包括上市许可持有人、药品生产和经营企业，以及医疗机构都要建立和实施药品追溯制度，并且按照规定提供相关追溯信息，从而保证药品能够实现可追溯。药品追溯制度的建设，主要是以"一物一码、物码同追"为方向，要求药品上市许可持有人建立药品追溯体系，能够实现药品最小包装单元可追溯、可核查。

（2）国家建立药物警戒制度　国家建立药物警戒制度，对药品不良反应及其他与用药有关的有害反应进行监测、识别、评估和控制。要依法依规按要求建立健全自己的药物警戒体系，包括设立专门的药物警戒机构和配备相应的专职人员，承担或者依法承担好相应的药物警戒工作。对于药物警戒中发现的，特别是企业发现的、政府提示的已经确定的相关药物风险，药品上市许可持有人作为承担主体责任的企业，必须及时主动地采取相应的预防和控制的措施，保证已上市药品的安全和有效。

药物警戒制度在国际上，特别是在发达国家，是一个比较通行的药物监管的重要制度设计。世界卫生组织将药物警戒概念明确为发现、识别、分析、评估和预防不良反应或者其他任何可能与药物有关问题的活动。我国药品不良反应，是指合格药品在正常用法用量下出现的与用药目的无关的有害反应。新引入的药物警戒概念的范围更宽、更广。药物警戒关注药品在人体的使用风险，这些风险可能来自不同的方面，包括药品不良反应，这是药品本身固有的缺陷，也包括药品的质量问题、药物相互作用及药物误用、滥用、错用等。药物警戒手段包括被动监测、主动监测、观察性研究等，目的就是通过开展所谓的药物警戒活动，能够及时发现和识别风险信号，以便监管部门采取具体的可操作、有针对性的预防和控制措施。其目的就是更好地保证药品的安全、合理和有效使用。

9.强化药品安全"社会共治"的理念

（1）各级人民政府及其有关部门、药品行业协会等应当加强药品安全宣传教育，开展药品安全法律法规等知识的普及工作。

（2）新闻媒体应当开展药品安全法律法规等知识的公益宣传，并对药品违法行为进行舆论监督。有关药品的宣传报道应当全面、科学、客观、公正。

（3）药品行业协会应当加强行业自律，建立健全行业规范，推动行业诚信体系建设，引导和督促会员依法开展药品生产经营等活动。

（4）县级以上人民政府及其有关部门对在药品研制、生产、经营、使用和监督管理工作中做出突出贡献的单位和个人，按照国家有关规定给予表彰、奖励。

（二）药品研制和注册

1.药品的研制　从事药品研制活动，应当遵守药物非临床研究质量管理规范、药物临床试验质量管理规范，保证药品研制全过程持续符合法定要求。

2.药品注册的管理　在中国境内上市的药品，应当经国务院药品监督管理部门批准，取得《药品注册证书》；但是，未实施审批管理的中药材和中药饮片除外。

国务院药品监督管理部门在审批药品时，对化学原料药一并审评审批，对相关辅料、直接接触药品的包装材料和容器一并审评，对药品的质量标准、生产工艺、标签和说明书一并核准。

3.国家药品标准　药品应当符合国家药品标准。经国务院药品监督管理部门核准的药品质量标准高于国家药品标准的，按照经核准的药品质量标准执行；没有国家药品标准的，应当符合经核准的药品质量标准。

国务院药品监督管理部门颁布的《中华人民共和国药典》和药品标准为国家药品标准。

4. 药品通用名称 列入国家药品标准的药品名称为药品通用名称。已经作为药品通用名称的，该名称不得作为药品商标使用。

（三）药品上市许可持有人

国家对药品管理实行药品上市许可持有人制度。药品上市许可持有人依法对药品研制、生产、经营、使用全过程中药品的安全性、有效性和质量可控性负责。

1. 药品上市许可持有人概述 药品上市许可持有人是指取得《药品注册证书》的企业或者药品研制机构等。药品上市许可持有人为境外企业的，应当由其指定的在中国境内的企业法人履行药品上市许可持有人义务，与药品上市许可持有人承担连带责任。

药品上市许可持有人制度是当今国际社会通行的现代药品管理制度。药品上市许可持有人制度是指拥有药品技术的药品研发机构、药品生产企业等主体，通过提出药品上市许可申请并获得《药品注册证书》，以自己的名义将产品投放市场，对药品全生命周期承担相应责任的一种现代药品管理制度。一是药品上市许可持有人制度是《药品管理法》所确定的药品管理的基本制度，是贯穿了药品研制、生产、经营、使用全过程的制度。二是药品上市许可持有人制度是一个核心制度。药品上市许可持有人，是《药品管理法》修改的一条主线。在整个《药品管理法》里面有 11 个条文，对药品上市许可持有人的资格、药品上市许可持有人的权利、义务和责任进行了集中式的概括。三是药品上市后管理，共有 7 个条文，主要是规定了上市许可持有人在上市后的权利义务和责任。

2. 药品上市许可持有人的责任

（1）药品上市许可持有人应当依照本法规定，对药品的非临床研究、临床试验、生产经营、上市后研究、不良反应监测及报告与处理等承担责任。其他从事药品研制、生产、经营、储存、运输、使用等活动的单位和个人依法承担相应责任。

（2）药品上市许可持有人的法定代表人、主要负责人对药品质量全面负责。

3. 药品上市持有人应当建立药品质量保证体系

（1）药品上市许可持有人应当建立药品质量保证体系，配备专门人员独立负责药品质量管理。

（2）药品上市许可持有人应当对受托药品生产企业、药品经营企业的质量管理体系进行定期审核，监督其持续具备质量保证和控制能力。

4. 药品上市许可持有人生产药品的管理

（1）药品上市许可持有人可以自行生产药品，也可以委托药品生产企业生产。

（2）药品上市许可持有人自行生产药品的，应当依照本法规定取得《药品生产许可证》；委托生产的，应当委托符合条件的药品生产企业。药品上市许可持有人和受托生产企业应当签订委托协议和质量协议，并严格履行协议约定的义务。

（3）国务院药品监督管理部门制定药品委托生产质量协议指南，指导、监督药品上市许可持有人和受托生产企业履行药品质量保证义务。

血液制品、麻醉药品、精神药品、医疗用毒性药品、药品类易制毒化学品不得委托生产；但是，国务院药品监督管理部门另有规定的除外。

（4）药品上市许可持有人应当建立药品上市放行规程，对药品生产企业出厂放行的药品进行审核，经质量受权人签字后方可放行。不符合国家药品标准的，不得放行。

5. 药品上市许可持有人经营药品的管理

（1）药品上市许可持有人可以自行销售其取得《药品注册证书》的药品，也可以委托药品经营企业销售。药品上市许可持有人从事药品零售活动的，应当取得《药品经营许可证》。

（2）药品上市许可持有人自行销售药品的，应当具备本法第五十二条规定的条件；委托销售的，应当委托符合条件的药品经营企业。药品上市许可持有人和受托经营企业应当签订委托协议，并严格履行协议约定的义务。

（3）药品上市许可持有人、药品生产企业、药品经营企业委托储存、运输药品的，应当对受托方的质量保证能力和风险管理能力进行评估，与其签订委托协议，约定药品质量责任、操作规程等内容，并对受托方进行监督。

6. 药品上市许可持有人应当建立并实施药品追溯制度　药品上市许可持有人、药品生产企业、药品经营企业和医疗机构应当建立并实施药品追溯制度，按照规定提供追溯信息，保证药品可追溯。

中药饮片生产企业履行药品上市许可持有人的相关义务，对中药饮片生产、销售实行全过程管理，建立中药饮片追溯体系，保证中药饮片安全、有效、可追溯。

7. 药品上市许可持有人应当建立年度报告制度　药品上市许可持有人应当建立年度报告制度，每年将药品生产销售、上市后研究、风险管理等情况按照规定向省、自治区、直辖市人民政府药品监督管理部门报告。

8. 药品上市许可持有人可以转让药品上市许可　经国务院药品监督管理部门批准，药品上市许可持有人可以转让药品上市许可。受让方应当具备保障药品安全性、有效性和质量可控性的质量管理、风险防控和责任赔偿等能力，履行药品上市许可持有人义务。

（四）药品生产

1. 开办药品生产企业的法定程序　从事药品生产活动，应当经所在地省、自治区、直辖市人民政府药品监督管理部门批准，取得《药品生产许可证》。无《药品生产许可证》的，不得生产药品。

2. 规定了开办药品生产企业的条件

（1）有依法经过资格认定的药学技术人员、工程技术人员及相应的技术工人。

（2）有与药品生产相适应的厂房、设施和卫生环境。

（3）有能对所生产药品进行质量管理和质量检验的机构、人员及必要的仪器设备。

（4）有保证药品质量的规章制度，并符合国务院药品监督管理部门依据本法制定的药品生产质量管理规范要求。

3. 药品生产应当遵守药品生产质量管理规范　药品生产过程的要求应当遵守药品生产质量管理规范，建立健全药品生产质量管理体系，保证药品生产全过程持续符合法定要求。

4. 药品生产的相关规定　按照国家药品标准和经药品监督管理部门核准的生产工艺进行生产；生产、检验记录应当完整准确，不得编造；生产药品所需的原料、辅料，应当符合药用要求、药品生产质量管理规范的有关要求；生产药品，应当按照规定对供应原料、辅料等的供应商进行审核，保证购进、使用的原料、辅料等符合前款规定要求；药品生产企业应当对药品进行质量检验，不符合国家药品标准的，不得出厂；药品生产企业应当建立药品出厂放行规程，明确出厂放行的标准、条件，符合标准、条件的，经质量受权人签字后方可放行。

直接接触药品的包装材料和容器，应当符合药用要求，符合保障人体健康、安全的标准；药品包装应当符合药品质量的要求，方便储存、运输和医疗使用；药品包装应当按照规定印有或者贴有标签并附有说明书；麻醉药品、精神药品、医疗用毒性药品、放射性药品、外用药品和非处方药的标签、说明书，应当印有规定的标志。

（五）药品经营

1. 开办药品经营企业的法定程序　从事药品批发活动，应当经所在地省、自治区、直辖市人民政府药品监督管理部门批准，取得《药品经营许可证》。从事药品零售活动，应当经所在地县级以上地方人民政府药品监督管理部门批准，取得《药品经营许可证》。无《药品经营许可证》的，不得经营药品。

2. 开办药品经营企业的条件

（1）有依法经过资格认定的药师或者其他药学技术人员。

（2）有与所经营药品相适应的营业场所、设备、仓储设施和卫生环境。

（3）有与所经营药品相适应的质量管理机构或者人员。

（4）有保证药品质量的规章制度，并符合国务院药品监督管理部门依据本法制定的药品经营质量管理规范要求。

3. 药品经营应当遵守药品经营质量管理规范　从事药品经营活动，应当遵守药品经营质量管理规范，建立健全药品经营质量管理体系，保证药品经营全过程持续符合法定要求。

4. 药品经营企业购销药品的管理规定　从事药品零售连锁经营活动的企业总部，应当建立统一的质量管理制度，对所属零售企业的经营活动履行管理责任；药品上市许可持有人、药品生产企业、药品经营企业和医疗机构应当从药品上市许可持有人或者具有药品生产、经营资格的企业购进药品；药品经营企业购进药品，应当建立并执行进货检查验收制度，验明药品合格证明和其他标识；不符合规定要求的，不得购进和销售。

药品经营企业零售药品应当准确无误，并正确说明用法、用量和注意事项；调配处方应当经过核对，对处方所列药品不得擅自更改或者代用。对有配伍禁忌或者超剂量的处方，应当拒绝调配；必要时，经处方医师更正或者重新签字，方可调配；依法经过资格认定的药师或者其他药学技术人员负责本企业的药品管理、处方审核和调配、合理用药指导等工作。

城乡集市贸易市场可以出售中药材，国务院另有规定的除外。

5. 网络销售药品的管理规定　药品网络交易第三方平台提供者应当按照国务院药品监督管理部门的规定，向所在地省、自治区、直辖市人民政府药品监督管理部门备案；疫苗、血液制品、麻醉药品、精神药品、医疗用毒性药品、放射性药品、药品类易制毒化学品等国家实行特殊管理的药品不得在网络上销售。

新修订的《药品管理法》原则规定药品的上市许可持有人、药品的经营企业可以通过网络销售药品，《国务院办公厅关于促进"互联网＋医疗健康"发展的意见》明确要求，完善"互联网＋"药品供应保障服务，探索医疗卫生机构处方信息和药品零售消费信息互联互通、实时共享，实际上就是从国家政策层面，推动网络销售发展。在新修订的《药品管理法》中，明确了关于配送必须符合药品经营质量管理规范的要求。对网络销售药品的全过程，包括事前、事中和事后加强监管。

6. 药品进出口的管理规定　为了满足我国危重疾病患者的临床用药急需，新修订的《药品管理法》进一步畅通了境外新药的临时进口渠道，第六十四条规定：医疗机构因临床急需进口少量药品的，经国务院药品监督管理部门或者国务院授权的省、自治区、直辖市人民政府批准，可以进口。充分考虑了我国不同地区危重疾病患者的临床急需，对医疗机构因临床急需进口少量药品的批准权限做出了优化调整。法律修订前，医疗机构仅能向国务院药品监督管理部门提出申请，修订后，还可以向国务院授权的省、自治区、直辖市人民政府提出申请，进一步为医疗机构提供便利。

临时进口渠道的应用范围主要是国内危重疾病患者临床急需的境外已上市，但是境内还没有上市的药品，在国内还没有其他可替代的产品或者其他治疗手段的时候，如果是在责任明确、来源清晰、后续管理可控的情况下，由医疗机构向国务院药品监督管理部门或者国务院授权的省、自治区、直辖市人民政府提出申请，进口少量药品用于指定医疗机构内的特定患者的特定医疗目的。

（1）药品应当从允许药品进口的口岸进口，并由进口药品的企业向口岸所在地药品监督管理部门备案。海关凭药品监督管理部门出具的进口药品通关单办理通关手续。无进口药品通关单的，海关不得放行。

口岸所在地药品监督管理部门应当通知药品检验机构按照国务院药品监督管理部门的规定对进口药品进行抽查检验。

允许药品进口的口岸由国务院药品监督管理部门会同海关总署提出，报国务院批准。

（2）医疗机构因临床急需进口少量药品的，经国务院药品监督管理部门或者国务院授权的省、自治区、直辖市人民政府批准，可以进口。进口的药品应当在指定医疗机构内用于特定医疗目的。

个人自用携带入境少量药品，按照国家有关规定办理。

（3）进口、出口麻醉药品和国家规定范围内的精神药品，应当持有国务院药品监督管理部门颁发的进口准许证、出口准许证。

（4）禁止进口疗效不确切、不良反应大或者因其他原因危害人体健康的药品。

7. 药品指定性检验 国务院药品监督管理部门对下列药品在销售前或者进口时，应当指定药品检验机构进行检验；未经检验或者检验不合格的，不得销售或者进口。

（1）首次在中国境内销售的药品。

（2）国务院药品监督管理部门规定的生物制品。

（3）国务院规定的其他药品。

疫苗类制品、血液制品、用于血源筛查的体外诊断试剂及国务院药品监督管理部门规定的其他生物制品在销售前或者进口时，应当按照国务院药品监督管理部门的规定进行检验或者审核批准；检验不合格或者未获批准的，不得销售或者进口。

（六）医疗机构药事管理

1. 《医疗机构制剂许可证》的申报审批 医疗机构配制制剂，应当经所在地省、自治区、直辖市人民政府药品监督管理部门批准，取得《医疗机构制剂许可证》。无《医疗机构制剂许可证》的，不得配制制剂。

2. 医疗机构配制制剂的规定 医疗机构配制的制剂，应当是本单位临床需要而市场上没有供应的品种，并应经所在地省、自治区、直辖市人民政府药品监督管理部门批准；但是，法律对配制中药制剂另有规定的除外。医疗机构配制的制剂应当按照规定进行质量检验；合格的，凭医师处方在本单位使用。经国务院药品监督管理部门或者省、自治区、直辖市人民政府药品监督管理部门批准，医疗机构配制的制剂可以在指定的医疗机构之间调剂使用。医疗机构配制的制剂不得在市场上销售。

《医疗机构制剂许可证》是医疗机构配制制剂的一个资格证明，是对该医疗机构药剂部门人员设施、检验仪器、卫生环境、管理制度等的总结和认可，没有该许可证的，医疗机构不得配制制剂。《医疗机构制剂许可证》应当标明有效期，到期需要重新审查发证。考虑到已经颁布实施的《中华人民共和国中医药法》的要求，其中对仅应用传统工艺配制的中药制剂品种实施备案制管理，这一次《药品管理法》对此类品种也做了例外的规定。医疗机构制剂必须按照规定进行质量检验，只有检验合格，才能使用。医疗机构制剂一般情况下只能作为处方药在本医疗机构内使用，不能扩大使用范围，更不能在市场上销售。如果需要扩大使用范围，这次《药品管理法》也规定，需要经过国务院药品监督管理部门或者是省级人民政府的药品监督管理部门批准以后方可以在指定的医疗机构之间调剂使用。

（七）药品上市后管理

1. 药品上市后风险管理

（1）药品上市许可持有人应当制订药品上市后风险管理计划，主动开展药品上市后研究，对药品的安全性、有效性和质量可控性进行进一步确证，加强对已上市药品的持续管理。

（2）对附条件批准的药品，药品上市许可持有人应当采取相应风险管理措施，并在规定期限内按照要求完成相关研究；逾期未按照要求完成研究或者不能证明其获益大于风险的，国务院药品监督管理部门应当依法处理，直至注销《药品注册证书》。

（3）对药品生产过程中的变更，按照其对药品安全性、有效性和质量可控性的风险和产生影响的程度，实行分类管理。属于重大变更的，应当经国务院药品监督管理部门批准，其他变更应当按照国务院药品监督管理部门的规定备案或者报告。

药品上市许可持有人应当按照国务院药品监督管理部门的规定，全面评估、验证变更事项对药品安全性、有效性和质量可控性的影响。

2. 药品上市后不良反应监测管理　药品上市许可持有人应当开展药品上市后不良反应监测，主动收集、跟踪分析疑似药品不良反应信息，对已识别风险的药品及时采取风险控制措施。对已确认发生严重不良反应的药品，由国务院药品监督管理部门或者省、自治区、直辖市人民政府药品监督管理部门根据实际情况采取停止生产、销售、使用等紧急控制措施，并应当在五日内组织鉴定，自鉴定结论做出之日起十五日内依法做出行政处理决定。

3. 药品召回管理　药品存在质量问题或者其他安全隐患的，药品上市许可持有人应当立即停止销售，告知相关药品经营企业和医疗机构停止销售和使用，召回已销售的药品，及时公开召回信息，必要时应当立即停止生产，并将药品召回和处理情况向省、自治区、直辖市人民政府药品监督管理部门和卫生健康主管部门报告。

4. 已上市药品的再评价　药品上市许可持有人应当对已上市药品的安全性、有效性和质量可控性定期开展上市后评价。必要时，国务院药品监督管理部门可以责令药品上市许可持有人开展上市后评价或者直接组织开展上市后评价。

经评价，对疗效不确切、不良反应大或者因其他原因危害人体健康的药品，应当注销药品注册证书。

已被注销《药品注册证书》的药品，不得生产或者进口、销售和使用。

已被注销《药品注册证书》、超过有效期等的药品，应当由药品监督管理部门监督销毁或者依法采取其他无害化处理等措施。

（八）药品价格和广告

1. 药品价格管理　依法实行市场调节价的药品，药品上市许可持有人、药品生产企业、药品经营企业和医疗机构应当按照公平、合理和诚实信用、质价相符的原则制定价格，为用药者提供价格合理的药品。

药品上市许可持有人、药品生产企业、药品经营企业和医疗机构应当依法向药品价格主管部门提供其药品的实际购销价格和购销数量等资料。

医疗机构应当向患者提供所用药品的价格清单，按照规定如实公布其常用药品的价格，加强合理用药管理。具体办法由国务院卫生健康主管部门制定。

2. 禁止在药品购销中的行为 禁止药品上市许可持有人、药品生产企业、药品经营企业和医疗机构在药品购销中给予、收受回扣或者其他不正当利益。

禁止药品上市许可持有人、药品生产企业、药品经营企业或者代理人以任何名义给予使用其药品的医疗机构的负责人、药品采购人员、医师、药师等有关人员财物或者其他不正当利益。禁止医疗机构的负责人、药品采购人员、医师、药师等有关人员以任何名义收受药品上市许可持有人、药品生产企业、药品经营企业或者代理人给予的财物或者其他不正当利益。

3. 药品广告管理 药品广告应当经广告主所在地省、自治区、直辖市人民政府确定的广告审查机关批准；核发药品广告批准文号，未经批准的，不得发布。药品广告的内容应当真实、合法，以国务院药品监督管理部门核准的药品说明书为准，不得含有虚假的内容。对违法发布药品广告，情节严重的，省、自治区、直辖市人民政府药品监督管理部门可以予以公告。

（九）药品储备和供应

1. 药品储备管理

（1）国家实行药品储备制度，建立中央和地方两级药品储备。

（2）发生重大灾情、疫情或者其他突发事件时，依照《中华人民共和国突发事件应对法》的规定，可以紧急调用药品。

2. 国家实行基本药物制度 国家实行基本药物制度，遴选适当数量的基本药物品种，加强组织生产和储备，提高基本药物的供给能力，满足疾病防治基本用药需求。

3. 短缺药品的管理

（1）国家建立药品供求监测体系，及时收集和汇总分析短缺药品供求信息，对短缺药品实行预警，采取应对措施。

（2）国家实行短缺药品清单管理制度。具体办法由国务院卫生健康主管部门会同国务院药品监督管理部门等部门制定。

药品上市许可持有人停止生产短缺药品的，应当按照规定向国务院药品监督管理部门或者省、自治区、直辖市人民政府药品监督管理部门报告。

（3）国家鼓励短缺药品的研制和生产，对临床急需的短缺药品、防治重大传染病和罕见病等疾病的新药予以优先审评审批。

（4）对短缺药品，国务院可以限制或者禁止出口。必要时，国务院有关部门可以采取组织生产、价格干预和扩大进口等措施，保障药品供应。

药品上市许可持有人、药品生产企业、药品经营企业应当按照规定保障药品的生产和供应。

（十）监督管理

1. 禁止生产（包括配制，下同）、销售、使用假药、劣药

有下列情形之一的，为假药。

（1）药品所含成分与国家药品标准规定的成分不符。

（2）以非药品冒充药品或者以他种药品冒充此种药品。

（3）变质的药品。

（4）药品所标明的适应证或者功能主治超出规定范围。

有下列情形之一的，为劣药。

（1）药品成分的含量不符合国家药品标准。

（2）被污染的药品。

（3）未标明或者更改有效期的药品。

（4）未注明或者更改产品批号的药品。

（5）超过有效期的药品。

（6）擅自添加防腐剂、辅料的药品。

（7）其他不符合药品标准的药品。

禁止未取得药品批准证明文件生产、进口药品；禁止使用未按照规定审评、审批的原料药、包装材料和容器生产药品。

在新修订的《药品管理法》当中，对于假药和劣药的具体界定也做出了较大的调整，调整主要是按照药品功效重新界定假药的范围。将假药、劣药、按假药论处、按劣药论处两类四种违法行为，调整为假药、劣药两种违法行为，不再保留按假药论处和按劣药论处的概念，精准界定了假药，科学界定了劣药，对原按假药论处、按劣药论处当中的部分内容，单独做出规定，明确禁止生产、禁止销售使用这些药品。且处罚也不低于假药，这种情形主要有以下几个方面：国务院药品监管部门禁止使用的药品；必须批准而未经批准生产进口的药品；必须检验而未经检验即销售的药品；使用必须批准而未经批准的原料药生产的药品；使用未经批准的直接接触药品的包装材料和容器生产的药品。

对于假药和劣药两种违法行为都做出更加具体的要求。由原界定假药和劣药以药品的质量为判别标准转变为以药品功效来界定假药和劣药范围。原《药品管理法》，假药和劣药的界定实际上包括按照药品的质量来进行，也有按照应当经过国家批准而没有经过国家批准按照假药劣药论处，也就是它从更多的维度来做的，包括实质意义上的假药和形式意义上的假药，这和国际社会所界定的是不同的。这次强调从药品的功效上界定，因为药品主要是质量，安全性、有效性、质量可控性，药品是治病救人的，功效是关键，在假药和劣药定义调整过程中，抓住了药品中核心、本质、关键的要素就是药品的疗效。

2.药品监督检查管理　药品监督管理部门应当依照法律、法规的规定对药品研制、生产、经营和药品使用单位使用药品等活动进行监督检查，必要时可以对为药品研制、生产、经营、使用提供产品或者服务的单位和个人进行延伸检查，有关单位和个人应当予以配合，不得拒绝和隐瞒。

3.药品质量抽查检验管理　药品监督管理部门根据监督管理的需要，可以对药品质量进行抽查检验。国务院和省、自治区、直辖市人民政府的药品监督管理部门应当定期公告药品质量抽查检验结果；当事人对药品检验结果有异议的，可以自收到药品检验结果之日起七日内向原药品检验机构或者上一级药品监督管理部门设置或者指定的药品检验机构申请复验，也可以直接向国务院药品监督管理部门设置或者指定的药品检验机构申请复验。

4.药品安全管理

（1）**药品安全信用档案**　药品监督管理部门建立药品上市许可持有人、药品生产企业、药品经营企业、药物非临床安全性评价研究机构、药物临床试验机构和医疗机构药品安全信用档案，记录许可颁发、日常监督检查结果、违法行为查处等情况，依法向社会公布并及时更新；对有不良信用记录的，增加监督检查频次，并可以按照国家规定实施联合惩戒。

（2）**药品安全信息管理**　国家实行药品安全信息统一公布制度。国家药品安全总体情况、药品安全风险警示信息、重大药品安全事件及其调查处理信息和国务院确定需要统一公布的其他信息由国务院药品监督管理部门统一公布。药品安全风险警示信息和重大药品安全事件及其调查处理信息的影响限于特定区域的，也可以由有关省、自治区、直辖市人民政府药品监督管理部门公布。未经授权不得发布上述信息。

公布药品安全信息，应当及时、准确、全面，并进行必要的说明，避免误导。任何单位和个人不得编造、散布虚假药品安全信息。

（3）**药品安全事件管理** 县级以上人民政府应当制定药品安全事件应急预案。药品上市许可持有人、药品生产企业、药品经营企业和医疗机构等应当制定本单位的药品安全事件处置方案，并组织开展培训和应急演练。

发生药品安全事件，县级以上人民政府应当按照应急预案立即组织开展应对工作；有关单位应当立即采取有效措施进行处置，防止危害扩大。

5. 对举报人的奖励及保护措施 药品监督管理部门应当公布本部门的电子邮件地址、电话，接受咨询、投诉、举报，并依法及时答复、核实、处理。对查证属实的举报，按照有关规定给予举报人奖励。

药品监督管理部门应当对举报人的信息予以保密，保护举报人的合法权益。举报人举报所在单位的，该单位不得以解除、变更劳动合同或者以其他方式对举报人进行打击报复。

6. 实行负责人约谈制

（1）药品监督管理部门未及时发现药品安全系统性风险，未及时消除监督管理区域内药品安全隐患的，本级人民政府或者上级人民政府药品监督管理部门应当对其主要负责人进行约谈。

（2）地方人民政府未履行药品安全职责，未及时消除区域性重大药品安全隐患的，上级人民政府或者上级人民政府药品监督管理部门应当对其主要负责人进行约谈。

（3）被约谈的部门和地方人民政府应当立即采取措施，对药品监督管理工作进行整改。

约谈情况和整改情况应当纳入有关部门和地方人民政府药品监督管理工作评议、考核记录。

7. 多部门协同进行药品监管 药品监督管理部门发现药品违法行为涉嫌犯罪的，应当及时将案件移送公安机关。

对依法不需要追究刑事责任或者免予刑事处罚，但应当追究行政责任的，公安机关、人民检察院、人民法院应当及时将案件移送药品监督管理部门。

公安机关、人民检察院、人民法院商请药品监督管理部门、生态环境主管部门等部门提供检验结论、认定意见及对涉案药品进行无害化处理等协助的，有关部门应当及时提供，予以协助。

8. 特殊管理药品 国务院对麻醉药品、精神药品、医疗用毒性药品、放射性药品、药品类易制毒化学品等有其他特殊管理规定的，依照其规定。

（十一）法律责任

1. 未取得许可证生产、销售药品应承担的法律责任 未取得《药品生产许可证》《药品经营许可证》或者《医疗机构制剂许可证》生产、销售药品的，责令关闭，没收违法生产、销售的药品和违法所得，并处违法生产、销售的药品（包括已售出和未售出的药品，下同）货值金额十五倍以上三十倍以下的罚款；货值金额不足十万元的，按十万元计算。

货值金额以违法生产、销售药品的标价计算；没有标价的，按照同类药品的市场价格计算。

2. 生产、销售假药应承担的法律责任 生产、销售假药的，没收违法生产、销售的药品和违法所得，责令停产停业整顿，吊销药品批准证明文件，并处违法生产、销售的药品货值金额十五倍以上三十倍以下的罚款；货值金额不足十万元的，按十万元计算；情节严重的，吊销《药品生产许可证》《药品经营许可证》或者《医疗机构制剂许可证》，十年内不受理其相应申请；药品上市许可持有人为境外企业的，十年内禁止其药品进口。

3. 生产、销售劣药应承担的法律责任　生产、销售劣药的，没收违法生产、销售的药品和违法所得，并处违法生产、销售的药品货值金额十倍以上二十倍以下的罚款；违法生产、批发的药品货值金额不足十万元的，按十万元计算，违法零售的药品货值金额不足一万元的，按一万元计算；情节严重的，责令停产停业整顿直至吊销药品批准证明文件、《药品生产许可证》、《药品经营许可证》或者《医疗机构制剂许可证》。

生产、销售的中药饮片不符合药品标准，尚不影响安全性、有效性的，责令限期改正，给予警告；可以处十万元以上五十万元以下的罚款。

4. 生产、销售假劣药相关人员应承担的法律责任　生产、销售假药，或者生产、销售劣药且情节严重的，对法定代表人、主要负责人、直接负责的主管人员和其他责任人员，没收违法行为发生期间自本单位所获收入，并处所获收入百分之三十以上三倍以下的罚款，终身禁止从事药品生产经营活动，并可以由公安机关处五日以上十五日以下的拘留。

对生产者专门用于生产假药、劣药的原料、辅料、包装材料、生产设备予以没收。

药品使用单位使用假药、劣药的，按照销售假药、零售劣药的规定处罚；情节严重的，法定代表人、主要负责人、直接负责的主管人员和其他责任人员有医疗卫生人员执业证书的，还应当吊销执业证书。

5. 伪造、变造、出租、出借、非法买卖许可证或者药品批准证明文件应承担的法律责任　伪造、变造、出租、出借、非法买卖许可证或者药品批准证明文件的，没收违法所得，并处违法所得一倍以上五倍以下的罚款；情节严重的，并处违法所得五倍以上十五倍以下的罚款，吊销《药品生产许可证》《药品经营许可证》《医疗机构制剂许可证》或者药品批准证明文件，对法定代表人、主要负责人、直接负责的主管人员和其他责任人员，处二万元以上二十万元以下的罚款，十年内禁止从事药品生产经营活动，并可以由公安机关处五日以上十五日以下的拘留；违法所得不足十万元的，按十万元计算。

6. 未遵守药品质量管理规范应承担的法律责任　除本法另有规定的情形外，药品上市许可持有人、药品生产企业、药品经营企业、药物非临床安全性评价研究机构、药物临床试验机构等未遵守药品生产质量管理规范、药品经营质量管理规范、药物非临床研究质量管理规范、药物临床试验质量管理规范等的，责令限期改正，给予警告；逾期不改正的，处十万元以上五十万元以下的罚款；情节严重的，处五十万元以上二百万元以下的罚款，责令停产停业整顿直至吊销药品批准证明文件、《药品生产许可证》、《药品经营许可证》等，药物非临床安全性评价研究机构、药物临床试验机构等五年内不得开展药物非临床安全性评价研究、药物临床试验，对法定代表人、主要负责人、直接负责的主管人员和其他责任人员，没收违法行为发生期间自本单位所获收入，并处所获收入百分之十以上百分之五十以下的罚款，十年直至终身禁止从事药品生产经营等活动。

7. 未按照规定印有、贴有标签或者附有说明书应承担的法律责任　除依法应当按照假药、劣药处罚的外，药品包装未按照规定印有、贴有标签或者附有说明书，标签、说明书未按照规定注明相关信息或者印有规定标志的，责令改正，给予警告；情节严重的，吊销《药品注册证书》。

8. 从未取得资格企业购进药品应承担的法律责任　违反本法规定，药品上市许可持有人、药品生产企业、药品经营企业或者医疗机构未从药品上市许可持有人或者具有药品生产、经营资格的企业购进药品的，责令改正，没收违法购进的药品和违法所得，并处违法购进药品货值金额两倍以上十倍以下的罚款；情节严重的，并处货值金额十倍以上三十倍以下的罚款，吊销药品批准证明文件、《药品生产许可证》、《药品经营许可证》或者医疗机构执业许可证；货值金额不足五万元的，按五万元计算。

9. 从重处罚的情形 有下列行为之一的，在本法规定的处罚幅度内从重处罚。

（1）以麻醉药品、精神药品、医疗用毒性药品、放射性药品、药品类易制毒化学品冒充其他药品，或者以其他药品冒充上述药品。

（2）生产、销售以孕产妇、儿童为主要使用对象的假药、劣药。

（3）生产、销售的生物制品属于假药、劣药。

（4）生产、销售假药、劣药，造成人身伤害后果。

（5）生产、销售假药、劣药，经处理后再犯。

（6）拒绝、逃避监督检查，伪造、销毁、隐匿有关证据材料，或者擅自动用查封、扣押物品。

知识链接

《药品管理法》体现"四个最严"要求的处罚

2019年修订的《药品管理法》当中，全面加大了对于违法行为的处罚力度，明确规定了首负责任制和惩罚性赔偿，全面贯彻了习近平总书记关于药品安全"四个最严"的要求。为了保证《药品管理法》的权威，保证《药品管理法》的有效实施，《药品管理法》高度重视对违法行为的惩处。《药品管理法》共155条，其中法律责任37条，整个条文当中法律责任将近四分之一，目的就是要保证法律真正地能够贯彻落实。

最严厉的处罚体现在以下几个方面：一是《药品管理法》首先设立专条，开宗明义地在这一章当中规定违反《药品管理法》构成犯罪的，依法追究刑事责任，旗帜鲜明地保持对药品安全犯罪行为的高压态势，把刑事责任放在所有法律责任的最前面。二是提高了财产罚幅度。对无证生产经营、生产销售假药等违法行为，罚款倍数由货值金额的二倍到五倍，提高到目前的十五倍到三十倍，货值金额不足十万元的按十万元计算，最低罚款一百五十万元。生产销售劣药违法行为的罚款，也从货值金额的一倍到三倍提高到十倍到二十倍。三是加大资格罚力度。对假药劣药违法行为责任人的资格罚由原来的十年禁业提高到终身禁业，对生产销售假药被吊销许可证的企业，十年内不受理其相关的申请。同时增加了对伪造变造许可证、骗取许可证、严重违反质量管理规范的行为的责任人的资格罚。四是增加了自由罚手段。对生产销售假药和生产销售劣药情节严重的，伪造变造许可证、骗取许可证等情节恶劣的行为，可以由公安机关对相关责任人处五日至十五日的行政拘留。五是落实违法行为"处罚到人"。对有严重违法行为的企业，在对企业进行处罚的同时，可对企业的法定代表人、主要负责人、直接负责的主管人员和其他责任人同时给予一定处罚，包括没收违法行为期间自本单位所获得的收入，给予一定罚款，如给予收入三倍以下的罚款，给予一定期限甚至终身禁业。

民事责任主要体现在以下四个方面。一是明确了药品上市许可持有人和药品生产经营企业赔偿责任，药品出现质量问题，药品上市许可持有人和药品生产经营企业要承担民事赔偿责任。二是规定境外药品上市许可持有人在中国境内的代理人与持有人承担连带责任。三是民事赔偿首负责任制。四是对生产假劣药或者明知假劣药仍销售的，受害人还可以要求惩罚性赔偿。

（十二）附则

1. 中药材种植、采集和饲养的管理，依照有关法律、法规的规定执行。

2. 本法自 2019 年 12 月 1 日起施行。

复习思考题

一、单项选择题

1.《中华人民共和国药品管理法》属于（   ）

 A. 法律   B. 行政法规   C. 部门规章和其他规范性文件

 D. 地方性法规   E. 国际条约

2.《中华人民共和国药品管理法实施条例》属于（   ）

 A. 法律   B. 行政法规   C. 部门规章和其他规范性文件

 D. 地方性法规   E. 国际条约

3. 对《药品管理法》第二次全面修订的时间是（   ）

 A. 1984 年 9 月 20 日 B. 2001 年 2 月 28 日 C. 2013 年 12 月 28 日

 D. 2015 年 4 月 24 日 E. 2019 年 8 月 26 日

4. 以下不属于假药情形的是（   ）

 A. 药品所含成分与国家药品标准规定的成分不符

 B. 以非药品冒充药品或者以他种药品冒充此种药品

 C. 变质的药品

 D. 药品所标明的适应证或者功能主治超出规定范围

 E. 被污染的药品

5. 以下不属于劣药情形的是（   ）

 A. 药品成分的含量不符合国家药品标准

 B. 未标明或者更改有效期的药品

 C. 变质的药品

 D. 未注明或者更改产品批号的药品

 E. 超过有效期的药品

二、多项选择题

1. 以下有关宪法中药事管理的立法依据部分描述正确的有（   ）

 A. 国家发展医疗卫生事业

 B. 发展现代医药和我国传统医药

 C. 鼓励和支持农村集体经济组织举办各种医疗卫生设施

 D. 鼓励和支持国家企业事业组织和街道组织举办各种医疗卫生设施

 E. 开展群众性的卫生活动，保护人民健康

2. 以下新修订的《药品管理法》中关于国家鼓励研究和创制新药，明确的举措正确的有
（   ）

 A. 明确鼓励方向。重点支持以临床价值为导向、对人体疾病具有明确或特殊疗效的药物
创新

 B. 健全审评机制。强化审评队伍的能力建设，完善与注册申请人的沟通交流机制，建立

专家咨询制度

C. 进一步优化临床试验。将临床试验由批准制调整为到期默示许可制，将临床试验机构由认证管理调整为备案管理

D. 建立关联审评审批。在审评审批药品时，将化学原料药、辅料、直接接触药品的包装材料和容器调整为与制剂一并审评审批

E. 实行优先审评审批。对临床急需的短缺药品、防治重大传染病和罕见病等疾病的新药、儿童专用药开设绿色通道，优先审评审批

3. 以下有关药物警戒制度描述正确的有（　　　）

A. 国家建立药物警戒制度，对药品不良反应及其他与用药有关的有害反应进行监测、识别、评估和控制

B. 要依法依规按要求建立健全自己的药物警戒体系，包括设立专门的药物警戒机构和配备相应的专职人员，承担或者依法承担好相应的药物警戒工作

C. 对于药物警戒中发现的，特别是企业发现的、政府提示的已经确定的相关药物风险，药品上市许可持有人作为承担主体责任的企业，必须及时主动地采取相应的预防和控制的措施，保证已上市药品的安全和有效

D. 药物警戒制度在国际上属于刚兴起的药物监管重要制度设计

E. 与新引入的药物警戒概念相比药品不良反应的范围更宽、更广

4. 以下有关药品上市许可持有人描述正确的有（　　　）

A. 药品上市许可持有人制度在国际上属于刚兴起的现代药品管理制度

B. 药品上市许可持有人制度是《药品管理法》所确定的药品管理的基本制度，是贯穿了药品研制、生产、经营、使用全过程的制度

C. 药品上市许可持有人，是《药品管理法》修改的一条主线

D. 《药品管理法》里面有 11 个条文，对药品上市许可持有人的资格、药品上市许可持有人的权利、义务和责任进行了集中式的概括

E. 药品上市后管理，共有 7 个条文，主要是规定了上市许可持有人在上市后的权利、义务和责任

5. 以下有关新修订的《药品管理法》对境外新药的临时进口描述正确的有（　　　）

A. 医疗机构因临床急需进口少量药品的，经国务院药品监督管理部门或者国务院授权的省、自治区、直辖市人民政府批准，可以进口

B. 新修订的《药品管理法》进一步畅通了境外新药的临时进口渠道

C. 临时进口渠道的应用范围主要是国内危重疾病患者临床急需的境外已上市，但是境内还没有上市的药品，在国内还没有其他可替代的产品或者其他治疗手段

D. 在责任明确、来源清晰、后续管理可控的情况下，由医疗机构向国务院药品监督管理部门或者国务院授权的省、自治区、直辖市人民政府提出申请

E. 进口少量药品可以不用于指定医疗机构内的特定患者的特定医疗目的

扫一扫，查阅
复习思考题答案

扫一扫，查阅
本模块 PPT、
视频等数字资源

模块五　药品与药品管理

【学习目标】

掌握：药品、假药、劣药、药品不良反应的概念，药品监督检验类型。

熟悉：处方药与非处方药分类管理，我国基本药物制度，基本药物、基本医疗保险用药遴选原则。

了解：药物警戒制度。

项目一　药品与药品质量监督管理

案例导入

2022 年 12 月 5 日，某县市场监督管理局执法人员在检查中发现某诊所内西药货架上摆放的伤湿止痛膏，包装上标注"生产日期为 20201214，产品批号为 20201208，有效期至 202211"等字样。上述药品已经超过有效期，仍摆放在诊所西药货架上待销售使用。该县市场监督管理局依照《中华人民共和国药品管理法》第一百一十七条第一款销售劣药行为对其进行处罚。

问题：通过本案例，你对药品有怎样的认识？假药、劣药是如何界定的？

一、药品的界定与特点

（一）药品的概念

药品是指用于预防、治疗、诊断人的疾病，有目的地调节人的生理功能并规定有适应证或者功能主治、用法和用量的物质，包括中药、化学药和生物制品等。

1.药品特指人用药品，不包括兽用药和农药。

2.药品的使用目的和使用方法有严格规定。这是区别药品与食品、毒品、保健品、化妆品、医疗器械等其他物质的基本点。

（二）药品的分类

药品及其制剂的种类繁多，分类方式也各不相同，从药品管理的角度看有如下分类。

1.从药学的历史发展角度可分为现代药与传统药。

2.从药品的安全性、有效性原则，依其品种、规格、适应证、剂量及给药途径的不同，将药品分为处方药和非处方药。

3. 从药品注册管理的角度分为中药、化学药和生物制品。

4. 从药品的社会价值和社会功能角度分为国家基本药物、基本医疗保险药品和国家储备药品。

5. 从药品的安全性及其是否易引起滥用而造成危害的角度，可分为特殊管理的药品与一般管理的药品。

（三）药品的特殊性

药品作为商品，具有商品的一般特征，药品以治病救人为目的，是特殊的商品，其特殊性主要表现在以下几个方面。

1. 专属性　药品的专属性表现为对症治疗，合理用药。处方药必须在医师的检查诊断和指导下合理使用；非处方药可根据病情，由患者自我诊断后，合理选择用药，但必须按照药品说明书使用。不同品种的药品其适应证或者功能主治、用法和用量不相同，药品不像一般商品那样彼此之间可以互相替代。

2. 两重性　药品在防病治病的同时，也会发生不良反应，会给人体带来某些伤害，如不良反应、毒性反应、继发性反应、致畸、致癌、致突变作用等。药品管理有方，使用得当，能发挥治病救人的积极作用，造福人类；若失之管理，使用不当，则可致病，甚至危及生命。

3. 质量的重要性　药品直接关系人们的身体健康甚至生死存亡，是治病救人的特殊商品，因此，其质量有着严格的标准。《药品管理法》第二十八条规定，药品应当符合国家药品标准。经国务院药品监督管理部门核准的药品质量标准高于国家药品标准的，按照经核准的药品质量标准执行；没有国家药品标准的，应当符合经核准的药品质量标准。药品的质量符合法定质量标准为合格品，药品的质量不符合法定质量标准为不合格品。所有不合格药品不得出厂、销售与使用。

4. 时限性　人只有防病患病时才需要用药，但药品生产、经营部门平时就应有适当的储备。只能药等病，不能病等药。有些药品虽然需求量少，有效期短，宁可到期报废，也要有所储备；有些药品即使无利可图，也必须保证生产供应。

在以上特性中，最重要的是质量的重要性。作为药品，质量出不得任何差错，一旦出现质量问题，就可能危害到人们的生命。因此在生产过程中，要严格控制药品质量，把可能影响药品质量的因素在生产过程中一一消除。

（四）药品相关批准文件

1. 药品研制与注册　为保证药品的安全、有效和质量可控，依据《药品管理法》规定，从事药品研制活动，应当遵守《药物非临床研究质量管理规范》《药物临床试验质量管理规范》，保证药品研制全过程持续符合法定要求。在中国境内上市的药品，应当提供真实、充分、可靠的数据、资料和样品，经国务院药品监督管理部门批准，取得《药品注册证书》；但是，未实施审批管理的中药材和中药饮片除外。实施审批管理的中药材、中药饮片品种目录由国务院药品监督管理部门会同国务院中医药主管部门制定。药品应当符合国家药品标准，国务院药品监督管理部门颁布的《中华人民共和国药典》和药品标准为国家药品标准。

2. 药品生产　从事药品生产活动，应当经所在地省、自治区、直辖市人民政府药品监督管理部门批准，取得《药品生产许可证》。无《药品生产许可证》的，不得生产药品。

3. 药品经营　从事药品批发活动，应当经所在地省、自治区、直辖市人民政府药品监督管理部门批准，取得《药品经营许可证》。从事药品零售活动，应当经所在地县级以上地方人民政府药品监督管理部门批准，取得《药品经营许可证》。无《药品经营许可证》的，不得经营药品。

二、假药与劣药

（一）假药、劣药定义

禁止生产（包括配制，下同）、销售、使用假药、劣药。

1. 有下列情形之一的，为假药。

（1）药品所含成分与国家药品标准规定的成分不符。

（2）以非药品冒充药品或者以他种药品冒充此种药品。

（3）变质的药品。

（4）药品所标明的适应证或者功能主治超出规定范围。

2. 有下列情形之一的，为劣药。

（1）药品成分的含量不符合国家药品标准。

（2）被污染的药品。

（3）未标明或者更改有效期的药品。

（4）未注明或者更改产品批号的药品。

（5）超过有效期的药品。

（6）擅自添加防腐剂、辅料的药品。

（7）其他不符合药品标准的药品。

（二）药品与假药、劣药的辨识

1.药品与非药品的区分　非药品是指在法律上没有被批准为药品，却在产品的标签、说明书中宣称具有功能主治、适应证，或者明示暗示有预防疾病、治疗功能或药用疗效等，以及产品名称与药品名称相同或类似的产品，如食品、保健用品、保健食品、化妆品、消毒产品等。这些非药品虽然外观、宣传与药品类似，但不是药品，不能当成药品使用。据《药品管理法》《药品注册管理办法》规定，在中国境内上市的药品实施批准文号管理。

2.合格药品与假劣药品的区分　消费者对其购买的药品是合格药品还是假劣药品，主要可以通过药品的外在质量、内在质量及相关信息查询判断。

（1）**外在质量**　药品的标签或者说明书上必须注明药品的通用名称、成分、规格、生产企业、批准文号、产品批号、生产日期、有效期、适应证或者功能主治、用法、用量、禁忌、不良反应及注意事项等。如没有药品批准文号冒充药品的，则为假药；未标明或者更改有效期、药品批号的，则为劣药。

（2）**内在质量**　仅通过药品外在信息的不同或包装的差异难以分辨其所含成分及其含量是否符合国家药品标准，需送药品检验部门进行药品质量检验，以判定是否为合格药品或不合格药品（假药、劣药）。尤其是发现白色片剂出现发霉、发黄，或者大小不一，口服液出现浑浊，或有絮状物等现象，则更应该对该药品进行送检。药品成分含量为零，或药品成分为其他药物成分，则为假药；药品成分含量与国家药品标准不符，则为劣药。

（3）**信息查询**　通过查询国家药品监督管理局药品数据库，查询核对该药品的信息，通过比对，如与数据库中有关药品信息、生产厂家信息不符，则为假药或劣药。

根据《药品管理法》第一百二十一条的规定，对假药、劣药的处罚决定，应当依法载明药品检验机构的质量检验结论。

三、药品质量

药品质量是指药品能满足规定要求和需要的特征总和。药品的质量特性主要表现在以下四个方面。

1.有效性　指在规定的适应证、用法、用量的条件下能满足预防、治疗、诊断人的疾病，有目的地调节人体生理功能。疗效确切，适应证肯定，是药品质量的根本要求，是药品的基本特征。若对防治疾病无效，则不能称为药品。我国对药品的有效性按在人体能达到所规定的效应程度分为"痊愈""显效""有效"，国外有的按照"完全缓解""部分缓解""稳定"来表示。

2.安全性　指按规定的适应证、用法和用量使用药品后，人体产生不良反应的程度。大多数药品均有不同程度的不良反应，因此只有在其有效性大于不良反应，或可解除、缓解不良反应的情况下才可使用某种药品。假如某物质对防治、诊断疾病非常有效，但是对人体有致癌、致畸、致突变的严重损害，甚至致死，则该物质仍不能作为药品。安全性是药品评价和使用时首要考虑的质量特性。

3.均一性　指药物制剂的每一单位产品都应符合有效性、安全性的规定要求。主要表现为物理分布方面的特性，是体现药品质量标准的质量特性。人们的用药剂量一般与药品的单位产品有密切关系，特别是有效成分在单位产品中含量很少的药品，若不均一，则可能等于没有用药，或用量过大而中毒，甚至致死。

4.稳定性　指药品在规定的条件下保持其有效性和安全性的能力，规定的条件是指在规定的有效期内，以及生产、贮存、运输和使用的条件。稳定性是药品的重要质量特征。药品的稳定性好，其有效期就长。

保证药品的质量即保证药品的安全、有效、均一、稳定。这样方可部分有效地防止药源性疾病的发生。

四、药品监督管理

药品监督管理是指药品监督管理部门根据法律法规的授权，依据相关法律法规的规定，对药品的研制、生产、流通和使用环节进行管理的过程。

在我国，传统上一般将药品监督管理分为行政监管与技术监管。行政机关对药品、药事组织、药事活动和药品信息所进行的监督管理为行政监管，包括行政许可、行政检查、行政强制、行政处罚、行政诉讼等。药品检验所等专业技术机构为行政监管提供药品检验、检测及技术评审等与药学专业技术密切相关的监督管理则为技术监管，包括药品检验、药品审评等。

（一）药品行政监管

1.药品行政许可　药品监督管理行政机关根据公民、法人或者其他组织的申请，经依法审查，准予其从事药事活动，认可其资格资质或者赋予其某种法律权利的行为。药品行政许可的实质是国家对关系到人们生命健康的药品采用行政许可的方式加以管理的一种手段和方式，是一种前置性管理措施。目的是将关系到人民群众切身利益的药品注册、生产、流通、使用等纳入规范的行政管理的直接监控之下，确保人民群众用药安全有效。根据现行药事法律规范，国家对药品研制、生产、经营及上市等设定了一系列行政许可项目。如行政许可项目在药品研制方面有药品临床研究批准、新药证书的核发等；药品生产许可方面有《药品生产许可证》和《医疗机构制剂许可证》的核发；药品经营许可方面有《药品经营许可证》的核发等；在药品上市许可方面有药品注册证的核发等；在执业药师执业方面有颁发执业药师注册证等。

2. 药品行政检查   药品行政检查是药品监督管理部门对药品生产、经营、使用环节相关单位遵守法律法规、执行相关质量管理规范和药品标准等情况进行检查的行为。适用于药品监督管理部门对中华人民共和国境内上市药品的生产、经营、使用环节实施的检查、调查、取证、处置等行为。根据检查性质和目的，药品检查分为许可检查、常规检查、有因检查、其他检查。

3. 药品行政强制   药品监督管理部门为保护人民身体健康、维护药品管理秩序，对行政相对人的人身及财产自由等采取的强制性具体行政行为的总称。分为即时性强制和执行性强制。前者是为了预防或制止违法行为或危害社会的行为，后者是为了迫使行政相对人履行法定义务。

依据《药品管理法》第九十九条：对有证据证明可能存在安全隐患的，药品监督管理部门根据监督检查情况，应当采取告诫、约谈、限期整改及暂停生产、销售、使用、进口等措施，并及时公布检查处理结果。《药品管理法实施条例》第五十五条：药品监督管理部门依法对有证据证明可能危害人体健康的药品及其有关证据材料采取查封、扣押的行政强制措施的，应当自采取行政强制措施之日起七日内做出是否立案的决定；需要检验的，应当自检验报告书发出之日起十五日内做出是否立案的决定；不符合立案条件的，应当解除行政强制措施；需要暂停销售和使用的，应当由国务院或者省、自治区、直辖市人民政府的药品监督管理部门做出决定。

4. 药品行政处罚   药品行政处罚是行政机关或其他行政主体依法定职权和程序对违反行政法规尚未构成犯罪的相对人给予行政制裁的具体行政行为。药品监督管理部门对违反药品管理法律、法规、规章的单位或者个人实施行政处罚。实施行政处罚必须遵循公开、公平、公正的原则，做到事实清楚、证据确凿、程序合法、法律法规规章适用准确适当、执法文书使用规范。

（二）药品技术监管

药品技术监管是指为药品行政监管提供检验、检测及技术评审等与药学专业技术密切相关的监督管理，是药品监督管理的重要组成部分。药品技术监管主要包括药品质量监督检验、药品审评等。这里主要介绍药品质量监督检验。

药品质量监督检验是根据国家药品标准由国家药品检验机构对需要进行质量监督的药品进行抽样、检查和验证，并发出相关结果报告的药物分析活动。药品质量监督检验不同于药品研制、生产、经营和使用等机构的自身检验，属于专业和专门的监督检验，具有公正性、权威性和仲裁性，是国家对药品质量监督管理的重要方式。我国药品监督检验可以分为以下几种类型。

1. 抽查检验   即抽检，是药品检验机构授权定期或不定期地对生产、经营和使用的药品质量进行抽查检验，分为评价抽验和监督抽验。评价抽验是药品监督管理部门为掌握、了解辖区内药品质量总体水平与状态而进行的抽验；监督抽验是对监督检查中发现的质量可疑药品进行的抽验。国家药品抽验以评价抽验为主，省级药品抽验以监督抽验为主。药品抽查检验不得收取任何费用。

2. 注册检验   国家或省、市各级药品检验机构承担，根据国家有关规定对药品注册申请人所申请注册的药品进行的样品检验和药品标准复核。进口药品的注册检验必须由国家级药品检验机构组织实施。

3. 指定检验   药品指定检验是指由国家法律或药品监督管理部门规定，某些药品在销售前或进口时，必须经过指定的政府药品检验机构检验，合格的才准予销售或进口的检验。包括上市检验、口岸检验与生物制品批签发检验。

4. 委托检验   行政、司法等部门涉案样品的送检或药品生产企业、经营企业和医疗机构因不具备检验技术和检验条件而委托药检所的检验。

5. 复验   被抽验药品的机构对药品检验机构的检验结果有异议的，可以自收到药品检验结果之日起七日内向原药品检验机构或者上一级药品监督管理部门设置或者确定的药品检验机构申请复验，也可以直接向国务院药品监督管理部门设置或者确定的药品检验机构申请复验。受理复验的药品检验机构必须在国务院药品监督管理部门规定的时间内做出复验结论。

五、药品标准

（一）药品标准的概述

药品标准是指国家对药品的质量、规格、检验方法等所做的技术规定，是药品研制、生产、流通、使用、检验和管理部门共同遵循的法定依据。其内容包括：药品的名称、成分或处方的组成；含量及其检查、检验方法；制剂的辅料；允许的杂质及其限量要求，以及药品的适应证或功能主治；用法、用量；注意事项；贮藏方法等。

药品标准分为法定标准和企业标准两种。法定标准主要指国家药品标准，具有强制性。企业标准是制药企业为确保其生产的每一批药品都能保证质量稳定均一并能达到国家药品标准的要求而制定的本企业内控的药品质量标准。企业标准往往是在国家药品标准基础上建立的更为严格的质量控制指标。

知识链接

1. 药品监督检验除抽查检验、注册检验、指定检验、委托检验、复验外，还有评价性检验、仲裁性检验、国家检验等类型。

2. 自中华人民共和国成立以来，先后颁布了《中国药典》共十一版，即 1953 年版、1963 年版、1977 年版、1985 年版、1990 年版、1995 年版、2000 年版、2005 年版、2010 年版、2015 年版、2020 年版。

（二）国家药品标准

《药品标准管理办法》第二条规定：国家药品监督管理部门颁布的《中华人民共和国药典》和药品标准为国家药品标准。其内容包括质量指标、检验方法，以及生产工艺等技术要求。

《中华人民共和国药典》（简称《中国药典》），由国家药典委员会编撰，由国家药品监督管理局颁布，是国家为保证药品质量、保护人民用药安全而制定的法典。

药品注册标准是经药品注册申请人提出，由国务院药品监督管理部门药品审评中心核定，国务院药品监督管理部门在批准药品上市许可、补充申请时发给药品上市许可持有人的经核准的质量标准。新版国家药品标准颁布后，药品上市许可持有人经评估其执行的药品标准不适用新颁布的国家药品标准有关要求的，应当开展相关研究工作，按照药品上市后变更管理相关规定，向药品审评中心提出补充申请并提供充分的支持性证据。符合规定的，核准其药品注册标准。

项目二 处方药与非处方药分类管理

📖 **案例导入**

某县城一位患者因感冒、发热、咽喉痛，到药店自行购买阿莫西林胶囊，回家后服药，大约 1 小时后出现胳膊、腹部大面积皮疹，奇痒无比，因此他到药店找老板要求赔偿，未果。

问题：

1. 阿莫西林胶囊为处方药品，患者可以不需要处方自行购买吗？

2. 你对处方药与非处方药有怎样的认识？

《药品管理法》第五十四条规定，国家对药品实行处方药与非处方药分类管理制度。药品分类管理是根据药品安全有效、使用方便的原则，依其品种、规格、适应证、剂量及给药途径等的不同，将药品分为处方药和非处方药，并做出相应的管理规定。

一、处方药与非处方药的定义

处方药是必须凭执业医师或执业助理医师处方才可调配、购买和使用的药品；非处方药是由国务院药品监督管理部门公布的，不需要凭医师处方即可自行判断、购买和使用的药品。非处方药在国外称为"可在柜台上买到的药物"（over the counter），简称OTC，此已成为全球通用的俗称。处方药和非处方药不是药品本质的属性，而是管理上的界定。无论是处方药，还是非处方药，都是经过国家药品监督管理部门批准的，其安全性和有效性是有保障的。其中非处方药主要是用于治疗各种消费者容易自我诊断、自我治疗的常见轻微疾病。

二、药品分类管理的目的和意义

（一）药品分类管理的目的

药品分类管理是国际通行的做法，是保障人民用药安全有效的监管措施之一。2000年1月1日起正式实施《处方药和非处方药分类管理办法（试行）》，标志着我国药品分类管理制度的初步建立。《药品管理法》第五十四条规定，国家对药品实行处方药和非处方药分类管理制度。实施药品分类管理，一方面有效加强处方药的监督管理，防止消费者因自我行为不当导致滥用药物和危及健康；另一方面，通过规范对非处方药的管理，引导消费者科学、合理地进行自我药疗、自我保健。

（二）药品分类管理的意义

药品分类管理的重大意义有以下三个。

1. 有利于保障人民用药安全有效。药品是特殊的商品，它有一个合理使用问题，否则不仅浪费药品资源，还会给消费者带来许多不良反应，甚至危及生命，有的还会产生机体耐药性或耐受性而导致以后治疗的困难。

2. 有利于医药卫生事业健康发展，推动医药卫生制度改革，增强人们自我保健、自我药疗意识；为医药行业调整产品结构，促进医药工业发展提供良好机遇。

3. 有利于逐步与国际上通行的药品管理模式接轨，有利于国际合理用药的学术交流，提高用药水平。

三、处方药与非处方药分类管理内容

（一）分类依据

《处方药和非处方药分类管理办法（试行）》规定：根据药品品种、规格、适应证、剂量及给药途径不同，对药品分别按处方药与非处方药进行管理。国家根据非处方药品的安全性，将非处方药分为甲类非处方药和乙类非处方药。

（二）非处方药的目录遴选

国家药品监督管理局负责非处方药目录的遴选、审批、发布和调整工作。非处方药目录是根据"应用安全、疗效确切、质量稳定、使用方便"的遴选原则，由医药学专家从我国已上市药品中遴选出的。国家开展处方药与非处方药转换评价工作，并对非处方药目录实行动态管理。《药品注册管理办法》第三十六条规定，符合以下情形之一的，可以直接提出非处方药上市许可申请。

1. 境内已有相同活性成分、适应证（或者功能主治）、剂型、规格的非处方药上市的药品。

2. 经国家药品监督管理局确定的非处方药改变剂型或者规格，但不改变适应证（或者功能主治）、给药剂量及给药途径的药品。

3. 使用国家药品监督管理局确定的非处方药的活性成分组成的新的复方制剂。

（三）非处方药的标签、说明书、包装管理

非处方药标签和说明书除符合规定外，用语应当科学、易懂，便于消费者自行判断、选择和使用。非处方药的标签和说明书必须经国家药品监督管理局批准，非处方药的包装必须印有国家指定的非处方药专有标识，必须符合质量要求，方便储存、运输和使用。每个销售基本单元包装必须附有标签和说明书。

（四）非处方药专有标识管理

非处方药专有标识是用于已列入《国家非处方药目录》，并通过药品监督管理部门审核登记的非处方药药品标签、使用说明书、内包装、外包装的专有标识，也可用作经营非处方药药品的企业指南性标志。我国非处方药专有标识图案为椭圆形背景下的 OTC 三个英文字母的组合（图 5-1）。非处方药的专有标识图案分为红色和绿色，红色专有标识用于甲类非处方药，绿色专有标识用于乙类非处方药和指南性标志。

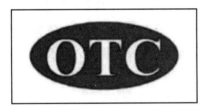
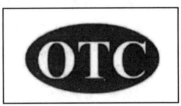

甲类非处方药　　　　　　乙类非处方药

图 5-1　非处方药专有标识图

使用非处方药专有标识时，药品的使用说明书和大包装可以单色印刷，标签和其他包装必须按照国家药品监督管理局公布的色标要求印刷。单色印刷时，非处方药专有标识下方必须标示"甲类"或"乙类"字样。非处方药标识应与药品标签、使用说明书、内包装、外包装一体化印刷，其大小可根据实际需要设定，必须醒目、清晰，并按照国家药品监督管理局公布的坐标比例使用。非处方药药品标签、使用说明书和每个销售基本单元包装印有中文药品通用名称（商品名称）的一面（侧），其右上角是非处方药专有标识的固定位置。

（五）处方药与非处方药的生产和销售管理

1. 处方药、非处方药生产企业必须具有《药品生产许可证》，其生产品种必须取得药品批准文号。

2. 经营处方药、非处方药的批发企业和经营处方药、甲类非处方药的零售企业必须具有《药品经营许可证》；经营处方药、甲类非处方药的药品零售企业，应当配备执业药师或者其他依法经资格认定的药学技术人员。零售药店对处方必须留存 2 年以上备查。

3.经省级药品监督管理部门或其授权的药品监督管理部门批准的其他商业企业可以零售乙类非处方药。零售乙类非处方药的商业企业必须配备专职的具有高中以上文化程度，经专业培训后，由省级药品监督管理部门或其授权的药品监督管理部门考核合格并取得上岗证的人员。

在药品零售网点数量不足、布局不合理的地区，普通商业企业经当地地市级以上药品监督管理部门审查、批准、登记，符合条件的颁发乙类非处方药准销标志的可以销售乙类非处方药。具体实施办法由省级药品监督管理部门制定。

交通不便的边远地区城乡集市贸易市场没有药品零售企业的，当地药品零售企业经所在地县（市）药品监督管理机构批准，并到市场监督管理部门办理登记注册后，可以在该城乡集市贸易市场内设点，并在批准经营的药品范围内销售非处方药品。

4.处方药不得采用开架自选销售方式。处方药、非处方药不得采用有奖销售、附赠药品或礼品销售等销售方式。

（六）处方药与非处方药的广告管理

处方药可以在国家卫生行政部门和国家药品监督管理局共同指定的医学、药学专业刊物上发布广告进行宣传，非处方药经审批可以在大众传播媒介进行广告宣传。

项目三　国家基本药物制度

案例导入

刘某去医院看病，担心药费过高，医生说给他治病所用药品都是基本药物，药价很便宜，且属于《国家基本药物目录》内的治疗性药品，已全部列入《国家基本医疗保险、工伤保险和生育保险药品目录》的甲类药品，可全额报销。因此，刘某不用担心承担按比例的自费部分，安心就医。

问题：什么是基本药物？你对基本药物制度有哪些认识？

一、基本药物的概念及内涵

基本药物的概念于 1977 年首次由 WHO 提出。基本药物是适应基本医疗卫生需求，剂型适宜，价格合理，能够保障供应，公众可公平获得的药品。其内涵包括以下方面。

1.适应基本医疗卫生需求　指优先满足群众的基本医疗卫生需求，避免贪新求贵。

2.剂型适宜　指药品剂型易于生产保存，适合大多数患者临床使用。

3.价格合理　指个人承受得起，国家负担得起，同时生产经营企业有合理的利润空间。

4.能够保障供应　指生产和配送企业有足够的数量满足群众用药需求。

5.公众可公平获得　指人人都有平等获得的权利。

二、国家基本药物的遴选

（一）国家基本药物制度及其主要内容

国家基本药物制度是对基本药物的遴选、生产、流通、使用、定价、报销、监测评价等多个环节实施有效管理的制度，与基本公共卫生服务体系、基本医疗服务体系、基本医疗保障体系相衔接。国家基本药物制度是为维护人民群众健康、保障公众基本用药权益而确立的一项重大国家医药卫生政策，是国家药物政策的核心和药品供应保障体系的基础。国家基本药物制度首先在政府举办的基层医疗卫生机构实施，其主要内容包括国家基本药物目录的遴选调整、生产供应保障、集中招标采购和统一配送、零差率销售、全部配备使用、医保报销、财政补偿、质量安全监管，以及绩效评估等相关政策办法。

（二）国家基本药物制度的作用

1. 节省费用 基本药物实行统一招标采购、统一配送、统一价格，在政府办的基层医疗卫生机构零差率销售，价格较低廉且报销比例高于非基本药物，能够明显降低群众负担。

2. 用药合理 国家要求政府办的基层医疗卫生机构全部配备和使用基本药物，其他各类医疗机构也都必须按规定使用基本药物。

3. 安全有效 基本药物是经过长期临床实践检验证明安全有效的首选药物，国家对基本药物实行全品种覆盖抽验，保证群众基本用药更安全。

4. 方便可及 群众在基层医疗卫生服务机构就能获得，使用方便。

（三）基本药物制度的主要国家政策

1. 建立国家基本药物目录遴选调整管理机制

（1）基本药物遴选原则 国家基本药物遴选应当按照防治必需、安全有效、价格合理、使用方便、中西药并重、基本保障、临床首选和基层能够配备的原则，结合我国用药特点，参照国际经验，合理确定品种（剂型）和数量。

（2）基本药物遴选范围 国家基本药物目录中的药品包括化学药品、生物制品、中成药和中药饮片。化学药品和生物制品主要依据临床药理学分类，中成药主要依据功能分类。国家基本药物目录中的化学药品、生物制品、中成药，应当是《中国药典》收载的，国家药品监督管理局颁布药品标准的品种。除急救、抢救用药外，独家生产品种纳入国家基本药物目录应当经过单独论证。不能纳入国家基本药物目录遴选范围的：含有国家濒危野生动植物药材的；主要用于滋补保健作用，易滥用的；非临床治疗首选的；因严重不良反应、国家药品监督管理部门明确规定暂停生产、销售或使用的；违背国家法律、法规，或不符合伦理要求的；国家基本药物工作委员会规定的其他情况。

（3）基本药物目录的调整 国家基本药物目录在保持数量相对稳定的基础上，实行动态管理，原则上3年调整1次。必要时，经国家基本药物工作委员会审核同意，可适时组织调整。

调整的品种和数量应当根据以下因素确定：①我国基本医疗卫生需求和基本医疗保障水平变化；②我国疾病谱变化；③药品不良反应监测评价；④国家基本药物应用情况监测和评估；⑤已上市药品循证医学、药物经济学评价；⑥国家基本药物工作委员会规定的其他情况。

属于下列情形之一的品种，应当从国家基本药物目录中调出：①药品标准被取消的；②国家药品监督管理部门撤销其药品批准证明文件的；③发生严重不良反应，经评估不宜再作为国家基本药物使用的；④根据药物经济学评价，可被风险效益比或成本效益比更优的品种所替代的；⑤国家基本药物工作委员会认为应当调出的其他情形。

2. 初步建立基本药物供应保障体系 基本药物实行公开招标采购，统一配送。政府办的医疗卫生机构使用的基本药物，由省级人民政府指定以政府为主导的药品集中采购相关机构按《招标投标法》和《政府采购法》的有关规定，实行省级集中网上公开招标采购，遵循"质量优先、价格合理"的原则。基本药物配送原则上由中标生产企业自行委托药品批发企业配送或直接配送。偏远、交通不便地区的药品配送服务，应充分发挥邮政等物流行业服务网络覆盖面广的优势。

3. 建立基本药物优先选择和合理使用制度　医疗机构要按照《国家基本药物临床应用指南》和《国家基本药物处方集》，加强合理用药管理，确保规范使用基本药物。政府办的基层医疗卫生机构、二级公立医院、三级公立医院基本药物配备品种数量占比原则上分别不低于90%、80%、60%，推动各级医疗机构形成以基本药物为主导的"1+X"（"1"为国家基本药物目录，"X"为非基本药物，由各地根据实际确定）用药模式，优化和规范用药结构。

项目四　药物警戒制度

📚 案例导入

　　监测数据显示，玉屏风制剂可见以下不良反应报告：恶心、腹泻、呕吐、腹痛、口干、胃部不适、腹胀、便秘、反酸、腹部不适、食欲不振、口苦、皮疹、瘙痒、潮红、头晕、头痛、失眠、心悸、胸闷、过敏反应等。为进一步保障公众用药安全，国家药品监督管理局决定对玉屏风制剂（含口服液、胶囊、颗粒、袋泡茶、丸、滴丸、软胶囊7种剂型）说明书中的【不良反应】【禁忌】【注意事项】进行统一修订。修订内容涉及药品标签的，应当一并进行修订；药品上市许可持有人应当在备案后9个月内对已出厂的药品说明书及标签予以更换，对新增不良反应发生机制开展深入研究，采取有效措施做好药品使用和安全性问题的宣传培训，指导医师、药师或患者合理用药；省级药品监督管理部门应当督促行政区域内上述药品的上市许可持有人按要求做好相应说明书修订和标签、说明书更换工作，对违法违规行为依法严厉查处。

　　问题：什么是药物警戒？上述案例属于药物警戒吗？

一、药物警戒的界定制度

　　药物警戒是发现、评价、理解和预防不良反应或其他任何可能与药物有关问题的科学研究与活动。药物警戒不仅涉及药物的不良反应，还涉及与药物相关的其他问题，如不合格药品、药物治疗错误、缺乏有效性的报告、对没有充分科学根据而不被认可的适应证的用药、急慢性中毒的病例报告、与药物相关的病死率的评价、药物的滥用与错用及药物与化学药物、其他药物和食品的不良相互作用。

　　2019年《药品管理法》修订，正式建立药物警戒制度，进一步完善药品不良反应监测制度，国家药品监督管理局分别于2021年、2022年发布《药物警戒质量管理规范》《关于印发〈药物警戒检查指导原则〉的通知》，为药品监督管理部门开展药物警戒检查工作提供依据与指导。

（一）报告主体及人员要求

1. 报告主体　根据《药物警戒质量管理规范》规定，药品上市许可持有人（以下简称持有人）和获准开展药物临床试验的药品注册申请人开展药物警戒活动。

　　持有人和申办者应当与医疗机构、药品生产企业、药品经营企业、药物临床试验机构等协同开展药物警戒活动。鼓励持有人和申办者与科研院所、行业协会等相关方合作，推动药物警戒活动深入开展。

持有人应当于取得首个药品批准证明文件后的三十日内在国家药品不良反应监测系统中完成信息注册。注册的用户信息和产品信息发生变更的，持有人应当自变更之日起三十日内完成更新。

持有人是药物警戒的责任主体，根据工作需要委托开展药物警戒相关工作的，相应法律责任由持有人承担。持有人委托开展药物警戒相关工作的，双方应当签订委托协议，保证药物警戒活动全过程信息真实、准确、完整和可追溯，且符合相关法律法规要求。集团内各持有人之间及总部和各持有人之间可签订药物警戒委托协议，也可书面约定相应职责与工作机制，相应法律责任由持有人承担。

2. 人员要求　持有人应当建立药品安全委员会，设置专门的药物警戒部门，明确药物警戒部门与其他相关部门的职责，建立良好的沟通和协调机制，保障药物警戒活动的顺利开展。药品安全委员会负责重大风险研判、重大或紧急药品事件处置、风险控制决策及其他与药物警戒有关的重大事项。药品安全委员会一般由持有人的法定代表人或主要负责人、药物警戒负责人、药物警戒部门及相关部门负责人等组成。药品安全委员会应当建立相关的工作机制和工作程序。

持有人的法定代表人或主要负责人对药物警戒活动全面负责，应当指定药物警戒负责人，配备足够数量且具有适当资质的人员，提供必要的资源并予以合理组织、协调，保证药物警戒体系的有效运行及质量目标的实现。药物警戒负责人应当是具备一定职务的管理人员，应当具有医学、药学、流行病学或相关专业背景，本科及以上学历或中级及以上专业技术职称，三年以上从事药物警戒相关工作经历，熟悉我国药物警戒相关法律法规和技术指导原则，具备药物警戒管理工作的知识和技能。

药物警戒部门应当配备足够数量并具备适当资质的专职人员。专职人员应当具有医学、药学、流行病学或相关专业知识，接受过与药物警戒相关的培训，熟悉我国药物警戒相关法律法规和技术指导原则，具备开展药物警戒活动所需的知识和技能。

（二）监测与报告

1. 信息收集　药品上市许可持有人（以下简称持有人）可采用电话、传真、电子邮件等多种方式从医疗机构收集疑似药品不良反应信息。持有人应当通过药品生产企业、药品经营企业收集疑似药品不良反应信息，保证药品生产、经营企业向其报告药品不良反应的途径畅通。持有人应当通过药品说明书、包装标签、门户网站公布的联系电话或邮箱等途径收集患者和其他个人报告的疑似药品不良反应信息，保证收集途径畅通。持有人应当定期对学术文献进行检索，制定合理的检索策略，根据品种安全性特征等确定检索频率，检索的时间范围应当具有连续性。持有人应当主动开展药品上市后监测，建立并不断完善信息收集途径，主动、全面、有效地收集药品使用过程中的疑似药品不良反应信息，包括来源于自发报告、上市后相关研究及其他有组织的数据收集项目、学术文献和相关网站等涉及的信息。对于境内外均上市的药品，持有人应当收集在境外发生的疑似药品不良反应信息。

2. 报告的评价与处置　持有人在首次获知疑似药品不良反应信息时，应当尽可能全面收集患者、报告者、怀疑药品及不良反应发生情况等。收集过程与内容应当有记录，原始记录应当真实、准确、客观。持有人应当对药品不良反应监测机构反馈的疑似不良反应报告进行分析评价，并按要求上报。

持有人应当对药品不良反应的严重性进行评价。

3. 报告提交　持有人向国家药品不良反应监测系统提交的个例药品不良反应报告，应当至少包含可识别的患者、可识别的报告者、怀疑药品和药品不良反应的相关信息。个例药品不良反应报告应当按规定时限要求提交。严重不良反应尽快报告，不迟于获知信息后的十五日，非严重不良反应不迟于获知信息后的三十日。跟踪报告按照个例药品不良反应报告的时限提交。报告时限的起始日期为持有人首次获知该个例药品不良反应且符合最低报告要求的日期。

文献报道的药品不良反应，可疑药品为本持有人产品的，应当按个例药品不良反应报告。如果不能确定是否为本持有人产品的，应当在定期安全性更新报告中进行分析，可不作为个例药品不良反应报告。

境外发生的严重不良反应，持有人应当按照个例药品不良反应报告的要求提交。

因药品不良反应原因被境外药品监督管理部门要求暂停销售、使用或撤市的，持有人应当在获知相关信息后 24 小时内报告国家药品监督管理部门和药品不良反应监测机构。

（三）风险识别与评估

1. 信号检测　持有人应当对各种途径收集的疑似药品不良反应信息开展信号检测，及时发现新的药品安全风险。持有人在开展信号检测时，应当重点关注以下信号。

（1）药品说明书中未提及的药品不良反应，特别是严重的药品不良反应。

（2）药品说明书中已提及的药品不良反应，但发生频率、严重程度等明显增加的。

（3）疑似新的药品与药品、药品与器械、药品与食品间相互作用导致的药品不良反应。

（4）疑似新的特殊人群用药或已知特殊人群用药的变化。

（5）疑似不良反应呈现聚集性特点，不能排除与药品质量存在相关性的。

持有人获知或发现同一批号（或相邻批号）的同一药品在短期内集中出现多例临床表现相似的疑似不良反应，呈现聚集性特点的，应当及时开展病例分析和情况调查。

2. 风险评估　持有人应当及时对新的药品安全风险开展评估，分析影响因素，描述风险特征，判定风险类型，评估是否需要采取风险控制措施等。评估应当综合考虑药品的获益－风险平衡。风险类型分为已识别风险和潜在风险。对于可能会影响产品的获益－风险平衡，或对公众健康产生不利影响的风险，应当作为重要风险予以优先评估。

3. 药品上市后安全性研究　药品上市后开展的以识别、定性或定量描述药品安全风险，研究药品安全性特征，以及评估风险控制措施实施效果为目的的研究均属于药品上市后安全性研究。

药品上市后安全性研究一般是非干预性研究，也可以是干预性研究，一般不涉及非临床研究。干预性研究可参照《药物临床试验质量管理规范》的要求开展。研究中发现可能严重危害患者的生命安全或公众健康的药品安全问题时，持有人应当立即采取暂停生产、销售及召回产品等风险控制措施，并向所在地省级药品监督管理部门报告。

4. 定期安全性更新报告　定期安全性更新报告应当以持有人在报告期内开展的工作为基础进行撰写，对收集到的安全性信息进行全面深入的回顾、汇总和分析，格式和内容应当符合药品定期安全性更新报告撰写规范的要求。

创新药和改良型新药应当自取得批准证明文件之日起每满 1 年提交一次定期安全性更新报告，直至首次再注册，之后每 5 年报告一次。其他类别的药品，一般应当自取得批准证明文件之日起每 5 年报告一次。药品监督管理部门或药品不良反应监测机构另有要求的，应当按照要求提交。定期安全性更新报告的数据汇总时间以首次取得药品批准证明文件的日期为起点计，也可以该药物全球首个获得上市批准日期（即国际诞生日）为起点计。定期安全性更新报告数据覆盖期应当保持完整性和连续性，应当由药物警戒负责人批准同意后，通过国家药品不良反应监测系统提交。

除药品监督管理部门另有要求外，原料药、体外诊断试剂、中药材、中药饮片等产品不需要提交定期安全性更新报告。

（四）风险控制

1.风险控制措施　对于已识别的安全风险，持有人应当综合考虑药品风险特征、药品的可替代性、社会经济因素等，采取适宜的风险控制措施。

常规风险控制措施包括修订药品说明书、标签、包装，改变药品包装规格，改变药品管理状态等。特殊风险控制措施包括开展医务人员和患者的沟通和教育、药品使用环节的限制、患者登记等。需要紧急控制的，可采取暂停药品生产、销售及召回产品等措施。当评估认为药品风险大于获益的，持有人应当主动申请注销《药品注册证书》。

持有人采取药品使用环节的限制措施，以及暂停药品生产、销售，召回产品等风险控制措施的，应当向所在地省级药品监督管理部门报告，并告知相关药品经营企业和医疗机构停止销售和使用。持有人发现或获知药品不良反应聚集性事件的，应当立即组织开展调查和处置，必要时应当采取有效的风险控制措施，并将相关情况向所在地省级药品监督管理部门报告。有重要进展应当跟踪报告，采取暂停生产、销售及召回产品等风险控制措施的应当立即报告。委托生产的，持有人应当同时向生产企业所在地省级药品监督管理部门报告。

2.风险沟通　持有人应当向医务人员、患者、公众传递药品安全性信息，沟通药品风险。出现下列情况的，应当紧急开展沟通工作。

（1）药品存在需要紧急告知医务人员和患者的安全风险，但正在流通的产品不能及时更新说明书的。

（2）存在无法通过修订说明书纠正的不合理用药行为，且可能导致严重后果的。

（3）其他可能对患者或公众健康造成重大影响的情况。

3.药物警戒计划　药物警戒计划作为药品上市后风险管理计划的一部分，是描述上市后药品安全性特征及如何管理药品安全风险的书面文件。持有人应当根据风险评估结果，对发现存在重要风险的已上市药品，制订并实施药物警戒计划，并根据风险认知的变化及时更新。药物警戒计划包括药品安全性概述、药物警戒活动，并对拟采取的风险控制措施、实施时间周期等进行描述。药物警戒计划应当报持有人药品安全委员会审核。

二、药品不良反应的界定

（一）药品不良反应相关定义

1.药品不良反应（adverse drug reaction，ADR）　WHO 将其定义为：人们为了预防、诊断、治疗疾病或为了调整生理功能，正常使用药物而发生的任何有害的、非预期的反应。我国《药物警戒质量管理规范》中药品不良反应是指合格药品在正常用法用量下出现的与用药目的无关的有害反应。

2.严重药品不良反应　指使用药品引起以下损害情形之一的：导致死亡；危及生命；致癌、致畸、致出生缺陷；导致显著的或者永久的人体伤残或者器官功能的损伤；导致住院或者住院时间延长；导致其他重要医学事件，如不进行治疗可能出现上述所列情况的。

3.新的药品不良反应　指药品说明书中未载明的不良反应。说明书中已有描述，但不良反应发生的性质、程度、后果或者频率与说明书描述不一致或者更严重的，按照新的药品不良反应处理。

4.药品群体不良事件　指同一药品（同一药品：指同一生产企业生产的同一药品名称、同一剂型、同一规格的药品）在使用过程中，在相对集中的时间、区域内，对一定数量人群的身体健康或者生命安全造成损害或者威胁，需要予以紧急处置的事件。

（二）药品不良反应的分类

药品不良反应的分类方法有很多，根据药品不良反应与药理作用的关系将药品不良反应分为 A 型反应、B 型反应和 C 型反应三类。

1. A 型反应　由药物的药理作用增强所致。其特点是可以预测，常与剂量有关，停药或减量后症状很快减轻或消失，发生率高，但死亡率低。通常包括毒性作用、后遗效应、首剂效应、过度作用、继发反应、停药综合征等。

2. B 型反应　与正常药理作用完全无关的一种异常反应，一般很难预测，常规毒理学筛选不能发现，发生率低，但死亡率高。包括特异性遗传反应、药物过敏反应等。

3. C 型反应　指 A 型和 B 型反应之外的异常反应。发病机制尚不清楚，多在长期用药后出现，潜伏期较长，没有明确的时间关系，难以预测。通常与致癌、致畸，以及长期用药后心血管疾患、纤溶系统变化等有关。

项目五　医疗保险和医疗保险用药管理

📚 案例导入

央视"焦点访谈"曝光了一起涉案金额高达 2 亿元的"回流药"骗保黑幕。盘踞在普洱和西双版纳的三个非法药贩子团伙教唆引诱持有慢性病、特殊病医保卡的患者自己到多家医院开药，或者雇人拿着这些患者的医保卡多地开药，然后以较低的价格收购。药贩子集中药品后卖给上级药贩子李某，李某以茶叶和衣物的名义向全国 20 多个省倒卖这些医保药。警方在调查中发现，李某发货量最大且发货次数最多的是一个名为张小姐的人。他们之间的资金往来巨大，仅 3 个月的时间，就有 700 多万元的资金往来。经调查，张小姐是深圳市多家医药公司的法定代表人。她名下有大量的药品经营企业，这些医保药通过这些最后的终端销售到市场。

问题：什么是"回流药"？"回流药"会产生哪些社会危害？

一、基本医疗保险制度

（一）基本医疗保险制度的定义

基本医疗保险制度是指当人们生病或受到伤害后，为了确保其获得必要的医疗服务，而由国家（地区）或社会给予物质帮助以保障或恢复其健康的费用保障制度。

（二）基本医疗保险制度的发展

1.城镇职工基本医疗保险　1998 年国务院发布《关于建立城镇职工基本医疗保险制度的决定》（国发〔1998〕44 号），在全国范围全面进行职工医疗保障制度改革。城镇所有用人单位，包括企业、机关、事业单位、社会团体、民办非企业单位及其职工，都要参加城镇职工基本医疗保险。医疗保险费由用人单位和职工共同缴纳。城镇职工基本医疗保险基金由统筹基金和个人账户构成。个人账户主要支付门诊费用、住院费用中个人自付部分及在定点药店购药费用。统筹基金用于支付符合规定的住院医疗费用和部分门诊大病医疗费用。

2.城镇居民基本医疗保险 为解决城镇非从业居民的医疗保障问题，2007年7月，国务院印发《关于开展城镇居民基本医疗保险试点的指导意见》（国发〔2007〕20号）。城镇中不属于城镇职工基本医疗保险制度覆盖范围的学生（包括大学生）、少年儿童和其他非从业城镇居民，都可自愿参加城镇居民医疗保险。筹资标准由各地按照低水平起步的原则，根据本地经济发展水平、居民家庭和财政负担的能力合理确定，政府对参保居民给予一定补助。城镇居民基本医疗保险不建立个人账户，基金主要用于支付住院医疗费用和部分门诊费用。

3.新型农村合作医疗 新型农村合作医疗是以政府资助为主、针对农村居民的一项基本医疗保险制度。所有农村居民都可以家庭为单位自愿参加新型农村合作医疗，政府对所有参加农民给予适当补助。

国家高度重视农村居民医疗保障工作，为使农村居民和城镇居民公平享有医保权益，提高农村居民医疗保障水平，国务院印发《关于整合城乡居民基本医疗保险制度的意见》（国发〔2016〕3号），部署和指导地方整合城镇居民基本医疗保险和新型农村合作医疗两项制度。到2019年年底，全国32个省均按照国家要求指导统筹地区全面建立了统一的城乡居民基本医保制度，实现覆盖范围、筹资政策、保障范围、医保目录、定点管理、基金管理"六统一"。整合城乡居民基本医疗保险制度，解决了城乡分割产生的待遇不均衡、基金共济能力弱等问题，农村居民医疗服务利用水平和保障水平普遍提高，实现了促进农村居民更加公平地享有医疗保障权益、促进社会公平正义、增进人民福祉的改革目标。

二、基本医疗保险用药管理

（一）基本医疗保险药品

基本医疗保险药品是国家基本医疗保险、工伤保险和生育保险药品的简称，是指在医保给予报销支付的药品。

（二）基本医疗保险药品管理

1.基本医疗保险用药管理原则 基本医疗保险用药范围通过制定《国家基本医疗保险、工伤保险和生育保险药品目录》（以下简称《药品目录》）进行管理，符合《药品目录》的药品费用，按照国家规定由基本医疗保险基金支付。《药品目录》实行通用名管理，《药品目录》内药品的同通用名药品自动属于基本医疗保险基金支付范围。

纳入国家《药品目录》的药品应当是经国家药品监督管理部门批准，取得《药品注册证书》的化学药、生物制品、中成药（民族药），以及按国家标准炮制的中药饮片，并符合临床必需、安全有效、价格合理等基本条件。支持符合条件的基本药物按规定纳入《药品目录》。以下药品不纳入《药品目录》。

（1）主要起滋补作用的药品。

（2）含国家珍贵、濒危野生动植物药材的药品。

（3）保健药品。

（4）预防性疫苗和避孕药品。

（5）主要起增强性功能、治疗脱发、减肥、美容、戒烟、戒酒等作用的药品。

（6）因被纳入诊疗项目等原因，无法单独收费的药品。

（7）酒制剂、茶制剂、各类果味制剂（特别情况下的儿童用药除外）、口腔含服剂和口服泡腾剂（特别规定情形的除外）等。

（8）其他不符合基本医疗保险用药规定的药品。

国务院医疗保障行政部门建立完善动态调整机制，原则上每年调整一次。国务院医疗保障行政部门根据医保药品保障需求、基本医疗保险基金的收支情况、承受能力、目录管理重点等因素，确定当年《药品目录》调整的范围和具体条件，研究制订调整工作方案，依法征求相关部门和有关方面的意见并向社会公布。对企业申报且符合当年《药品目录》调整条件的药品纳入该年度调整范围。

《药品目录》内的药品，有下列情况之一的，经专家评审后，直接调出《药品目录》。

（1）被药品监管部门撤销、吊销或者注销药品批准证明文件的药品。

（2）被有关部门列入负面清单的药品。

（3）综合考虑临床价值、不良反应、药物经济性等因素，经评估认为风险大于收益的药品。

（4）通过弄虚作假等违规手段进入《药品目录》的药品。

（5）国家规定的应当直接调出的其他情形。

《药品目录》内的药品，符合以下情况之一的，经专家评审等规定程序后，可以调出《药品目录》。

（1）在同治疗领域中，价格或费用明显偏高且没有合理理由的药品。

（2）临床价值不确切，可以被更好替代的药品。

（3）其他不符合安全性、有效性、经济性等条件的药品。

2. 基本医疗保险用药支付　《药品目录》由凡例、西药、中成药、协议期内谈判药品和中药饮片五部分组成。省级医疗保障行政部门按国家规定增补的药品单列。为维护临床用药安全和提高基本医疗保险基金使用效益，《药品目录》对部分药品的医保支付条件进行限定。国家《药品目录》中的西药和中成药分为"甲类药品"和"乙类药品"。"甲类药品"是临床治疗必需、使用广泛、疗效确切、同类药品中价格或治疗费用较低的药品。"乙类药品"是可供临床治疗选择使用、疗效确切、同类药品中比"甲类药品"价格或治疗费用略高的药品。协议期内谈判药品纳入"乙类药品"管理。各省级医疗保障部门按国家规定纳入《药品目录》的民族药、医疗机构制剂纳入"乙类药品"管理。中药饮片的"甲乙分类"由省级医疗保障行政部门确定。参保人使用"甲类药品"按基本医疗保险规定的支付标准及分担办法支付；使用"乙类药品"按基本医疗保险规定的支付标准，先由参保人自付一定比例后，再按基本医疗保险规定的分担办法支付。参保人使用《药品目录》内药品发生的费用，符合以下条件的，可由基本医疗保险基金支付。

（1）以疾病诊断或治疗为目的。

（2）诊断、治疗与病情相符，符合药品法定适应证及医保限定支付范围。

（3）由符合规定的定点医药机构提供，急救、抢救的除外。

（4）由统筹基金支付的药品费用，应当凭医生处方或住院医嘱。

（5）按规定程序经过药师或执业药师的审查。

复习思考题

一、单项选择题

1. 自中华人民共和国成立以来，我国先后颁布了（　　　）版《中国药典》

    A. 8　　　　　　　　　　B. 9　　　　　　　　　　C. 10

    D. 11　　　　　　　　　　E. 12

2. 以下属于假药的是（　　　　）

　　A. 药品成分的含量不符合国家药品标准

　　B. 药品所含成分与国家药品标准规定的成分不符

　　C. 未标明或者更改有效期的药品

　　D. 未注明或者更改产品批号的药品

　　E. 擅自添加防腐剂、辅料的药品

3. 药品分类管理的首要作用是（　　　　）

　　A. 用药安全　　　　　　　　B. 用药有效　　　　　　　　C. 用药方便

　　D. 用药经济　　　　　　　　E. 用药便宜

4. 国家基本药物遴选的原则是（　　　　）

　　A. 安全有效、价格合理、使用方便、中西药并重、基本保障、临床首选和基层能够配备

　　B. 安全、有效、经济

　　C. 防治必需、安全有效、价格合理、使用方便、中西药并重、基本保障、临床首选和基层能够配备

　　D. 临床必须、安全有效、价格合理、使用方便、中西药并重

　　E. 防治必需、安全有效、价格合理、使用方便、中西药并重、基本保障、临床首选

5. 药品不良反应是指（　　　　）

　　A. 合格药品在正常用法用量下出现的与用药目的有关的有害反应

　　B. 合格药品在正常用法用量下出现的与用药目的无关的有害反应

　　C. 合格药品在正常用法下出现的与用药目的无关的有害反应

　　D. 合格药品在正常用量下出现的与用药目的无关的有害反应

　　E. 合格药品在正常用法用量下出现的有害反应

二、配伍选择题

[1～2]

　　A. 蓝底白字　　　　　　　　B. 绿底白字　　　　　　　　C. 黑底白字

　　D. 红底白字　　　　　　　　E. 红黄相间

1. 甲类非处方药标签颜色是（　　　　）

2. 乙类非处方药标签颜色是（　　　　）

[3～6]

　　A. 价格

　　B. 安全性

　　C. 临床价值不确切，可以被更好替代的药品

　　D. 药品标准被取消

　　E. 酒制剂

3. 非处方药划分为甲类与乙类的依据是（　　　　）

4. 不纳入《国家基本医疗保险、工伤保险和生育保险药品目录》的药品是（　　　　）

5. 应当从《国家基本药物目录》中调出的是（　　　　）

6. 经专家评审等规定程序后，可以调出《国家基本医疗保险、工伤保险和生育保险药品目录》的是（　　　　）

三、多项选择题

1. 根据《药物警戒质量管理规范》规定，药品上市许可持有人和获准开展药物临床试验的药品注册申请人应当与（   ）等协同开展药物警戒活动

    A. 医疗机构　　　　　　　B. 药品生产企业　　　　　　C. 药品经营企业

    D. 药物临床试验机构　　　E. 药品行政执法部门

2. 参保人使用《药品目录》内药品发生的费用，符合以下条件的，可由基本医疗保险基金支付的是（   ）

    A. 以疾病诊断或治疗为目的

    B. 诊断、治疗与病情相符，符合药品法定适应证及医保限定支付范围

    C. 由符合规定的定点医药机构提供，急救、抢救的除外

    D. 由统筹基金支付的药品费用，应当凭医生处方或住院医嘱

    E. 按规定程序经过药师或执业药师的审查

3. 药品的特殊性体现为（   ）

    A. 专属性　　　　　　　　B. 两重性　　　　　　　　　C. 时限性

    D. 质量的重要性　　　　　E. 安全性

4. 从药品的安全性、有效性原则，依其品种、规格、适应证、剂量及给药途径的不同，将药品分为（   ）

    A. 中药　　　　　　　　　B. 化学药　　　　　　　　　C. 处方药

    D. 生物制品　　　　　　　E. 非处方药

5. 国家基本药物制度的作用有（   ）

    A. 节省费用　　　　　　　B. 用药合理　　　　　　　　C. 安全有效

    D. 方便可及　　　　　　　E. 价格合理

6. 符合以下情形之一的应当评价为严重药品不良反应的有（   ）

    A. 特异性遗传反应

    B. 危及生命（指发生药品不良反应的当时，患者存在死亡风险，并不是指药品不良反应进一步恶化才可能出现死亡）

    C. 导致住院或住院时间延长

    D. 导致永久或显著的残疾或功能丧失

    E. 导致先天性异常或出生缺陷

7. 药品上市许可持有人可采用（   ）等多种方式从医疗机构收集疑似药品不良反应的信息

    A. 数据　　　　　　　　　B. 电话　　　　　　　　　　C. 传真

    D. 电子邮件　　　　　　　E. 文字

扫一扫，查阅
复习思考题答案

模块六　药品生产管理

扫一扫，查阅
本模块 PPT、
视频等数字资源

【学习目标】

　　掌握：《药品生产许可证》的审批与管理；《药品生产质量管理规范》（GMP）的主要内容；药品召回的定义、分级和程序。

　　熟悉：药品生产相关规定；药品生产监督管理。

　　了解：GMP 的起源与发展。

案例导入

　　2006 年 7 月，有患者使用某企业生产的克林霉素磷酸酯葡萄糖注射液后，出现胸闷、心悸、心慌等临床症状。经查，该企业 2006 年 6 月至 7 月生产的克林霉素磷酸酯葡萄糖注射液未按批准的工艺参数灭菌，降低灭菌温度，缩短灭菌时间，增加灭菌柜的装载量，影响了灭菌效果。经对相关样品进行检验，结果表明，无菌检查和热源检查不符合规定。

　　问题：如何生产出质量合格的药品？在药品生产环节要遵守哪些规定？

项目一　药品生产准入与监督管理

　　药品生产是指将原料加工制备成可供医疗使用的药品的过程。为加强药品生产监督管理，规范药品生产活动，国家市场监督管理总局于 2020 年 1 月 15 日颁布了《药品生产监督管理办法》，自 2020 年 7 月 1 日起施行。《药品生产监督管理办法》对生产许可、生产管理、监督检查和法律责任进行了规范化的规定。

一、从事药品生产应具备的条件

　　（一）从事药品生产，应当符合以下条件

　　1.有依法经过资格认定的药学技术人员、工程技术人员及相应的技术工人，法定代表人、企业负责人、生产管理负责人、质量管理负责人、质量受权人及其他相关人员符合《药品管理法》《疫苗管理法》规定的条件。

　　2.有与药品生产相适应的厂房、设施、设备和卫生环境。

　　3.有能对所生产药品进行质量管理和质量检验的机构、人员。

　　4.有能对所生产药品进行质量管理和质量检验的必要的仪器设备。

5. 有保证药品质量的规章制度，并符合药品生产质量管理规范要求。

（二）从事疫苗生产活动的，还应当具备下列条件

1. 具备适度规模和足够的产能储备。

2. 具有保证生物安全的制度和设施、设备。

3. 符合疾病预防、控制需要。

二、《药品生产许可证》申请与审批

从事药品生产活动，应当经所在地省、自治区、直辖市（以下称省级）药品监督管理部门批准，依法取得《药品生产许可证》。无《药品生产许可证》的，不得生产药品。

申请人按照规定向所在地省级药品监督管理部门提出申请并提交申报资料，省级药品监督管理部门收到申请后，根据情况做出处理，自受理之日起三十日内，做出决定。经审查符合规定的，予以批准，并自书面批准决定做出之日起十日内颁发《药品生产许可证》；不符合规定的，做出不予批准的书面决定，并说明理由。

委托他人生产制剂的药品上市许可持有人，应当具备规定的相应条件，并与符合条件的药品生产企业签订委托协议和质量协议，将相关协议和实际生产场地申请资料合并提交至药品上市许可持有人所在地省级药品监督管理部门，申请办理《药品生产许可证》。

三、《药品生产许可证》管理

（一）《药品生产许可证》的内容

1. 有效期限　《药品生产许可证》有效期为 5 年，分为正本和副本。样式由国家药品监督管理局统一制定。《药品生产许可证》电子证书与纸质证书具有同等法律效力。

2. 载明事项　《药品生产许可证》应当载明许可证编号、分类码、企业名称、统一社会信用代码、住所（经营场所）、法定代表人、企业负责人、生产负责人、质量负责人、质量受权人、生产地址和生产范围、发证机关、发证日期、有效期限等项目。企业名称、统一社会信用代码、住所（经营场所）、法定代表人等项目应当与市场监督管理部门核发的营业执照中载明的相关内容一致。

《药品生产许可证》载明事项分为许可事项和登记事项。许可事项是指生产地址和生产范围等。登记事项是指企业名称、住所（经营场所）、法定代表人、企业负责人、生产负责人、质量负责人、质量受权人等。

3. 编号格式　《药品生产许可证》编号格式为"省份简称 + 四位年号 + 四位顺序号"。企业变更名称等许可证项目及重新发证，原《药品生产许可证》编号不变。企业分立，在保留原《药品生产许可证》编号的同时，增加新的编号。企业合并，原《药品生产许可证》编号保留一个。

4. 分类码　分类码是对许可证内生产范围进行统计归类的英文字母串。大写字母用于归类药品上市许可持有人和产品类型，A 代表自行生产的药品上市许可持有人、B 代表委托生产的药品上市许可持有人、C 代表接受委托的药品生产企业、D 代表原料药生产企业；小写字母用于区分制剂属性，h 代表化学药、z 代表中成药、s 代表生物制品、d 代表按药品管理的体外诊断试剂、y 代表中药饮片、q 代表医用气体、t 代表特殊药品、x 代表其他。

（二）《药品生产许可证》的变更

《药品生产许可证》变更分为许可事项变更和登记事项变更。

1. 许可事项变更　变更《药品生产许可证》许可事项的，向原发证机关提出《药品生产许可证》变更申请。未经批准，不得擅自变更许可事项。原发证机关应当自收到企业变更申请之日起十五日内做出是否准予变更的决定。不予变更的，应当书面说明理由，并告知申请人享有依法申请行政复议或者提起行政诉讼的权利。

变更生产地址或者生产范围，药品生产企业应当按照规定及相关变更技术要求，提交涉及变更内容的有关材料，并报经所在地省级药品监督管理部门审查决定。

2. 登记事项变更　变更《药品生产许可证》登记事项的，应当在市场监督管理部门核准变更或者企业完成变更后三十日内，向原发证机关申请《药品生产许可证》变更登记。原发证机关应当自收到企业变更申请之日起十日内办理变更手续。

《药品生产许可证》变更后，原发证机关应当在《药品生产许可证》副本上记录变更的内容和时间，并按照变更后的内容重新核发《药品生产许可证》正本，收回原《药品生产许可证》正本，变更后的《药品生产许可证》终止期限不变。

（三）《药品生产许可证》的换发、注销及补发

1. 换发　《药品生产许可证》有效期届满，需要继续生产药品的，应当在有效期届满前 6 个月，向原发证机关申请重新发放《药品生产许可证》。

原发证机关结合企业遵守药品管理法律法规、药品生产质量管理规范和质量体系运行情况，根据风险管理原则进行审查，在《药品生产许可证》有效期届满前做出是否准予其重新发证的决定。符合规定准予重新发证的，收回原证，重新发证；不符合规定的，做出不予重新发证的书面决定，并说明理由，同时告知申请人享有依法申请行政复议或者提起行政诉讼的权利；逾期未做出决定的，视为同意重新发证，并予补办相应手续。

2. 注销　有下列情形之一的，《药品生产许可证》由原发证机关注销，并予以公告。

（1）主动申请注销《药品生产许可证》的。

（2）《药品生产许可证》有效期届满未重新发证的。

（3）营业执照依法被吊销或者注销的。

（4）《药品生产许可证》依法被吊销或者撤销的。

（5）法律、法规规定应当注销行政许可的其他情形。

3. 补发　《药品生产许可证》遗失的，药品上市许可持有人、药品生产企业应当向原发证机关申请补发，原发证机关按照原核准事项在十日内补发《药品生产许可证》。许可证编号、有效期等与原许可证一致。

四、药品生产监督检查

（一）监督检查的部门

省级药品监督管理部门负责对本行政区域内药品上市许可持有人，以及制剂、化学原料药、中药饮片生产企业的监督管理。对原料、辅料、直接接触药品的包装材料和容器等供应商、生产企业开展日常监督检查，必要时开展延伸检查。

药品上市许可持有人和受托生产企业不在同一省、自治区、直辖市的，由药品上市许可持有人所在地省级药品监督管理部门负责对药品上市许可持有人的监督管理，受托生产企业所在地省级药品监督管理部门负责对受托生产企业的监督管理。省级药品监督管理部门应当加强监督检查信息互相通报，及时将监督检查信息更新到药品安全信用档案中，可以根据通报情况和药品安全信用档案中监管信息更新情况开展调查，对药品上市许可持有人或者受托生产企业依

法做出行政处理，必要时可以开展联合检查。

（二）药品生产质量管理规范符合性检查

省级药品监督管理部门根据监管需要，对持有《药品生产许可证》的药品上市许可申请人及其受托生产企业，按以下要求进行上市前的药品生产质量管理规范符合性检查。

1. 未通过与生产该药品的生产条件相适应的药品生产质量管理规范符合性检查的品种，应当进行上市前的药品生产质量管理规范符合性检查。其中，拟生产药品需要进行药品注册现场核查的，国家药品监督管理局药品审评中心通知核查中心，告知相关省级药品监督管理部门和申请人。核查中心协调相关省级药品监督管理部门，同步开展药品注册现场核查和上市前的药品生产质量管理规范符合性检查。

2. 拟生产药品不需要进行药品注册现场核查的，国家药品监督管理局药品审评中心告知生产场地所在地省级药品监督管理部门和申请人，相关省级药品监督管理部门自行开展上市前的药品生产质量管理规范符合性检查。

3. 已通过与生产该药品的生产条件相适应的药品生产质量管理规范符合性检查的品种，相关省级药品监督管理部门根据风险管理原则决定是否开展上市前的药品生产质量管理规范符合性检查。

开展上市前的药品生产质量管理规范符合性检查的，在检查结束后，应当将检查情况、检查结果等形成书面报告，作为对药品上市监管的重要依据。上市前的药品生产质量管理规范符合性检查涉及《药品生产许可证》事项变更的，由原发证的省级药品监督管理部门依变更程序做出决定。

通过相应上市前的药品生产质量管理规范符合性检查的商业规模批次，在取得《药品注册证书》后，符合产品放行要求的可以上市销售。

（三）药品生产监督检查的内容、频次及其他要求

1. 检查内容　药品生产监督检查包括许可检查、常规检查、有因检查和其他检查。省级药品监督管理部门应当坚持风险管理、全程管控原则，根据风险研判情况，制订年度检查计划并开展监督检查。年度检查计划至少包括检查范围、内容、方式、重点、要求、时限、承担检查的机构等。

药品生产监督检查的主要内容：①药品上市许可持有人、药品生产企业执行有关法律、法规及实施药品生产质量管理规范、药物警戒质量管理规范及有关技术规范等情况；②药品生产活动是否与药品品种档案载明的相关内容一致；③疫苗储存、运输管理规范执行情况；④药品委托生产质量协议及委托协议；⑤风险管理计划实施情况；⑥变更管理情况。

2. 检查频次　省级药品监督管理部门应当根据药品品种、剂型、管制类别等特点，结合国家药品安全总体情况、药品安全风险警示信息、重大药品安全事件及其调查处理信息等，以及既往检查、检验、不良反应监测、投诉举报等情况确定检查频次。省级药品监督管理部门可以结合本行政区域内药品生产监管工作实际情况，调整检查频次。

（1）对麻醉药品、第一类精神药品、药品类易制毒化学品生产企业每季度检查不少于 1 次。

（2）对疫苗、血液制品、放射性药品、医疗用毒性药品、无菌药品等高风险药品生产企业，每年不少于 1 次药品生产质量管理规范符合性检查。

（3）对上述产品之外的药品生产企业，每年抽取一定比例开展监督检查，但应当在 3 年内对本行政区域内企业全部进行检查。

（4）对原料、辅料、直接接触药品的包装材料和容器等供应商、生产企业每年抽取一定比例开展监督检查，5年内对本行政区域内企业全部进行检查。

3. 现场检查要求 国家药品监督管理局和省级药品监督管理部门组织监督检查时，应当制订检查方案，明确检查标准，如实记录现场检查情况，需要抽样检验或者研究的，按照有关规定执行。检查结论应当清晰明确，检查发现的问题应当以书面形式告知被检查单位。需要整改的，应当提出整改内容及整改期限，必要时对整改后情况实施检查。

在进行监督检查时，药品监督管理部门应当指派两名以上检查人员实施监督检查，检查人员应当向被检查单位出示执法证件。药品监督管理部门工作人员对知悉的商业秘密应当保密。现场检查结束后，应当对现场检查情况进行分析汇总，并客观、公平、公正地对检查中发现的缺陷进行风险评定并做出现场检查结论。派出单位负责对现场检查结论进行综合研判。

4. 检查结果处理 国家药品监督管理局和省级药品监督管理部门通过监督检查发现药品生产管理或者疫苗储存、运输管理存在缺陷，有证据证明可能存在安全隐患的，应当依法采取相应措施：①基本符合药品生产质量管理规范要求，需要整改的，应当发出告诫信并依据风险相应采取告诫、约谈、限期整改等措施；②药品存在质量问题或者其他安全隐患的，药品监督管理部门根据监督检查情况，应当发出告诫信，并依据风险相应采取暂停生产、销售、使用、进口等控制措施。

药品存在质量问题或者其他安全隐患的，药品上市许可持有人应当依法召回药品而未召回的，省级药品监督管理部门应当责令其召回。风险消除后，采取控制措施的药品监督管理部门应当解除控制措施。

开展药品生产监督检查过程中，发现存在药品质量安全风险的，应当及时向派出单位报告。药品监督管理部门经研判属于重大药品质量安全风险的，应当及时向上一级药品监督管理部门和同级地方人民政府报告。发现存在涉嫌违反药品法律、法规、规章的行为，应当及时采取现场控制措施，按照规定做好证据收集工作。药品监督管理部门应当按照职责和权限依法查处，涉嫌犯罪的移送公安机关处理。

5. 监管信息档案管理 省级药品监督管理部门应当依法将本行政区域内药品上市许可持有人和药品生产企业的监管信息归入到药品安全信用档案管理，并保持相关数据的动态更新。监管信息包括药品生产许可、日常监督检查结果、违法行为查处、药品质量抽查检验、不良行为记录和投诉举报等内容。对有不良信用记录的药品上市许可持有人、药品生产企业，应当增加监督检查频次，并可以按照国家规定实施联合惩戒。

6. 禁止性规定 国家药品监督管理局和省级药品监督管理部门在生产监督管理工作中，不得妨碍药品上市许可持有人、药品生产企业的正常生产活动，不得索取或者收受财物，不得谋取其他利益。

7. 重大安全事件处理 发生与药品质量有关的重大安全事件，药品上市许可持有人应当立即对有关药品及其原料、辅料，以及直接接触药品的包装材料和容器、相关生产线等采取封存等控制措施，并立即报告所在地省级药品监督管理部门和有关部门，省级药品监督管理部门应当在24小时内报告省级人民政府，同时报告国家药品监督管理局。

项目二　药品生产管理的内容

一、规范生产的要求

（一）从事药品生产活动应遵循的依据

从事药品生产活动，应当遵守药品生产质量管理规范，按照国家药品标准、经药品监督管理部门核准的药品注册标准和生产工艺进行生产，按照规定提交并持续更新场地管理文件，对质量体系运行过程进行风险评估和持续改进，保证药品生产全过程持续符合法定要求。生产、检验等记录应当完整准确，不得编造和篡改。

（二）建立健全药品生产质量管理体系和质量保证体系

从事药品生产活动，应当遵守药品生产质量管理规范，建立健全药品生产质量管理体系，涵盖影响药品质量的所有因素，保证药品生产全过程持续符合法定要求。药品上市许可持有人应当建立药品质量保证体系，配备专门人员独立负责药品质量管理，对受托药品生产企业、药品经营企业的质量管理体系进行定期审核，监督其持续具备质量保证和控制能力。

二、药品上市许可持有人、药品生产企业的法定代表人、主要负责人应履行的职责

（一）药品上市许可持有人的法定代表人、主要负责人应当对药品质量全面负责，履行以下职责

1. 配备专门质量负责人独立负责药品质量管理。

2. 配备专门质量受权人独立履行药品上市放行责任。

3. 监督质量管理体系正常运行。

4. 对药品生产企业、供应商等相关方与药品生产相关的活动定期开展质量体系审核，保证持续合规。

5. 按照变更技术要求，履行变更管理责任。

6. 对委托经营企业进行质量评估，与使用单位等进行信息沟通。

7. 配合药品监督管理部门对药品上市许可持有人及相关方的延伸检查。

8. 发生与药品质量有关的重大安全事件，应当及时报告并按持有人制订的风险管理计划开展风险处置，确保风险得到及时控制。

9. 其他法律法规规定的责任。

（二）药品生产企业的法定代表人、主要负责人应当对本企业的药品生产活动全面负责，履行以下职责

1. 配备专门质量负责人独立负责药品质量管理，监督质量管理规范执行，确保适当的生产过程控制和质量控制，保证药品符合国家药品标准和药品注册标准。

2. 配备专门质量受权人履行药品出厂放行责任。

3. 监督质量管理体系正常运行，保证药品生产过程控制、质量控制及记录和数据的真实性。

4. 发生与药品质量有关的重大安全事件，应当及时报告并按企业制订的风险管理计划开展风险处置，确保风险得到及时控制。

5. 其他法律法规规定的责任。

三、对药品上市许可持有人、药品生产企业的要求

（一）健康检查

药品上市许可持有人、药品生产企业应当每年对直接接触药品的工作人员进行健康检查并建立健康档案，避免患有传染病或者其他可能污染药品疾病的人员从事直接接触药品的生产活动。

（二）开展风险管理活动

药品上市许可持有人、药品生产企业在药品生产中，应当开展风险评估、控制、验证、沟通、审核等质量管理活动，对已识别的风险及时采取有效的风险控制措施，以保证产品质量。每年进行自检，监控药品生产质量管理规范的实施情况，评估企业是否符合相关法规要求，并提出必要的纠正和预防措施。

药品上市许可持有人应当持续开展药品风险－获益评估和控制，制订上市后药品风险管理计划，主动开展上市后研究，对药品的安全性、有效性和质量可控性进行进一步确证，加强对已上市药品的持续管理。

（三）生产药品所需原料、辅料和包装材料的规定

从事药品生产活动，应当对使用的原料药、辅料、直接接触药品的包装材料和容器等相关物料供应商或者生产企业进行审核，保证购进、使用符合法规要求。生产药品所需的原料、辅料，应当符合药用要求及相应的生产质量管理规范的有关要求。直接接触药品的包装材料和容器，应当符合药用要求，符合保障人体健康、安全的标准。

经批准或者通过关联审评审批的原料药、辅料、直接接触药品的包装材料和容器的生产企业，应当遵守国家药品监督管理局制定的质量管理规范及关联审评审批有关要求，确保质量保证体系持续合规，接受药品上市许可持有人的质量审核，接受药品监督管理部门的监督检查或者延伸检查。

（四）确认与验证

药品生产企业应当确定需进行的确认与验证，按照确认与验证计划实施。定期对设施、设备、生产工艺及清洁方法进行评估，确认其持续保持验证状态。

（五）采取防止污染、交叉污染、混淆和差错的控制措施

药品生产企业应当采取防止污染、交叉污染、混淆和差错的控制措施，定期检查评估控制措施的适用性和有效性，以确保药品达到规定的国家药品标准和药品注册标准，并符合药品生产质量管理规范要求。药品上市许可持有人和药品生产企业不得在药品生产厂房生产对药品质量有不利影响的其他产品。

药品包装操作应当采取降低混淆和差错风险的措施，药品包装应当确保有效期内的药品储存运输过程中不受污染。药品说明书和标签中的表述应当科学、规范、准确，文字应当清晰易辨，不得以粘贴、剪切、涂改等方式进行修改或者补充。

（六）建立年度报告制度

药品上市许可持有人应当建立年度报告制度，按照国家药品监督管理局规定每年向省级药品监督管理部门报告药品生产销售、上市后研究、风险管理等情况。疫苗上市许可持有人应当按照规定向国家药品监督管理局进行年度报告。

（七）建立药物警戒体系

药品上市许可持有人应当建立药物警戒体系，按照国家药品监督管理局制定的药物警戒质

量管理规范开展药物警戒工作。药品上市许可持有人、药品生产企业应当经常考察本单位的药品质量、疗效和不良反应。发现疑似不良反应的，应当及时按照要求报告。

四、药品放行和药品追溯要求

（一）药品出厂放行和上市放行

药品生产企业应当建立药品出厂放行规程，明确出厂放行的标准、条件，并对药品质量检验结果、关键生产记录和偏差控制情况进行审核，对药品进行质量检验。符合标准、条件的，经质量受权人签字后方可出厂放行。

药品上市许可持有人应当建立药品上市放行规程，对药品生产企业出厂放行的药品检验结果和放行文件进行审核，经质量受权人签字后方可上市放行。

中药饮片符合国家药品标准或者省级药品监督管理部门制定的炮制规范的，方可出厂、销售。

（二）药品追溯

药品上市许可持有人、药品生产企业应当建立并实施药品追溯制度，按照规定赋予药品各级销售包装单元追溯标识，通过信息化手段实施药品追溯，及时准确记录、保存药品追溯数据，并向药品追溯协同服务平台提供追溯信息。

五、药品委托生产管理规定

药品上市许可持有人委托符合条件的药品生产企业生产药品的，应当对受托方的质量保证能力和风险管理能力进行评估，根据国家药品监督管理局制定的药品委托生产质量协议指南要求，与其签订质量协议及委托协议，监督受托方履行有关协议约定的义务。受托方不得将接受委托生产的药品再次委托第三方生产。经批准或者通过关联审评审批的原料药应当自行生产，不得再行委托他人生产。

血液制品、麻醉药品、精神药品、医疗用毒性药品、药品类易制毒化学品不得委托生产；但是，国务院药品监督管理部门另有规定的除外。

六、药品生产变更及停产

（一）药品生产变更

药品上市许可持有人应当按照药品生产质量管理规范的要求对生产工艺变更进行管理和控制，并根据核准的生产工艺制定工艺规程。生产工艺变更应当开展研究，并依法取得批准、备案或者进行报告，接受药品监督管理部门的监督检查。

药品上市许可持有人、药品生产企业的质量管理体系相关的组织机构、企业负责人、生产负责人、质量负责人、质量受权人发生变更的，应当自发生变更之日起三十日内，完成登记手续。疫苗上市许可持有人应当自发生变更之日起十五日内，向所在地省级药品监督管理部门报告生产负责人、质量负责人、质量受权人等关键岗位人员的变更情况。

（二）短缺药品报告制度

列入国家实施停产报告的短缺药品清单的药品，药品上市许可持有人停止生产的，应当在计划停产实施 6 个月前向所在地省级药品监督管理部门报告；发生非预期停产的，在 3 日内报告所在地省级药品监督管理部门。必要时，向国家药品监督管理局报告。药品监督管理部门接到报告后，应当及时通报同级短缺药品供应保障工作会商联动机制牵头单位。

项目三 药品生产质量管理规范

一、药品 GMP 概述

《药品生产质量管理规范》（good manufacturing practice，GMP）是药品生产和质量控制的基本准则，也是世界各国对药品生产全过程监督管理普遍采用的法定技术规范。在国际上被大多数政府、制药企业及专家一致认为是制药企业进行质量管理的优良的、必备的制度。

震惊世界的"反应停"事件发生后，美国食品药品管理局（FDA）于 1963 年颁布了世界上第一部药品 GMP，其药品生产管理模式与方法成效显著。1969 年，世界卫生组织（WHO）在第 22 届世界卫生大会上，建议各成员国的药品生产采用 GMP 制度，标志着 GMP 的理论和实践走向世界。

我国提出在制药工业中推行 GMP 是在 20 世纪 80 年代初。1982 年，中国医药工业公司参照一些先进国家的 GMP 制定了《药品生产质量管理规范》（试行稿），在部分制药企业试行。1988年，卫生部（现国家卫生健康委员会，下同）颁布了我国第一部《药品生产质量管理规范》，作为正式法规执行，其后于 1992 年、1998 年、2010 年进行了修订。我国现行的药品 GMP，即 2011 年 1 月 17 日卫生部发布的《药品生产质量管理规范（2010 年修订）》，自 2011 年 3 月 1 日起施行。

二、我国 GMP 的主要内容

我国现行 GMP 共 14 章 313 条，分别是总则、质量管理、机构与人员、厂房与设施、设备、物料与产品、确认与验证、文件管理、生产管理、质量控制与质量保证、委托生产与委托检验、产品发运与召回、自检及附则。

（一）总则

总则部分明确指出，本规范作为质量管理体系的一部分，是药品生产管理和质量控制的基本要求，旨在最大限度地降低药品生产过程中污染、交叉污染及混淆、差错等风险，确保持续稳定地生产出符合预定用途和注册要求的药品。

（二）质量管理

企业应当建立符合药品质量管理要求的质量目标，将药品注册的有关安全、有效和质量可控的所有要求，系统地贯彻到药品生产、控制及产品放行、贮存、发运的全过程中，确保所生产的药品符合预定用途和注册要求。

质量保证是质量管理体系的一部分。企业必须建立质量保证系统，同时建立完整的文件体系，以保证系统有效地运行。质量控制包括相应的组织机构、文件系统及取样、检验等，确保物料或产品在放行前完成必要的检验，确认其质量符合要求。质量风险管理是在整个产品生命周期中采用前瞻或回顾的方式，对质量风险进行评估、控制、沟通、审核的系统过程。

（三）机构与人员

1.组织结构 企业应当建立与药品生产相适应的管理机构，并有组织机构图。应当设立独立的质量管理部门，履行质量保证和质量控制的职责。质量管理部门可以分别设立质量保证部门和质量控制部门。质量管理部门应当参与所有与质量有关的活动，负责审核所有与本规范有关的文件。

2. 关键人员　关键人员应当为企业的全职人员，至少应当包括企业负责人、生产管理负责人、质量管理负责人和质量受权人。质量管理负责人和生产管理负责人不得互相兼任。质量管理负责人和质量受权人可以兼任。应当制定操作规程确保质量受权人独立履行职责，不受企业负责人和其他人员的干扰。

（1）企业负责人是药品质量的主要责任人，全面负责企业日常管理。

（2）生产管理负责人应当至少具有药学或相关专业本科学历（或中级专业技术职称或执业药师资格），具有至少3年从事药品生产和质量管理的实践经验，其中至少有1年的药品生产管理经验，接受过与所生产产品相关的专业知识培训。

（3）质量管理负责人应当至少具有药学或相关专业本科学历（或中级专业技术职称或执业药师资格），具有至少5年从事药品生产和质量管理的实践经验，其中至少有1年的药品质量管理经验，接受过与所生产产品相关的专业知识培训。

（4）质量受权人应当至少具有药学或相关专业本科学历（或中级专业技术职称或执业药师资格），具有至少5年从事药品生产和质量管理的实践经验，从事过药品生产过程控制和质量检验工作。应当具有必要的专业理论知识，并经过与产品放行有关的培训，方能独立履行其职责。

3. 培训　企业应当指定部门或专人负责培训管理工作，应当有经生产管理负责人或质量管理负责人审核或批准的培训方案或计划，培训记录应当予以保存。与药品生产、质量有关的所有人员都应当经过培训，培训的内容应当与岗位的要求相适应。

4. 人员卫生　所有人员都应当接受卫生要求的培训，企业应当建立人员卫生操作规程，最大限度地降低人员对药品生产造成污染的风险。应当对人员健康进行管理，并建立健康档案。直接接触药品的生产人员上岗前应当接受健康检查，以后每年至少进行一次健康检查。应当采取适当措施，避免体表有伤口、患有传染病或其他可能污染药品疾病的人员从事直接接触药品的生产。

（四）厂房与设施

1. 厂房　厂房的选址、设计、布局、建造、改造和维护必须符合药品生产要求，应当能够最大限度地避免污染、交叉污染、混淆和差错，便于清洁、操作和维护。应当根据厂房及生产防护措施综合考虑选址，厂房所处的环境应当能够最大限度地降低物料或产品遭受污染的风险。企业应当有整洁的生产环境；厂区的地面、路面及运输等不应当对药品的生产造成污染；生产、行政、生活和辅助区的总体布局应当合理，不得互相妨碍；厂区和厂房内的人、物流走向应当合理。

2. 生产区　为降低污染和交叉污染的风险，厂房、生产设施和设备应当根据所生产药品的特性、工艺流程及相应洁净度级别要求合理设计、布局和使用。生产区和贮存区应当有足够的空间，确保有序地存放设备、物料、中间产品、待包装产品和成品，避免不同产品或物料的混淆、交叉污染，避免生产或质量控制操作发生遗漏或差错。洁净区与非洁净区之间、不同级别洁净区之间的压差应当不低于10Pa。必要时，相同洁净度级别的不同功能区域（操作间）之间也应当保持适当的压差梯度。

生产特殊性质的药品，如高致敏性药品（如青霉素类）或生物制品（如卡介苗或其他用活性微生物制备而成的药品），必须采用专用和独立的厂房、生产设施和设备。青霉素类药品产尘量大的操作区域应当保持相对负压，排至室外的废气应当经过净化处理并符合要求，排风口应当远离其他空气净化系统的进风口。生产 β – 内酰胺结构类药品、性激素类避孕药品必须使用专用设施（如独立的空气净化系统）和设备，并与其他药品生产区严格分开。生产某些激素类、细胞毒性类、高活性化学药品应当使用专用设施（如独立的空气净化系统）和设备；特殊情况下，如采取特别防护措施并经过必要的验证，上述药品制剂则可通过阶段性生产方式共用同一生产设施和设备。上述空气净化系统，其排风应当经过净化处理。

3. 仓储区　仓储区应当有足够的空间，确保有序存放待验、合格、不合格、退货或召回的原辅料、包装材料、中间产品、待包装产品和成品等各类物料和产品。其设计和建造应当确保良好的仓储条件，并有通风和照明设施。应当能够满足物料或产品的贮存条件（如温度、湿度、避光）和安全贮存的要求，并进行检查和监控。高活性的物料或产品及印刷包装材料应当贮存于安全的区域。

4. 质量控制区　质量控制实验室通常应当与生产区分开。生物检定、微生物和放射性同位素的实验室还应当彼此分开。实验动物房应当与其他区域严格分开，其设计、建造应当符合国家有关规定，并设有独立的空气处理设施及动物的专用通道。

知识链接

洁净区级别

无菌药品生产所需的洁净区分为 4 个级别。

A 级：高风险操作区，如灌装区、放置胶塞桶和与无菌制剂直接接触的敞口包装容器的区域及无菌装配或连接操作的区域。

B 级：指无菌配制和灌装等高风险操作 A 级洁净区所处的背景区域。

C 级和 D 级：指无菌药品生产过程中重要程度较低的操作步骤的洁净区。

（五）设备

设备的设计、选型、安装、改造和维护必须符合预定用途，应当尽可能降低产生污染、交叉污染、混淆和差错的风险，便于操作、清洁、维护，以及必要时进行的消毒或灭菌。

1. 设计和安装　生产设备不得对药品质量产生任何不利影响。与药品直接接触的生产设备表面应当平整、光洁、易清洗或消毒、耐腐蚀，不得与药品发生化学反应、吸附药品或向药品中释放物质。应当选择适当的清洗、清洁设备，并防止这类设备成为污染源。设备所用的润滑剂、冷却剂等不得对药品或容器造成污染，应当尽可能使用食用级或级别相当的润滑剂。

2. 维护和维修　设备的维护和维修不得影响产品质量。应当制定设备的预防性维护计划和操作规程，设备的维护和维修应当有相应的记录。经改造或重大维修的设备应当进行再确认，符合要求后方可用于生产。

3. 使用和清洁　主要生产和检验设备都应当有明确的操作规程。生产设备应当有明显的状态标识，标明设备编号和内容物（如名称、规格、批号）；没有内容物的应当标明清洁状态。

4. 校准　应当按照操作规程和校准计划定期对生产和检验用衡器、量具、仪表、记录和控制设备及仪器进行校准和检查，并保存相关记录。

5. 制药用水　制药用水应当适合其用途，并符合《中华人民共和国药典》的质量标准及相关要求。制药用水至少应当采用饮用水。纯化水、注射用水的制备、贮存和分配应当能够防止微生物的滋生。纯化水可采用循环，注射用水可采用 70℃以上保温循环。应当对制药用水及原水的水质进行定期监测，并有相应的记录。

（六）物料与产品

药品生产所用的原辅料、与药品直接接触的包装材料应当符合相应的质量标准。药品上直接印字所用油墨应当符合食用标准要求。进口原辅料应当符合国家相关的进口管理规定。应当建立物料和产品的操作规程，确保物料和产品的正确接收、贮存、发放、使用和发运，防止污染、交叉污染、混淆和差错。物料和产品的处理应当按照操作规程或工艺规程执行，并有记录。

（七）确认与验证

企业应当确定需要进行的确认或验证工作，以证明有关操作的关键要素能够得到有效控制。确认或验证的范围和程度应当经过风险评估来确定。企业的厂房、设施、设备和检验仪器应当经过确认，应当采用经过验证的生产工艺、操作规程和检验方法进行生产、操作和检验，并保持持续的验证状态。

（八）文件管理

文件是质量保证系统的基本要素。企业必须有内容正确的书面质量标准、生产处方和工艺规程、操作规程及记录等文件。企业应当建立文件管理的操作规程，系统地设计、制定、审核、批准和发放文件。与本规范有关的文件应当经质量管理部门的审核。文件的内容应当与药品生产许可、药品注册等相关要求一致，并有助于追溯每批产品的历史情况。

每批药品应当有批记录，包括批生产记录、批包装记录、批检验记录和药品放行审核记录等与本批产品有关的记录。批记录应当由质量管理部门负责管理，至少保存至药品有效期后1年。质量标准、工艺规程、操作规程、稳定性考察、确认、验证、变更等其他重要文件应当长期保存。

（九）生产管理

所有药品的生产和包装均应当按照批准的工艺规程和操作规程进行操作并有相关记录，以确保药品达到规定的质量标准，并符合药品生产许可和注册批准的要求。生产过程中应当尽可能采取措施，防止污染和交叉污染。

企业应当建立划分产品生产批次的操作规程，生产批次的划分应当能够确保同一批次产品质量和特性的均一性。每批药品均应当编制唯一的批号。除另有法定要求外，生产日期不得迟于产品成型或灌装（封）前经最后混合的操作开始日期，不得以产品包装日期作为生产日期。

每批产品应当检查产量和物料平衡，确保物料平衡符合设定的限度。如有差异，必须查明原因，确认无潜在质量风险后，方可按照正常产品处理。

不得在同一生产操作间同时进行不同品种和规格药品的生产操作，除非没有发生混淆或交叉污染的可能。在生产的每一阶段，应当保护产品和物料免受微生物和其他污染。生产期间使用的所有物料、中间产品或待包装产品的容器及主要设备、必要的操作室应当贴签标识或以其他方式标明生产中的产品或物料名称、规格和批号，如有必要，还应当标明生产工序。

容器、设备或设施所用标识应当清晰明了，标识的格式应当经企业相关部门批准。除在标识上使用文字说明外，还可采用不同的颜色区分被标识物的状态（如待验、合格、不合格或已清洁等）。每次生产结束后应当进行清场，确保设备和工作场所没有遗留与本次生产有关的物料、产品和文件。下次生产开始前，应当对前次清场情况进行确认。应当尽可能避免出现任何偏离工艺规程或操作规程的偏差。一旦出现偏差，应当按照偏差处理操作规程执行。

（十）质量控制与质量保证

1. 质量控制实验室管理　质量控制实验室的人员、设施、设备应当与产品性质和生产规模相适应。质量控制负责人应当具有足够的管理实验室的资质和经验，可以管理同一企业的一个或多个实验室。质量控制实验室的检验人员至少应当具有相关专业中专或高中以上学历，并经过与所从事的检验操作相关的实践培训且通过考核。质量控制实验室应当配备药典、标准图谱等必要的工具书，以及标准品或对照品等相关的标准物质。

2. 物料和产品放行　应当分别建立物料和产品批准放行的操作规程，明确批准放行的标准、职责，并有相应的记录。

3. 持续稳定性考察　持续稳定性考察的目的是在有效期内监控已上市药品的质量，以发现药品与生产相关的稳定性问题（如杂质含量或溶出度特性的变化），并确定药品能够在标示的贮存条件下，符合质量标准的各项要求。主要针对市售包装药品，但也需兼顾待包装产品。持续稳定性考察应当有考察方案，结果应当有报告。其时间应当涵盖药品有效期。

4. 变更控制　企业应当建立变更控制系统，对所有影响产品质量的变更进行评估和管理。需要经药品监督管理部门批准的变更应当在得到批准后方可实施。

5. 偏差处理　各部门负责人应当确保所有人员正确执行生产工艺、质量标准、检验方法和操作规程，防止偏差的产生。企业应当建立偏差处理的操作规程，规定偏差的报告、记录、调查、处理及所采取的纠正措施，并有相应的记录。任何偏离生产工艺、物料平衡限度、质量标准、检验方法、操作规程等的情况均应当有记录，并立即报告主管人员及质量管理部门，应当有清楚的说明，重大偏差应当由质量管理部门会同其他部门进行彻底调查，并有调查报告。偏差调查报告应当由质量管理部门的指定人员审核并签字。

6. 纠正措施和预防措施　企业应当建立纠正措施和预防措施系统，对投诉、召回、偏差、自检或外部检查结果、工艺性能和质量监测趋势等进行调查并采取纠正和预防措施。

7. 供应商的评估和批准　质量管理部门应当对所有生产用物料的供应商进行质量评估，会同有关部门对主要物料供应商（尤其是生产商）的质量体系进行现场质量审计，并对质量评估不符合要求的供应商行使否决权。

8. 产品质量回顾分析　应当按照操作规程，每年对所有生产的药品按品种进行产品质量回顾分析，以确认工艺稳定可靠，以及原辅料、成品现行质量标准的适用性，及时发现不良趋势，确定产品及工艺改进的方向。应当考虑以往回顾分析的历史数据，还应当对产品质量回顾分析的有效性进行自检。

9. 投诉与不良反应报告　应当建立药品不良反应报告和监测管理制度，设立专门机构并配备专职人员负责管理。应当主动收集药品不良反应，对不良反应应当详细记录、评价、调查和处理，及时采取措施控制可能存在的风险，并按照要求向药品监督管理部门报告。

（十一）委托生产与委托检验

为确保委托生产产品的质量和委托检验的准确性和可靠性，委托方和受托方必须签订书面合同，明确规定各方责任、委托生产或委托检验的内容及相关的技术事项。委托生产或委托检验的所有活动，包括在技术或其他方面拟采取的任何变更，均应当符合药品生产许可和注册的有关要求。委托方应当对受托方进行评估，对受托方的条件、技术水平、质量管理情况进行现场考核，确认其具有完成受托工作的能力，并能保证符合本规范的要求。受托方必须具备足够的厂房、设备、知识和经验及人员，满足委托方所委托的生产或检验工作的要求。

（十二）产品发运与召回

每批产品均应当有发运记录。发运记录应当至少保存至药品有效期后1年。企业应当建立产品召回系统，必要时可迅速、有效地从市场召回任何一批存在安全隐患的产品。因质量原因退货和召回的产品，均应当按照规定监督销毁，有证据证明退货产品质量未受影响的除外。

（十三）自检

质量管理部门应当定期组织对企业进行自检，监控本规范的实施情况，评估企业是否符合本规范要求，并提出必要的纠正和预防措施。自检应当有计划，对机构与人员、厂房与设施、设备、物料与产品、确认与验证、文件管理、生产管理、质量控制与质量保证、委托生产与委托检验、产品发运与召回等项目定期进行检查。应当由企业指定人员进行独立、系统、全面的自检，也可由外部人员或专家进行独立的质量审计。自检应当有记录。

（十四）附则

附则部分对一些术语的含义做出了解释。

1.操作规程　经批准用来指导设备操作、维护与清洁、验证、环境控制、取样和检验等药品生产活动的通用性文件，也称标准操作规程。

2.产品　包括药品的中间产品、待包装产品和成品。

3.成品　已完成所有生产操作步骤和最终包装的产品。

4.污染　在生产、取样、包装或重新包装、贮存或运输等操作过程中，原辅料、中间产品、待包装产品、成品受到具有化学或微生物特性的杂质或异物的不利影响。

5.交叉污染　不同原料、辅料及产品之间发生的相互污染。

6.洁净区　需要对环境中尘粒及微生物数量进行控制的房间（区域），其建筑结构、装备及其使用应当能够减少该区域内污染物的引入、产生和滞留。

7.批　经一个或若干加工过程生产的、具有预期均一质量和特性的一定数量的原辅料、包装材料或成品。为完成某些生产操作步骤，可能有必要将一批产品分成若干亚批，最终合并成为一个均一的批。在连续生产情况下，批必须与生产中具有预期均一特性的确定数量的产品相对应，批量可以是固定数量或固定时间段内生产的产品量。

8.批号　用于识别一个特定批的具有唯一性的数字和（或）字母的组合。

9.批记录　用于记述每批药品生产、质量检验和放行审核的所有文件和记录，可追溯所有与成品质量有关的历史信息。

10.文件　包括质量标准、工艺规程、操作规程、记录、报告等。

11.物料　指原料、辅料和包装材料等。

12.原辅料　除包装材料之外，药品生产中使用的任何物料。

13.物料平衡　产品或物料实际产量或实际用量及收集到的损耗之和与理论产量或理论用量之间的比较，并考虑可允许的偏差范围。

14.验证　证明任何操作规程（或方法）、生产工艺或系统能够达到预期结果的一系列活动。

项目四　药品召回管理

药品召回是药品上市后安全监管的一项风险管理措施。2022年10月24日，国家药品监督管理局发布经修订的《药品召回管理办法》，自2022年11月1日起施行。《药品召回管理办法》规范了药品召回相关工作，明确了药品召回的责任主体、召回范围、召回药品的处理要求，强化了药品召回与药品追溯、信息公开等相关工作的衔接，对境外实施药品召回做出相应规定。

一、药品召回的定义与分类

（一）药品召回的定义

药品召回是指药品上市许可持有人（以下称持有人）按照规定的程序收回已上市的存在质量问题或者其他安全隐患的药品，并采取相应措施，及时控制风险、消除隐患的活动。

质量问题或者其他安全隐患，是指由于研制、生产、储运、标识等原因导致药品不符合法定要求，或者其他可能使药品具有危及人体健康和生命安全的不合理危险。

（二）药品召回的分类

药品召回分为主动召回和责令召回两类。

1. 主动召回 持有人经调查评估后，确定药品存在质量问题或者其他安全隐患的，应当立即决定并实施召回，同时通过企业官方网站或者药品相关行业媒体向社会发布召回信息。

2. 责令召回 药品监督管理部门经过调查评估，认为持有人应当召回药品而未召回的，或者药品监督管理部门经对持有人主动召回结果审查，认为持有人召回药品不彻底的，责令持有人召回药品。

（三）药品召回的分级

根据药品质量问题或者其他安全隐患的严重程度，药品召回分为三级。

1. 一级召回 使用该药品可能或者已经引起严重健康危害的。

2. 二级召回 使用该药品可能或者已经引起暂时或者可逆的健康危害的。

3. 三级召回 使用该药品一般不会引起健康危害，但由于其他原因需要收回的。

二、药品召回的监督管理机构与职责

国家药品监督管理局负责指导全国药品召回的管理工作。省、自治区、直辖市人民政府（以下称省级）药品监督管理部门负责本行政区域内药品召回的监督管理工作。市县级地方人民政府药品监督管理部门负责配合、协助做好药品召回的有关工作，负责行政区域内药品经营企业、药品使用单位协助召回情况的监督管理工作。

国家药品监督管理局和省级药品监督管理部门应当按照药品信息公开有关制度，采取有效途径向社会公布存在质量问题或者其他安全隐患的药品信息和召回信息，必要时向同级卫生健康主管部门通报相关信息。

三、药品上市许可持有人及相关主体药品召回的义务

（一）持有人的义务

持有人是控制风险和消除隐患的责任主体，应当建立并完善药品召回制度，收集药品质量和安全的相关信息，对可能存在的质量问题或者其他安全隐患进行调查、评估，及时召回存在质量问题或者其他安全隐患的药品。制定药品召回信息公开制度，依法主动公布药品召回信息。

境外生产药品涉及在境内实施召回的，境外持有人指定的在中国境内履行持有人义务的企业法人（以下称境内代理人）应当按照本办法组织实施召回，并向其所在地省级药品监督管理部门和卫生健康主管部门报告药品召回和处理情况。

（二）药品生产、经营与使用单位的义务

药品生产企业、药品经营企业、药品使用单位应当积极协助持有人对可能存在质量问题或者其他安全隐患的药品进行调查、评估，主动配合持有人履行召回义务，按照召回计划及时传

达、反馈药品召回信息，控制和收回存在质量问题或者其他安全隐患的药品。

药品生产企业、药品经营企业、药品使用单位发现其生产、销售或者使用的药品可能存在质量问题或者其他安全隐患的，应当及时通知持有人，必要时应当暂停生产、放行、销售、使用，并向所在地省级药品监督管理部门报告，通知和报告的信息应当真实。

持有人、药品生产企业、药品经营企业、药品使用单位应当按规定建立并实施药品追溯制度，保存完整的购销记录，保证上市药品的可溯源。

四、调查评估与药品召回的实施

（一）调查评估

持有人应当主动收集、记录药品的质量问题、药品不良反应／事件、其他安全风险信息，对可能存在的质量问题或者其他安全隐患进行调查和评估。药品生产企业、药品经营企业、药品使用单位应当配合持有人对有关药品质量问题或者其他安全隐患进行调查，并提供有关资料。

持有人应当根据调查和评估结果及药品召回等级，形成调查评估报告，科学制订召回计划。调查评估报告包括以下内容：①召回药品的具体情况，包括名称、规格、批次等基本信息；②实施召回的原因；③调查评估结果；④召回等级。召回计划包括以下内容：①药品生产销售情况及拟召回的数量；②召回措施的具体内容，包括实施的组织、范围和时限等；③召回信息的公布途径和范围；④召回的预期效果；⑤药品召回后的处理措施；⑥联系人的姓名及联系方式。

（二）主动召回

1. 药品召回程序和时间规定　持有人经调查评估后，确定药品存在质量问题或者其他安全隐患的，应当立即决定并实施召回，同时通过企业官方网站或者药品相关行业媒体向社会发布召回信息。召回信息包括以下内容：药品名称、规格、批次、持有人、药品生产企业、召回原因、召回等级等。

实施一级、二级召回的，持有人还应当申请在所在地省级药品监督管理部门网站依法发布召回信息。省级药品监督管理部门网站发布的药品召回信息应当与国家药品监督管理局网站链接。

持有人做出药品召回决定的，一级召回在1日内，二级召回在3日内，三级召回在7日内，应当发出召回通知，通知到药品生产企业、药品经营企业、药品使用单位等，同时向所在地省级药品监督管理部门备案调查评估报告、召回计划和召回通知。

召回通知包括以下内容：①召回药品的具体情况，包括名称、规格、批次等基本信息；②召回的原因；③召回等级；④召回要求，如立即暂停生产、放行、销售、使用；转发召回通知等；⑤召回处理措施，如召回药品外包装标识、隔离存放措施、储运条件、监督销毁等。

持有人在实施召回过程中，一级召回每日，二级召回每3日，三级召回每7日，向所在地省级药品监督管理部门报告药品召回进展情况。召回过程中，持有人应当及时评估召回效果，发现召回不彻底的，应当变更召回计划，扩大召回范围或者重新召回。变更召回计划的，应当及时向所在地省级药品监督管理部门备案。

2. 召回药品的处理　持有人应当明确召回药品的标识及存放要求，召回药品的外包装标识、隔离存放措施等应当与正常药品明显区别，防止差错、混淆。对需要特殊储存条件的，在其储存和转运过程中，应当保证储存条件符合规定。

召回药品需要销毁的，应当在持有人、药品生产企业或者储存召回药品所在地县级以上人民政府药品监督管理部门或者公证机构监督下销毁。

对通过更换标签、修改并完善说明书、重新外包装等方式能够消除隐患的，或者对不符合药品标准但尚不影响安全性、有效性的中药饮片，且能够通过返工等方式解决该问题的，可以适当处理后再上市。相关处理操作应当符合相应药品质量管理规范等要求，不得延长药品有效期或者保质期。

持有人对召回药品的处理应当有详细的记录，记录应当保存 5 年且不得少于药品有效期后 1 年。

持有人应当按照《药品管理法》第八十二条规定，在召回完成后十个工作日内，将药品召回和处理情况向所在地省级药品监督管理部门和卫生健康主管部门报告。持有人应当在药品年度报告中说明报告期内药品召回情况。

3. 境外持有人药品主动召回责任 境内代理人在境内实施药品召回的，应当按照《药品召回管理办法》组织实施召回，并向其所在地省级药品监督管理部门和卫生健康主管部门报告药品召回和处理情况。境外持有人在境外实施药品召回，经综合评估认为属于规定情形的，其境内代理人应当于境外召回启动后十个工作日内，向所在地省级药品监督管理部门报告召回药品的名称、规格、批次、召回原因等信息。

（三）责令召回

省级药品监督管理部门责令召回药品的，应当向社会公布责令召回药品信息，要求持有人、药品生产企业、药品经营企业和药品使用单位停止生产、放行、销售、使用。做出责令召回决定后，应当将责令召回通知书送达持有人。责令召回通知书包括以下内容：①召回药品的具体情况，包括名称、规格、批次等基本信息；②实施召回的原因；③审查评价和（或）调查评估结果；④召回等级；⑤召回要求，包括范围和时限等。

持有人在收到责令召回通知书后，应当按照规定通知药品生产企业、药品经营企业和药品使用单位，制订、备案召回计划，并组织实施。在实施召回过程中，应当按时向所在地省级药品监督管理部门报告药品召回进展情况，做好后续处理和记录，并在完成召回和处理后 10 个工作日内向所在地省级药品监督管理部门和卫生健康主管部门提交药品召回的总结报告。

省级药品监督管理部门应当自收到总结报告之日起十个工作日内进行审查，并对召回效果进行评价，必要时组织专家进行审查和评价。认为召回尚未有效控制风险或者消除隐患的，应当书面要求持有人重新召回。

对持有人违反《药品召回管理办法》规定，在其所在地省级药品监督管理部门责令其召回后而拒不召回的，药品生产企业、药品经营企业、药品使用单位不配合召回的，相应省级药品监督管理部门应当按照《药品管理法》第一百三十五条的规定进行查处。

复习思考题

一、单项选择题

1. 开办药品生产企业必须取得（ ）

　　A. 药品生产合格证　　　　　B. 药品生产准许证　　　　C.《药品生产许可证》

　　D. 药品生产资格证　　　　　E. 药品生产批准文号

2.《药品生产许可证》的审批发放机构是（ ）

　　A. 国务院药品监督管理部门　　　　　B. 省级药品监督管理部门

　　C. 地市级药品监督管理部门　　　　　D. 县级药品监督管理部门

E. 省级卫生健康委员会

3. 《药品生产许可证》的有效期为（   ）

A. 1 年　　　　　　　　B. 2 年　　　　　　　　C. 3 年

D. 5 年　　　　　　　　E. 6 年

4. 对《药品生产许可证》有效期届满未重新发证的，应当（   ）

A. 不予核发《药品生产许可证》　　B. 注销《药品生产许可证》

C. 补发《药品生产许可证》　　　　D. 不予再注册

E. 分情况处理

5. 药品生产企业生产药品应遵守（   ）要求

A. GLP　　　　　　　　B. GCP　　　　　　　　C. GMP

D. GSP　　　　　　　　E. GAP

6. 药品生产企业质量管理负责人应当具有至少（   ）从事药品生产和质量管理的实践经验

A. 1 年　　　　　　　　B. 2 年　　　　　　　　C. 3 年

D. 4 年　　　　　　　　E. 5 年

7. 关于药品生产企业关键人员说法错误的是（   ）

A. 关键人员应为企业全职人员

B. 质量管理负责人和生产管理负责人可以兼任

C. 质量管理负责人和质量受权人可以兼任

D. 企业负责人是药品质量的主要责任人

E. 关键人员至少包括企业负责人、生产管理负责人、质量管理负责人和质量受权人

8. 生产药品的原料、辅料应符合（   ）

A. 国际标准　　　　　　B. 化学标准　　　　　　C. 卫生要求

D. 药用要求　　　　　　E. 食用要求

9. 可以委托生产的药品是（   ）

A. 疫苗　　　　　　　　B. 麻醉药品　　　　　　C. 医疗毒性药品

D. 血液制品　　　　　　E. 精神药品

10. 药品"批号"是指（   ）

A. 在规定限度内具有同一性质和质量的药品

B. 用于识别一个特定批的具有唯一性的数字和（或）字母的组合

C. 同一生产设备生产出来的具有同一性质和数量的药品

D. 用于识别药品生产日期的符号

E. 同一生产周期中生产出来的一定数量的药品

11. 根据短缺药品报告制度，列入国家实施停产报告的短缺药品清单的药品，药品上市许可持有人停止生产的，应当向所在地省级药品监督管理部门报告的时限是在计划停产实施（   ）

A. 1 个月前　　　　　　B. 2 个月前　　　　　　C. 3 个月前

D. 5 个月前　　　　　　E. 6 个月前

12. 关于药品召回的说法，错误的是（   ）

A. 药品上市许可持有人是药品召回的责任主体

B. 对于使用后可能引起严重健康危害的药品，应当实施三级召回

C. 药品经营企业应当协助药品上市许可持有人履行召回义务

D. 按照性质划分，药品召回分为主动召回、责令召回两类

E. 省级药品监督管理部门应当对召回总结报告进行审查，并对召回效果进行评价

二、配伍选择题

［1～3］

A. 一级召回   B. 二级召回   C. 三级召回

D. 四级召回   E. 无须召回

1. 一般不会引起健康危害，但由于其他原因需要召回的药品，应实施（ ）

2. 可能或者已经引起严重健康危害的药品，应实施（ ）

3. 可能或者已经引起暂时或者可逆的健康危害的药品，应实施（ ）

［4～6］

A. 1 日内   B. 2 日内   C. 3 日内

D. 5 日内   E. 7 日内

药品上市许可持有人在启动药品召回后，应当将调查评估报告和召回计划提交给所在地省、自治区、直辖市药品监督管理部门备案。其时限是：

4. 一级召回在（ ）

5. 二级召回在（ ）

6. 三级召回在（ ）

三、多项选择题

1. 开办药品生产企业的条件包括（ ）

A. 具有依法经过资格认定的药学技术人员、工程技术人员及相应的技术工人

B. 具有与其药品生产相适应的厂房、设施和卫生环境

C. 具有能对所生产药品进行质量管理和质量检验的机构、人员及必要的仪器设备

D. 具有新药品种

E. 有保证药品质量的规章制度

2. 药品使用单位发现其使用的药品存在安全隐患的，应当（ ）

A. 暂停销售或使用该药品

B. 通知药品上市许可持有人

C. 立即退给药品供应商

D. 协助药品上市许可持有人控制和收回存在安全隐患的药品

E. 向药品监督管理部门报告

扫一扫，查阅
复习思考题答案

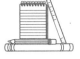

扫一扫，查阅
本模块 PPT、
视频等数字资源

模块七　药品经营管理

【学习目标】

掌握：药品经营与药品经营企业基本知识，《药品经营许可证》概况，《药品经营和使用质量监督管理办法》经营管理的主要内容，药品电子商务经营模式。

熟悉：《药品经营和使用质量监督管理办法》经营许可的主要内容，《药品经营质量管理规范》（GSP）。

了解：互联网药品信息服务的管理要求，药品网络销售管理要求。

案例导入

2023 年 8 月，某市场监督管理局联合当地卫生健康主管部门对当地某保健品经营店进行现场检查。经查，该店在未取得《药品经营许可证》情况下销售黄体酮注射液、断血流片等 35 种药品，货值金额 2622 元。2023 年 9 月，某市场监督管理局对该店处以没收未经许可经营药品、罚款 15 万元的行政处罚。

问题：

1. 药品也是商品，是可以用来销售的，为什么上述保健品经营店经营药品的行为属于违法行为？

2. 什么样的企业才可以经营药品？

项目一　药品经营与药品经营企业

一、药品经营

（一）药品经营的概念

药品经营是以药品上市许可持有人为核心，通过对药品信息流、物流、资金流的有效控制，将药品或药品物流服务提供给药品供应链中各个环节的参与方，并完成药品信息化追溯的过程。药品经营活动包括药品采购、储存、运输、销售及售后服务等具体活动。药品经营活动具有一般商品经营活动的共性，但由于药品与公众生命健康、人身安全直接相关，属于一类特殊的商品，因此国家对药品经营活动实施更为严格的监督管理，制定法律、法规和标准对药品经营行为和质量控制过程进行规范和引导。《药品管理法》对药品经营活动及其监督管理做出严格的规定。

（二）药品经营方式

药品经营方式分为药品批发和药品零售两种，划分依据是药品销售对象，与药品具体销售数量多少无关。

1.药品批发是指将药品销售给符合购进药品资质的药品上市许可持有人、药品生产企业、药品经营企业和药品使用单位的药品经营方式。

2.药品零售是指将药品直接销售给个人消费者的药品经营方式。

药品经营企业只能按照批准的经营方式进行药品经营。未经药品监督管理部门审核同意，药品经营企业不得改变经营方式。

（三）药品经营范围

1.药品批发企业经营范围：中药饮片、中成药、化学药、生物制品、体外诊断试剂（药品）、麻醉药品、第一类精神药品、第二类精神药品、药品类易制毒化学品、医疗用毒性药品、蛋白同化制剂、肽类激素等。其中麻醉药品、第一类精神药品、第二类精神药品、药品类易制毒化学品、医疗用毒性药品、蛋白同化制剂、肽类激素等经营范围的核定，按照国家有关规定执行。

经营冷藏冷冻等有特殊管理要求的药品的，应当在经营范围中予以标注。

2.从事药品零售活动的，应当核定经营类别，并在经营范围中予以明确。经营类别分为处方药、甲类非处方药、乙类非处方药。

药品零售企业经营范围：中药饮片、中成药、化学药、第二类精神药品、血液制品、细胞治疗类生物制品及其他生物制品等。其中第二类精神药品、血液制品、细胞治疗类生物制品经营范围的核定，按照国家有关规定执行。

经营冷藏冷冻药品的，应当在经营范围中予以标注。

药品零售连锁门店的经营范围不得超过药品零售连锁总部的经营范围。

二、药品经营企业

药品经营企业是指经营药品的专营企业或兼营企业，包括药品批发企业和药品零售企业。药品经营企业是药品流通环节的主要载体，药品通过药品经营企业流通到医疗机构和消费者，从而使药品进入使用环节，实现其价值。在药品流通中药品经营企业发挥了重要作用。

（一）药品批发企业

药品批发企业是指将购进的药品销售给药品生产企业、药品经营企业、医疗机构的药品经营企业。销售对象主要是药品零售企业和医疗机构，交易活动一般是在药品企业之间进行。药品批发企业是大宗的买卖活动，即成批购进成批销售，购销商品一般数量较大。绝大部分的药品是通过药品批发企业转售给医疗机构药房（医院药房）及社会药房（零售药店），降低了药品销售中的交易次数。

（二）药品零售企业

药品零售企业是指将购进的药品直接销售给消费者的药品经营企业，在我国通常称为药店。销售对象是个人消费者，交易活动一般是在药品企业与个人消费者之间进行。在我国的药品流通渠道中，药品零售企业是药品流通渠道的中间商，是中间环节的终端，与批发企业相比，由于它直接服务消费者，具有小型化、数量多、分布广、经营多元化、私有化程度高等特点。

目前我国常见的零售药品企业的类型有以下几种。

1.零售连锁药店　指经营同类药品，使用同一商号的若干门店，在同一总部的管理下，采取统一配送、统一质量标准、采购同销售分离、实行规模化管理的组织形式。药品零售连锁药店总部和各个门店必须依法分别取得《药品经营许可证》。

2.零售单体药店   指依法取得《药品经营许可证》的经营药品零售业务的药品经营企业，又称独立的零售药店。

3.其他   处方药店、非处方药店、中药店等。目前绝大多数零售药店都为综合型药店，其经营范围包括处方药、非处方药、中药饮片等。

项目二 《药品经营许可证》管理

我国对药品经营实施许可制度，在中华人民共和国境内除药品上市许可持有人自行批发药品外，经营药品必须依法持有《药品经营许可证》。根据《中华人民共和国药品管理法》第五十一条的规定：从事药品批发活动，应当经所在地省、自治区、直辖市人民政府药品监督管理部门批准，取得《药品经营许可证》。从事药品零售活动，应当经所在地县级以上地方人民政府药品监督管理部门批准，取得《药品经营许可证》。无《药品经营许可证》的，不得经营药品。

为了加强药品经营和药品使用质量监督管理，规范药品经营和药品使用质量管理活动，国家市场监督管理总局于 2023 年 9 月 27 日颁布了《药品经营和使用质量监督管理办法》，自 2024 年 1 月 1 日起施行。

一、《药品经营许可证》概况

《药品经营许可证》有效期为 5 年，分为正本和副本。《药品经营许可证》样式由国家药品监督管理局统一制定。《药品经营许可证》电子证书与纸质证书具有同等法律效力。禁止伪造、变造、出租、出借、买卖《药品经营许可证》。

《药品经营许可证》应当载明许可证编号、企业名称、统一社会信用代码、经营地址、法定代表人、主要负责人、质量负责人、经营范围、经营方式、仓库地址、发证机关、发证日期、有效期等项目。企业名称、统一社会信用代码、法定代表人等项目应当与市场监督管理部门核发的营业执照中载明的相关内容一致。

《药品经营许可证》载明事项分为许可事项和登记事项。许可事项是指经营地址、经营范围、经营方式、仓库地址。登记事项是指企业名称、统一社会信用代码、法定代表人、主要负责人、质量负责人等。

二、申领《药品经营许可证》的条件

（一）药品批发企业开办条件

从事药品批发活动的，应当具备以下条件。

1.有与其经营范围相适应的质量管理机构和人员；企业法定代表人、主要负责人、质量负责人、质量管理部门负责人等符合规定的条件。

2.有依法经过资格认定的药师或者其他药学技术人员。

3.有与其经营品种和规模相适应的自营仓库、营业场所和设施设备，仓库具备实现药品入库、传送、分拣、上架、出库等操作的现代物流设施设备。

4.有保证药品质量的质量管理制度及覆盖药品经营、质量控制和追溯全过程的信息管理系统，并符合药品经营质量管理规范（以下简称 GSP）要求。

（二）药品零售连锁总部企业开办条件

从事药品零售连锁经营活动的，应当设立药品零售连锁总部，对零售门店进行统一管理。药品零售连锁总部应当具备以下条件。

1.有与其经营范围相适应的质量管理机构和人员；企业法定代表人、主要负责人、质量负责人、质量管理部门负责人等符合规定的条件。

2.有依法经过资格认定的药师或者其他药学技术人员。

3.具备能够保证药品质量、与其经营品种和规模相适应的仓库、配送场所和设施设备。

4.有保证药品质量的质量管理制度及覆盖药品经营、质量控制和追溯全过程的信息管理系统，并符合 GSP 要求。

（三）药品零售企业开办条件

从事药品零售活动的，应当具备以下条件。

1.经营处方药、甲类非处方药的，应当按规定配备与经营范围和品种相适应的依法经过资格认定的药师或者其他药学技术人员。只经营乙类非处方药的，可以配备经设区的市级药品监督管理部门组织考核合格的药品销售业务人员。

2.有与所经营药品相适应的营业场所、设备、陈列、仓储设施及卫生环境；同时经营其他商品（非药品）的，陈列、仓储设施应当与药品分开设置；在超市等其他场所从事药品零售活动的，应当具有独立的经营区域。

3.有与所经营药品相适应的质量管理机构或者人员，企业法定代表人、主要负责人、质量负责人等符合规定的条件。

4.有保证药品质量的质量管理制度、符合质量管理与追溯要求的信息管理系统，符合 GSP 要求。

三、申领《药品经营许可证》的程序

1.开办药品经营企业，应当在取得营业执照后，向所在地县级以上药品监督管理部门申请《药品经营许可证》。药品批发企业、药品零售连锁总部的许可，应当向省级药品监督管理部门申请；药品零售企业的许可，应当向市县级药品监督管理部门申请。

2.药品监督管理部门收到《药品经营许可证》申请后，应当根据情况，做出处理。包括：受理、不予受理、补齐补正。

3.药品监督管理部门应当自受理申请之日起二十日（以工作日计算）内做出决定。

药品监督管理部门按照 GSP 及其现场检查指导原则、检查细则等有关规定，组织开展申报资料技术审查和现场检查。

经技术审查和现场检查，符合条件的，准予许可，并自许可决定做出之日起五日内颁发《药品经营许可证》；不符合条件的，做出不予许可的书面决定，并说明理由。

仅从事乙类非处方药零售活动的，申请人提交申请材料和承诺书后，符合条件的，准予许可，当日颁发《药品经营许可证》。自许可决定做出之日起三个月内药品监督管理部门组织开展技术审查和现场检查，发现承诺不实的，责令限期整改，整改后仍不符合条件的，撤销《药品经营许可证》。

四、《药品经营许可证》的变更、换发、遗失补办和注销

（一）《药品经营许可证》的变更

《药品经营许可证》变更分为许可事项变更和登记事项变更。

1.许可事项变更   药品经营企业变更《药品经营许可证》许可事项的，应当向发证机关提出《药品经营许可证》变更申请。未经批准，不得擅自变更许可事项。发证机关应当自受理变更申请之日起十五日内做出准予变更或者不予变更的决定。

2.登记事项变更   药品经营企业变更《药品经营许可证》登记事项的，应当在发生变化起三十日内，向发证机关申请办理《药品经营许可证》变更登记。发证机关应当在十日内完成变更登记。

《药品经营许可证》载明事项发生变更的，由发证机关在副本上记录变更的内容和时间，并按照变更后的内容重新核发《药品经营许可证》正本。

（二）《药品经营许可证》的换发

《药品经营许可证》有效期届满需要继续经营药品的，药品经营企业应当在有效期届满前六个月至两个月期间，向发证机关提出重新审查发证申请。

发证机关按照《药品经营和使用质量监督管理办法》关于申请办理《药品经营许可证》的程序和要求进行审查，必要时开展现场检查。《药品经营许可证》有效期届满前，应当做出是否许可的决定。

经审查符合规定条件的，准予许可，《药品经营许可证》编号不变。不符合规定条件的，责令限期整改；整改后仍不符合规定条件的，不予许可，并书面说明理由。逾期未做出决定的，视为准予许可。

在有效期届满前两个月内提出重新审查发证申请的，《药品经营许可证》有效期届满后不得继续经营；药品监督管理部门准予许可后，方可继续经营。

（三）《药品经营许可证》的遗失补办

《药品经营许可证》遗失的，应当向原发证机关申请补发。原发证机关应当及时补发《药品经营许可证》，补发的《药品经营许可证》编号和有效期限与原许可证一致。

（四）《药品经营许可证》的注销

药品经营企业有下列情形之一的，由发证机关依法办理《药品经营许可证》注销手续，并予以公告。

1.企业主动申请注销《药品经营许可证》的。

2.《药品经营许可证》有效期届满未申请重新审查发证的。

3.药品经营许可依法被撤销、撤回或者《药品经营许可证》依法被吊销的。

4.企业依法终止的。

5.法律、法规规定的应当注销行政许可的其他情形。

药品监督管理部门应当及时更新《药品经营许可证》核发、重新审查发证、变更、吊销、撤销、注销等信息，并在完成后十日内予以公开。

知识链接

《药品经营许可证》编号

省份简称＋两位分类代码＋四位地区代码＋五位顺序号。

其中两位分类代码为大写英文字母，第一位 A 表示批发企业，B 表示药品零售连锁总部，C 表示零售连锁门店，D 表示单体药品零售企业；第二位 A 表示法人企业，B 表示非法人企业。

四位地区代码为阿拉伯数字，对应企业所在地区（市、州）代码，按照国内电话区号编写，区号为四位的去掉第一个 0，区号为三位的全部保留，第四位为调整码。

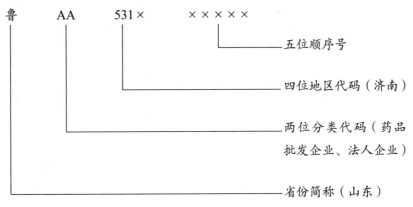

图 7-1　《药品经营许可证》编号

项目三　药品经营管理的内容

从事药品经营活动的，应当遵守 GSP，按照《药品经营许可证》载明的经营方式和经营范围，在药品监督管理部门核准的地址销售、储存药品，保证药品经营全过程符合法定要求。

药品经营企业应当建立覆盖药品经营全过程的质量管理体系。购销记录及储存条件、运输过程、质量控制等记录应当完整准确，不得编造和篡改。

药品经营企业的法定代表人、主要负责人对药品经营活动全面负责。药品经营企业的主要负责人、质量负责人应当符合 GSP 规定的条件。主要负责人全面负责企业日常管理，负责配备专门的质量负责人；质量负责人全面负责药品质量管理工作，保证药品质量。

一、药品上市许可持有人的经营管理

药品上市许可持有人可以自行销售其取得《药品注册证书》的药品，也可以委托药品经营企业销售。药品上市许可持有人自行批发药品时，无须申领取得《药品经营许可证》，但需具备 GSP 规定开办药品批发企业的条件（储存、运输药品设施设备除外），销售药品行为严格执行 GSP。药品上市许可持有人委托销售的，接受委托的药品经营企业应当具有相应的经营范围。药品上市许可持有人应当与受托方签订委托协议，明确约定药品质量责任等内容，对受托方销售行为进行监督。受托药品经营企业不得再次委托销售。药品上市许可持有人开展委托销售活动

前，应当向其所在地省级药品监督管理部门报告；跨省、自治区、直辖市委托销售的，应当同时报告药品经营企业所在地省级药品监督管理部门。

药品上市许可持有人应当建立质量管理体系，对药品经营过程中药品的安全性、有效性和质量可控性负责。药品存在质量问题或者其他安全隐患的，药品上市许可持有人应当立即停止销售，告知药品经营企业和医疗机构停止销售和使用，及时依法采取召回等风险控制措施。

二、药品批发企业的经营管理

药品经营企业不得经营疫苗、医疗机构制剂、中药配方颗粒等国家禁止药品经营企业经营的药品。

药品批发企业跨省、自治区、直辖市设置仓库的，药品批发企业所在地省级药品监督管理部门商量仓库所在地省级药品监督管理部门后，符合要求的，按照变更仓库地址办理。药品批发企业应当对异地仓库实施统一的质量管理。

三、药品零售连锁企业总部的经营管理

药品零售连锁总部应当建立健全质量管理体系，统一企业标识、规章制度、计算机系统、人员培训、采购配送、票据管理、药学服务标准规范等，对所属零售门店的经营活动履行管理责任。

药品零售连锁总部所属零售门店应当按照总部统一质量管理体系要求开展药品零售活动。

药品零售连锁总部应当加强对所属零售门店的管理，保证其持续符合 GSP 和统一的质量管理体系要求。发现所属零售门店经营的药品存在质量问题或者其他安全隐患的，应当及时采取风险控制措施，并依法向药品监督管理部门报告。

四、药品零售企业的经营管理

药品零售企业应当遵守国家处方药与非处方药分类管理制度，按规定凭处方销售处方药，处方保留不少于五年。

药品零售企业不得以买药品赠药品或者买商品赠药品等方式向公众赠送处方药、甲类非处方药。处方药不得开架销售。

药品零售企业销售药品时，应当开具标明药品通用名称、药品上市许可持有人（中药饮片标明生产企业、产地）、产品批号、剂型、规格、销售数量、销售价格、销售日期、销售企业名称等内容的凭证。

药品零售企业配备依法经过资格认定的药师或者其他药学技术人员，负责药品质量管理、处方审核和调配、合理用药指导及不良反应信息收集与报告等工作。

药品零售企业营业时间内，依法经过资格认定的药师或者其他药学技术人员不在岗时，应当挂牌告知。未经依法经过资格认定的药师或者其他药学技术人员审核，不得销售处方药。

药品零售企业不得销售麻醉药品、第一类精神药品、放射性药品、药品类易制毒化学品、蛋白同化制剂、肽类激素（胰岛素除外）、终止妊娠药品等国家禁止零售的药品。

五、药品购销的管理

药品上市许可持有人、药品经营企业应当加强药品采购、销售人员的管理，对其进行法律、法规、规章、标准、规范和专业知识培训，并对其药品经营行为承担法律责任。

药品上市许可持有人、药品批发企业销售药品时，应当向购药单位提供以下材料。

1.《药品生产许可证》《药品经营许可证》复印件。

2. 所销售药品批准证明文件和检验报告书复印件。

3. 企业派出销售人员授权书原件和身份证复印件。

4. 标明供货单位名称、药品通用名称、药品上市许可持有人（中药饮片标明生产企业、产地）、批准文号、产品批号、剂型、规格、有效期、销售数量、销售价格、销售日期等内容的凭证。

5. 销售进口药品的，按照国家有关规定提供相关证明文件。

6. 法律、法规要求的其他材料。

上述资料应当加盖企业印章。符合法律规定的可靠电子签名、电子印章与手写签名或者盖章具有同等法律效力。

药品经营企业采购药品时，应当索取、查验、留存上述规定的有关材料、凭证。

药品上市许可持有人、药品经营企业购销活动中的有关资质材料和购销凭证、记录保存不得少于五年，且不少于药品有效期满后一年。

六、药品储运的管理

药品储存、运输应当严格遵守 GSP 的要求，根据药品包装、质量特性、温度控制等要求采取有效措施，保证储存、运输过程中的药品质量安全。冷藏冷冻药品储存、运输应当按要求配备冷藏冷冻设施设备，确保全过程处于规定的温度环境，按照规定做好监测记录。

药品上市许可持有人、药品经营企业委托储存、运输药品的，应当对受托方质量保证能力和风险管理能力进行评估，与其签订委托协议，约定药品质量责任、操作规程等内容，对受托方进行监督，并开展定期检查。

药品上市许可持有人委托储存的，应当按规定向药品上市许可持有人、受托方所在地省级药品监督管理部门报告。药品经营企业委托储存药品的，按照变更仓库地址办理。

接受委托储存药品的单位应当符合 GSP 有关要求，并具备以下条件。

1. 有符合资质的人员，相应的药品质量管理体系文件，包括收货、验收、入库、储存、养护、出库、运输等操作规程。

2. 有与委托单位实现数据对接的计算机系统，对药品入库、出库、储存、运输和药品质量信息进行记录并可追溯，为委托方药品召回等提供支持。

3. 有符合省级以上药品监督管理部门规定的现代物流要求的药品储存场所和设施设备。

接受委托储存、运输药品的单位应当按照 GSP 要求开展药品储存、运输活动，履行委托协议约定的义务，并承担相应的法律责任。受托方不得再次委托储存。

受托方再次委托运输的，应当征得委托方同意，并签订质量保证协议，确保药品运输过程符合 GSP 要求。疫苗、麻醉药品、精神药品、医疗用毒性药品、放射性药品、药品类易制毒化学品等特殊管理的药品不得再次委托运输。

受托方发现药品存在重大质量问题的，应当立即向委托方所在地和受托方所在地药品监督管理部门报告，并主动采取风险控制措施。

项目四 《药品经营质量管理规范》（GSP）

《药品管理法》第五十三条规定，从事药品经营活动，应当遵守《药品经营质量管理规范》，建立健全药品经营质量管理体系，保证药品经营全过程持续符合法定要求。《药品经营质量管理规范》（good supply practice，GSP）是药品经营管理和质量控制的基本准则，其目的是通过药品流通的全过程质量管理，规范药品经营行为，保障人体用药安全、有效。

一、GSP 概述

我国第一版 GSP 是 2000 年 4 月 30 日由国家药品监督管理局发布的，自 2000 年 7 月 1 日起实施。2012 年 11 月 6 日卫生部部务会议第 1 次修订，2015 年 5 月 18 日国家食品药品监督管理总局局务会议第 2 次修订，现行的《药品经营质量管理规范》是根据 2016 年 6 月 30 日国家食品药品监督管理总局局务会议通过、2016 年 7 月 13 日国家食品药品监督管理总局令第 28 号公布的《关于修改〈药品经营质量管理规范〉的决定》修正的。该规范分总则、药品批发的质量管理、药品零售的质量管理、附则，共 4 章 184 条，自发布之日起施行。

2013 年 10 月 23 日国家食品药品监督管理总局公告 2013 年第 38 号，发布《冷藏冷冻药品的储存与运输管理》《药品经营企业计算机系统》《温湿度自动监测》《药品收货与验收》《验证管理》5 个附录，作为《药品经营质量管理规范》配套文件。2022 年 11 月 30 日国家药品监督管理局公告 2022 年第 113 号，发布《药品经营质量管理规范附录 6：药品零售配送质量管理》。

二、GSP 的主要内容

（一）药品批发的质量管理

1.质量管理体系　企业应当依据有关法律法规及 GSP 的要求建立质量管理体系，确定质量方针，制定质量管理体系文件，开展质量策划、质量控制、质量保证、质量改进和质量风险管理等活动。企业应当定期，以及在质量管理体系关键要素发生重大变化时，组织开展内审。企业应当对药品供货单位、购货单位的质量管理体系进行评价，确认其质量保证能力和质量信誉，必要时进行实地考察。

2.组织机构与质量管理　企业应当设立与其经营活动和质量管理相适应的组织机构或者岗位，明确规定其职责、权限及相互关系。企业负责人是药品质量的主要责任人。企业质量负责人应当由高层管理人员担任，全面负责药品质量管理工作，独立履行职责，在企业内部对药品质量管理具有裁决权。企业应当设立质量管理部门，有效开展质量管理工作。质量管理部门的职责不得由其他部门及人员履行。

3.人员与培训

（1）药品批发企业经营和质量管理人员的资质要求见表 7-1。

（2）人员培训：企业应当对各岗位人员进行与其职责和工作内容相关的岗前培训和继续培训，以符合本规范要求。

（3）健康检查：质量管理、验收、储存等直接接触药品岗位的人员应当进行岗前及年度健康检查，并建立健康档案。患有传染病或者其他可能污染药品的疾病的，不得从事直接接触药品的工作。身体条件不符合相应岗位特定要求的，不得从事相关工作。

表 7-1　药品批发企业经营和质量管理人员的资质要求

人员	资质要求
企业负责人	具有大学专科以上学历或者中级以上专业技术职称；经过基本的药学专业知识培训，熟悉有关药品管理的法律法规及 GSP
企业质量负责人	具有大学本科以上学历、执业药师资格和 3 年以上药品经营质量管理工作经历，在质量管理工作中具备正确判断和保障实施的能力
企业质量管理部门负责人	具备执业药师资格和 3 年以上药品经营质量管理工作经历，能独立解决经营过程中的质量问题
质量管理工作人员	具有药学中专或者医学、生物、化学等相关专业大学专科以上学历或者具有药学初级以上专业技术职称
验收、养护工作人员	具有药学或者医学、生物、化学等相关专业中专以上学历或者具有药学初级以上专业技术职称
中药饮片验收工作人员	具有中药学专业中专以上学历或者具有中药学中级以上专业技术职称
中药饮片养护工作人员	具有中药学专业中专以上学历或者具有中药学初级以上专业技术职称
负责疫苗质量管理和验收工作的专业技术人员	从事疫苗配送的企业，还应当配备 2 名以上专业技术人员专门负责疫苗质量管理和验收工作。专业技术人员应具有预防医学、药学、微生物学或者医学等专业本科以上学历及中级以上专业技术职称，并有 3 年以上从事疫苗管理或者技术工作经历
药品采购工作人员	具有药学或者医学、生物、化学等相关专业中专以上学历
药品销售、储存工作人员	具有高中以上文化程度

4. 质量管理体系文件　企业制定质量管理体系文件应当符合企业实际。文件包括质量管理制度、部门及岗位职责、操作规程、档案、报告、记录和凭证等。文件的起草、修订、审核、批准、分发、保管，以及修改、撤销、替换、销毁等应当按照文件管理操作规程进行，并保存相关记录。记录及凭证保存不得少于五年，且不少于药品有效期满后一年。疫苗、特殊管理的药品的记录及凭证按相关规定保存。

5. 设施与设备　企业应当具有与其药品经营范围、经营规模相适应的经营场所和库房。库房的选址、设计、布局、建造、改造和维护应当符合药品储存的要求，防止药品的污染、交叉污染、混淆和差错。药品储存作业区、辅助作业区应当与办公区和生活区分开一定距离或者有隔离措施。

（1）**库房应当配备以下设施设备**　药品与地面之间有效隔离的设备；避光、通风、防潮、防虫、防鼠等设备；有效调控温度、湿度及室内外空气交换的设备；自动监测、记录库房温度、湿度的设备；符合储存作业要求的照明设备；用于零货拣选、拼箱发货操作及复核的作业区域和设备；包装物料的存放场所；验收、发货、退货的专用场所，不合格药品专用存放场所；经营特殊管理的药品有符合国家规定的储存设施。经营中药饮片的，应当有专用的库房和养护工作场所。

（2）**储存、运输冷藏冷冻药品的设施**　应当配备与其经营规模和品种相适应的冷库，储存疫苗的应当配备两个以上独立冷库；用于冷库温度自动监测、显示、记录、调控、报警的设备；冷库制冷设备的备用发电机组，或者双回路供电系统；对有特殊低温要求的药品，应当配备符合其储存要求的设施设备；冷藏车及车载冷藏箱，或者保温箱等设备。

6. 校准与验证　企业应当按照国家有关规定，对计量器具、温/湿度监测设备等定期进行校准或者检定。企业应当对冷库、储运温/湿度监测系统，以及冷藏运输等设施设备进行使用前验证、定期验证及停用时间超过规定时限的验证。

7. 计算机系统　企业应当建立能够符合经营全过程管理及质量控制要求的计算机系统，实现药品可追溯。

企业计算机系统应当符合以下要求：有支持系统正常运行的服务器和终端机；有安全、稳定的网络环境，有固定接入互联网的方式和安全可靠的信息平台；有实现部门之间、岗位之间信息传输和数据共享的局域网；有药品经营业务票据生成、打印和管理功能；有符合 GSP 要求及企业管理实际需要的应用软件和相关数据库。

8. 采购　企业的采购活动应当符合以下要求：确定供货单位的合法资格；确定所购入药品的合法性；核实供货单位销售人员的合法资格；与供货单位签订质量保证协议。

采购中涉及的首营企业、首营品种，应经过质量管理部门和企业质量负责人的审核批准。必要时应当实地考察，对供货单位质量管理体系进行评价。

采购药品时，企业应当向供货单位索取发票。发票应当列明药品的通用名称、规格、单位、数量、单价、金额等；不能全部列明的，应当附销售货物或者提供应税劳务清单，并加盖供货单位发票专用章原印章、注明税票号码。采购药品应当建立采购记录且项目齐全。

9. 收货与验收　企业应当按照规定的程序和要求对到货药品逐批进行收货、验收，防止不合格药品入库。药品到货时，收货人员应当核实运输方式是否符合要求，并对照随货同行单和采购记录，核对药品，做到票、账、货相符。验收药品应当按照药品批号查验同批号的检验报告书。

冷藏冷冻药品到货时，应当对其运输方式及运输过程的温度记录、运输时间等质量控制状况进行重点检查并记录。不符合温度要求的应当拒收。

企业应当按照验收规定，对每次到货药品进行逐批抽样验收，抽取的样品应当具有代表性：同一批号的药品应当至少检查一个最小包装，但生产企业有特殊质量控制要求，或者打开最小包装可能影响药品质量的，可不打开最小包装；破损、污染、渗液、封条损坏等包装异常，以及零货、拼箱的，应当开箱检查至最小包装；外包装及封签完整的原料药、实施批签发管理的生物制品，可不开箱检查。

验收人员应当对抽样药品的外观、包装、标签、说明书，以及相关的证明文件等逐一进行检查、核对。验收结束后，应当将抽取的完好样品放回原包装箱，加封并标示。验收药品应当做好验收记录且项目齐全。验收人员应当在验收记录上签署姓名和验收日期。

10. 储存与养护　企业应当根据药品的质量特性对药品进行合理储存，储存药品相对湿度为 35% ~ 75%。在人工作业的库房储存药品，按质量状态实行色标管理：合格药品为绿色，不合格药品为红色，待确定药品为黄色。储存药品应当按照要求采取避光、遮光、通风、防潮、防虫、防鼠等措施。搬运和堆码药品应当严格按照外包装标示要求规范操作。药品按批号堆码，不同批号的药品不得混垛，垛间距不小于 5cm，与库房内墙、顶、温度调控设备及管道等设施间距不小于 30cm，与地面间距不小于 10cm。药品与非药品、外用药与其他药品分开存放，中药饮片分库存放；特殊管理的药品应当按照国家有关规定储存；拆除外包装的零货药品应当集中存放；储存药品的货架、托盘等设施设备应当保持清洁，无破损和杂物堆放。未经批准的人员不得进入储存作业区，储存作业区内的人员不得有影响药品质量和安全的行为。药品储存作业区内不得存放与储存管理无关的物品。

养护人员应当根据库房条件、外部环境、药品质量特性等对药品进行养护：对库房温 / 湿度进行有效监测、调控。按照养护计划对库存药品的外观、包装等质量状况进行检查，并建立养护记录；对储存条件有特殊要求的，或者有效期较短的品种应当进行重点养护。发现有问题的药品应当及时在计算机系统中锁定和记录，并通知质量管理部门处理。对中药材和中药饮片应当按其特性采取有效方法进行养护并记录，所采取的养护方法不得对药品造成污染；定期汇总、分析养护信息。对质量可疑的药品应当立即采取停售措施，并在计算机系统中锁定，同时报告质量管理部门确认。企业应当对库存药品定期盘点，做到账、货相符。

11. 销售　企业应当将药品销售给正规合法的购货单位，并对购货单位的证明文件、采购人员及提货人员的身份证明进行核实，保证药品销售流向真实、合法；企业应当严格审核购货单位的生产范围、经营范围或者诊疗范围，并按照相应的范围销售药品；企业销售药品，应当如实开具发票，做到票、账、货、款一致。企业应当做好药品销售记录。

12. 出库　药品出库时应当对照销售记录进行复核。发现以下情况不得出库，并报告质量管理部门处理：药品包装出现破损、污染、封口不牢、衬垫不实、封条损坏等问题；包装内有异常响动，或者液体渗漏；标签脱落、字迹模糊不清，或者标识内容与实物不符；药品已超过有效期；其他异常情况的药品。

药品出库复核应当建立记录且项目齐全。药品出库时，应当附加盖企业药品出库专用章原印章的随货同行单。

冷藏冷冻药品的装箱、装车等项作业，应当由专人负责并符合本规范要求。

13. 运输与配送　企业应当按照质量管理制度的要求，严格执行运输操作规程，并采取有效措施保证运输过程中的药品质量与安全。运输药品过程中，运载工具应当保持密闭。企业应当根据药品的温度控制要求，在运输过程中采取必要的保温或者冷藏、冷冻措施。运输过程中，药品不得直接接触冰袋、冰排等蓄冷剂，防止对药品质量造成影响。在冷藏冷冻药品运输途中，应当实时监测并记录冷藏车、冷藏箱，或者保温箱内的温度数据。

企业委托其他单位运输药品的，应当对承运方运输药品的质量保障能力进行审计，索取运输车辆的相关资料，符合 GSP 运输设施设备条件和要求的方可委托。

14. 售后管理　企业应当加强对退货的管理，保证退货环节药品的质量和安全，防止混入假冒药品；应当按照质量管理制度的要求，制定投诉管理操作规程，内容包括投诉渠道及方式、档案记录、调查与评估、处理措施、反馈和事后跟踪等。

企业应当协助药品生产企业履行召回义务，按照召回计划的要求及时传达、反馈药品召回信息，控制和收回存在安全隐患的药品，并建立药品召回记录；企业质量管理部门应当配备专职或者兼职人员，按照国家有关规定承担药品不良反应监测和报告工作。

（二）药品零售的质量管理

1. 质量管理与职责　企业应当按照有关法律法规及 GSP 的要求制定质量管理文件，开展质量管理活动，确保药品质量；应当具有与其经营范围和规模相适应的经营条件，包括组织机构、人员、设施设备、质量管理文件，并按照规定设置计算机系统。

企业负责人是药品质量的主要责任人，负责企业日常管理，负责提供必要的条件，保证质量管理部门和质量管理人员有效履行职责，确保企业按照 GSP 要求经营药品。

2. 人员管理

（1）药品零售企业经营和质量管理人员的资质要求见表 7-2。

（2）人员培训：企业各岗位人员应当接受相关法律法规及药品专业知识与技能的岗前培训和继续培训，以符合 GSP 要求。

（3）健康检查：企业应当对直接接触药品岗位的人员进行岗前及年度健康检查，并建立健康档案。患有传染病或者其他可能污染药品的疾病的，不得从事直接接触药品的工作。

（4）其他要求：在营业场所内，企业工作人员应当穿着整洁、卫生的工作服；在药品储存、陈列等区域不得存放与经营活动无关的物品及私人用品，在工作区域内不得有影响药品质量和安全的行为。

表 7-2　药品零售企业经营和质量管理人员的资质要求

人员	资质要求
企业法人或者企业负责人；处方审核人员	具备执业药师资格
质量管理、验收、采购人员	具有药学或者医学、生物、化学等相关专业学历或者具有药学专业技术职称
中药饮片质量管理、验收、采购人员	具有中药学中专以上学历或者具有中药学专业初级以上专业技术职称
营业员	具有高中以上文化程度或者符合省级药品监督管理部门规定的条件
中药饮片调剂人员	具有中药学中专以上学历或者具备中药调剂员资格

3. 文件　企业应当按照有关法律法规及 GSP 规定，制定符合企业实际的质量管理文件。文件包括质量管理制度、岗位职责、操作规程、档案、记录和凭证等，并对质量管理文件定期审核、及时修订。企业应当建立药品采购、验收、销售、陈列检查、温/湿度监测、不合格药品处理等相关记录，做到真实、完整、准确、有效和可追溯。记录及凭证保存不得少于五年，且不少于药品有效期满后一年。特殊管理的药品的记录及凭证按相关规定保存。

4. 设施与设备　企业的营业场所应当与其药品经营范围、经营规模相适应，并与药品储存、办公、生活辅助及其他区域分开。营业场所应当具有相应设施或者采取其他有效措施，避免药品受室外环境的影响，并做到宽敞、明亮、整洁、卫生。

营业场所应当有以下营业设备：货架和柜台；监测、调控温度的设备；经营中药饮片的，有存放饮片和处方调配的设备；经营冷藏药品的，有专用冷藏设备；经营第二类精神药品、毒性中药品种和罂粟壳的，有符合安全规定的专用存放设备；药品拆零销售所需的调配工具、包装用品。

企业应当建立能够符合经营和质量管理要求的计算机系统，并满足药品追溯的要求。企业设置库房的，应符合本规范要求。

5. 采购与验收　企业采购药品，应当符合药品批发企业采购药品的相关规定。药品到货时，收货人员应当按采购记录，对照供货单位的随货同行单核实药品实物，做到票、账、货相符；企业应当按规定的程序和要求对到货药品逐批进行验收，并按规定做好验收记录；验收合格的药品应当及时入库或者上架，验收不合格的，不得入库或者上架，并报告质量管理人员处理。

6. 陈列与储存　企业应当对营业场所温度进行监测和调控，以使营业场所的温度符合常温要求。应当定期进行卫生检查，保持环境整洁。存放、陈列药品的设备应当保持清洁卫生，不得放置与销售活动无关的物品，并采取防虫、防鼠等措施，防止污染药品。药品的陈列应当符合以下要求：按剂型、用途，以及储存要求分类陈列，并设置醒目标志，类别标签字迹清晰、放置准确；药品放置于货架（柜），摆放整齐有序，避免阳光直射；处方药、非处方药分区陈列，并有处方药、非处方药专用标识；处方药不得采用开架自选的方式陈列和销售；外用药与其他药品分开摆放；拆零销售的药品集中存放于拆零专柜或者专区；第二类精神药品、毒性中药品种和罂粟壳不得陈列；冷藏药品放置在冷藏设备中，按规定对温度进行监测和记录，并保证存放温度符合要求；中药饮片柜斗谱的书写应当正名正字；装斗前应当复核，防止错斗、串斗；应当定期清斗，防止饮片生虫、发霉、变质；不同批号的饮片装斗前应当清斗并记录；经营非药品应当设置专区，与药品区域明显隔离，并有醒目标志。

企业应当定期对陈列、存放的药品进行检查，重点检查拆零药品和易变质、近效期、摆放时间较长的药品及中药饮片。发现有质量疑问的药品应当及时撤柜，停止销售。由质量管理人员确认和处理，并保留相关记录。

7. 销售管理　企业应当在营业场所的显著位置悬挂《药品经营许可证》《营业执照》《执业药师注册证》等。营业人员应当佩戴有照片、姓名、岗位等内容的工作牌，是执业药师和药学技术人员的，工作牌还应当标明执业资格或者药学专业技术职称。在岗执业的执业药师应当挂牌明示。

销售药品应当符合以下要求：处方经执业药师审核后方可调配；对处方所列药品不得擅自更改或者代用，对有配伍禁忌或者超剂量的处方，应当拒绝调配，但经处方医师更正或者重新签字确认的，可以调配；调配处方后经过核对方可销售；处方审核、调配、核对人员应当在处方上签字或者盖章，并按照有关规定保存处方或者其复印件；销售近效期药品应当向顾客告知有效期；销售中药饮片做到计量准确，并告知煎服方法及注意事项；提供中药饮片代煎服务，应当符合国家有关规定。

企业销售药品应当开具销售凭证，做好销售记录。

药品拆零销售应当符合以下要求：负责拆零销售的人员经过专门培训；拆零的工作台及工具保持清洁、卫生，防止交叉污染；做好拆零销售记录，内容包括拆零起始日期、药品的通用名称、规格、批号、生产厂商、有效期、销售数量、销售日期、分拆及复核人员等；拆零销售应当使用洁净、卫生的包装，包装上注明药品名称、规格、数量、用法、用量、批号、有效期，以及药店名称等内容；提供药品说明书原件或者复印件；拆零销售期间，保留原包装和说明书。

8. 售后管理　除药品质量原因外，药品一经售出，不得退换。企业应当按照国家有关药品不良反应报告制度的规定，收集、报告药品不良反应信息；企业发现已售出药品有严重质量问题，应当及时采取措施追回药品并做好记录，同时向药品监督管理部门报告；企业应当协助药品生产企业履行召回义务，控制和收回存在安全隐患的药品，并建立药品召回记录。

三、GSP 冷藏冷冻药品的储存与运输管理等 6 个附录内容简介

（一）附录一《冷藏冷冻药品的储存与运输管理》

经营冷藏冷冻药品的企业，在收货、验收、储存、养护、出库、运输等环节，应根据药品包装标示的贮藏要求，采用经过验证确认的设施设备、技术方法和操作规程，对冷藏冷冻药品储存过程中的温/湿度状况、运输过程中的温度状况，进行实时自动监测和控制，保证药品的储运环境温/湿度控制在规定范围内。应当配备相应的冷藏冷冻储运设施设备及温/湿度自动检测系统，并对设施进行维护管理。

（二）附录二《药品经营企业计算机系统》

药品经营企业应当建立与经营范围和经营规模相适应的计算机系统，能够实时控制并记录药品经营各环节和质量管理全过程。

（三）附录三《温湿度自动监测》

企业应当按照 GSP 的要求，在储存药品的仓库中和运输冷藏冷冻药品的设备中配备温/湿度自动监测系统。系统应当对药品储存过程的温/湿度状况和冷藏冷冻药品运输过程的温度状

况进行实时自动监测和记录，有效防范储存、运输过程中可能发生的影响药品质量安全的风险，确保药品质量安全。

（四）附录四《药品收货与验收》

企业应当按照国家有关法律法规及 GSP，制定药品收货与验收标准。对药品收货与验收过程中出现的不符合质量标准或疑似假、劣药的情况，应当交由质量管理部门按照有关规定进行处理，必要时上报药品监督管理部门。

（五）附录五《验证管理》

本附录适用于 GSP 中涉及的验证范围与内容，包括对冷库、冷藏车、冷藏箱、保温箱，以及温/湿度自动监测系统等进行验证，确认相关设施、设备及监测系统能够符合规定的设计标准和要求，并能安全、有效地正常运行和使用，确保冷藏冷冻药品在储存、运输过程中的质量安全。

（六）附录六《药品零售配送质量管理》

本附录适用于 GSP 中药品零售过程（含通过网络零售）所涉及的药品配送行为的质量管理。规范药品零售企业根据消费者购药需求，对药品进行拣选、复核、包装、封签、发货、运输等作业，将药品送达消费者指定地点并签收的物流活动。药品零售企业应当在药品配送过程中采取有效的质量控制措施，并满足药品信息化追溯要求，实现药品配送全过程质量可控、可追溯。

项目五　药品电子商务管理

案例导入

2023 年 6 月，江西省南昌市市场监督管理局根据投诉举报线索，对江西省某电子商务有限公司进行现场检查。经查，该公司在未取得《药品经营许可证》情况下，通过美团平台开设"ZK 医疗器械专营店"，销售贝复舒牛碱性成纤维细胞生长因子滴眼液等药品。

该公司上述行为违反了《中华人民共和国药品管理法》第五十一条第一款规定。2023 年 11 月，南昌市市场监督管理局依据《中华人民共和国药品管理法》第一百一十五条和《江西省药品监督管理行政处罚裁量权适用规则》第九条第一款第二项的规定，对当事人处以罚款 20 万元等行政处罚。

问题：

1. 该企业经营的药品是否为假药？

2. 该企业如果想合法在网上销售药品，应具备哪些条件？

一、电子商务

电子商务是指通过互联网等信息网络销售商品或者提供服务的经营活动。

（一）电子商务的特点

电子商务将传统的商务流程电子化、数字化，一方面以电子流代替了实物流，大量减少了人力、物力的消耗，降低了成本；另一方面电子商务突破了时间和空间的限制，使得交易活动可以在任何时间、任何地点进行，大大提高了交易效率。但电子商务也存在一些缺陷，如因网络自身的局限性，人们无法从网上得到商品的全部信息，尤其是无法得到对商品的鲜明的直观印象，搜索功能不够完善，交易的安全性得不到保障等。

（二）电子商务的经营模式

电子商务的经营模式是指电子化企业（e-business）运用资讯科技与互联网来经营企业的方式。简略归纳出 B2B、B2C、C2B、C2C、O2O 等经营模式（B 是 Business，即企业；C 是 Customer，即客户，因为 2 的英文发音同 to，这里 2 代表的是 to）。

B2B：Business to Business，是企业间的网上交易。

B2C：Business to Customer，是企业与消费者之间的交易。

C2B：Customer to Business，是由客户发布自己想要什么，能够接受的价格是多少，然后由商家来决定是否接受客户的邀约。

C2C：Customer to Customer，是消费者与消费者之间的交易。

O2O：Online to Offline，将线下商务的机会与互联网结合，让互联网成为线下交易的前台。

二、药品电子商务

药品电子商务是指药品生产者、经营者或使用者，通过信息网络系统以电子数据信息交换的方式进行并完成各种商务活动和相关的服务活动。

（一）药品电子商务的特点

药品电子商务主要在监管、客服、潜在空间和支付 4 个方面区别于传统电子商务。

1. 严格的监管 在政策方面，医药电商属于政策严格监管的行业，政府在资格审查、药品审查和物流监督环节上对医药电商企业保持高标准要求，行业政策敏感性高。

2. 专业客服 在客服方面，更强调专业性，一方面专业化的客服能够为购买者提供有力的信息咨询服务，提升购买的体验；另一方面，也能够为平台的长期健康发展提供基础保障。

3. 潜在空间大 在医药发展空间方面，目前医药电商销售在医药零售中的占比还有较大提升空间。特别是随着医药分开、电子病历、网售处方药等的推进，药品网络销售将会真正暴发。

4. 或促生新型支付 在医保支付方面，医保支付、报销等无法与医药电商进行挂钩，会限制部分消费者的线上消费。未来随着政策的放宽，医药电商将结合医保结算，产生不同于传统电商的新型支付形式。

（二）药品网络经营的类型

1. B2B 药品上市许可持有人、药品批发企业通过自建网站（含移动应用程序等，下同），网络采购药品或将药品销售给其他药品上市许可持有人、药品生产企业、药品经营企业和药品使用单位，以及药品零售企业、医疗机构通过网络向药品上市许可持有人、药品批发企业采购药品的经营模式。

2. B2C 药品零售企业通过自建网站，向个人消费者销售药品及提供相关药学服务，并按照药品 GSP 要求配送至个人消费者的经营模式。

3. 药品网络交易第三方平台模式 药品网络交易第三方平台提供者，不直接从事药品网络销售活动，通过网络系统为在药品网络交易活动中的购销双方提供网络交易服务的经营模式。

4. O2O

（1）"网订店取" 个人消费者通过网络下单购买药品，赴就近的药品零售企业经营场所获取药品和相关药学服务。

（2）"网订店送"　个人消费者通过网络下单购买药品，由药品零售企业的执业药师或其他药学技术人员按照药品 GSP 配送药品的要求，将购买的药品送递至个人消费者，并当面向其提供相关药学服务。

国家鼓励药品零售企业向个人消费者提供"网订店取""网订店送"的服务。

三、互联网药品信息服务

为加强药品监督管理，规范互联网药品信息服务活动，保证互联网药品信息的真实、准确，根据《药品管理法》《互联网信息服务管理办法》，2004 年 7 月，国家食品药品监督管理局制定并发布了《互联网药品信息服务管理办法》（局令第 9 号，根据 2017 年 11 月 7 日国家食品药品监督管理总局局务会议《国家食品药品监督管理总局关于修改部分规章的决定》修正），对互联网药品信息服务管理做出了规定。

（一）界定和主管部门

1. 界定　《互联网药品信息服务管理办法》第二条规定：本办法所称互联网药品信息服务，是指通过互联网向上网用户提供药品（含医疗器械）信息的服务活动。

2. 主管部门与职责　国家药品监督管理部门对全国提供互联网药品信息服务活动的网站实施监督管理。省级药品监督管理部门对本行政区域内提供互联网药品信息服务活动的网站实施监督管理。

（二）服务网站的开办规定

拟提供互联网药品信息服务的网站，应当在向国务院信息产业主管部门或者省级电信管理机构申请办理经营许可证或者办理备案手续之前，按照属地监督管理的原则，向该网站主办单位所在地省、自治区、直辖市食品药品监督管理部门提出申请，经审核同意后取得提供互联网药品信息服务的资格。

1. 资格证书的申请条件　提供互联网药品信息服务的申请应当以一个网站为基本单元。

申请提供互联网药品信息服务，除应当符合《互联网信息服务管理办法》规定的要求外，还应当具备下列条件：①互联网药品信息服务的提供者应当为依法设立的企事业单位或者其他组织；②具有与开展互联网药品信息服务活动相适应的专业人员、设施及相关制度；③有两名以上熟悉药品、医疗器械管理法律、法规和药品、医疗器械专业知识，或者依法经资格认定的药学、医疗器械技术人员。

2. 资格证书的申请与审批程序　申请提供互联网药品信息服务，应当填写国家食品药品监督管理总局统一制发的《互联网药品信息服务申请表》，向网站主办单位所在地省、自治区、直辖市食品药品监督管理部门提出申请，同时提交相应材料。

省、自治区、直辖市食品药品监督管理部门在收到申请材料之日起五日内做出受理与否的决定，自受理之日起二十日内对申请提供互联网药品信息服务的材料进行审核，并做出同意或者不同意的决定。同意的，由省、自治区、直辖市食品药品监督管理部门核发《互联网药品信息服务资格证书》，同时报国家食品药品监督管理总局备案并发布公告。

3. 资格证书的有效期　《互联网药品信息服务资格证书》有效期为 5 年。有效期届满，需要继续提供互联网药品信息服务的，持证单位应当在有效期届满前 6 个月内，向原发证机关申请换发《互联网药品信息服务资格证书》。

4. 资格证书的收回和变更的管理　《互联网药品信息服务资格证书》可以根据互联网药品信息服务提供者的书面申请，由原发证机关收回，原发证机关应当报国家食品药品监督管理总局备案并发布公告。被收回《互联网药品信息服务资格证书》的网站不得继续从事互联网药品信息服务。

互联网药品信息服务提供者变更下列事项之一的，应当向原发证机关申请办理变更手续，填写《互联网药品信息服务项目变更申请表》，同时提供下列相关证明文件：①《互联网药品信息服务资格证书》中审核批准的项目（互联网药品信息服务提供者单位名称、网站名称、IP 地址等）；②互联网药品信息服务提供者的基本项目（地址、法定代表人、企业负责人等）；③网站提供互联网药品信息服务的基本情况（服务方式、服务项目等）。

省、自治区、直辖市食品药品监督管理部门自受理变更申请之日起二十个工作日内做出是否同意变更的审核决定。同意变更的，将变更结果予以公告并报国家食品药品监督管理总局备案；不同意变更的，以书面形式通知申请人并说明理由。

四、药品网络销售监督管理

为规范药品网络销售和药品网络交易平台服务活动，保障公众用药安全，2022 年 9 月 1 日，国家市场监督管理总局发布《药品网络销售监督管理办法》（国家市场监督管理总局令第 58 号），并于同年 12 月 1 日起施行，适用于在我国境内从事药品网络销售、提供药品网络交易平台服务及其监督管理。

（一）药品网络销售资质要求

药品网络销售的主体，应当是具备保证网络销售药品安全能力（包括交易全程信息真实、准确、完整、可追溯及对消费者个人信息保护等）的药品上市许可持有人（含中药饮片生产企业）或者药品经营企业。

（二）药品网络销售的总体要求

药品经营企业通过网络销售药品，应当依据依法批准的经营方式和经营范围开展，与线下药品经营要求一致，不得擅自超经营方式、超经营范围销售药品；药品上市许可持有人仅能销售其取得《药品注册证书》的药品，通过网络自行批发药品无须取得《药品经营许可证》，通过网络零售药品时，须依法取得《药品经营许可证（零售）》。

（三）严格处方药的网络零售

1. 严格处方药信息展示　药品网络零售企业、第三方平台应当将处方药与非处方药区分展示，并在相关网页上显著标示处方药、非处方药区分标识，并在每个处方药展示页面下突出显示"处方药须凭处方在药师指导下购买和使用"等风险警示信息。药品网络零售企业首页面、商品信息搜索页和处方药销售主页上不得直接公开展示处方药包装、标签等信息，第三方平台首页面、药品零售板块主页、商品信息搜索页、入驻平台的药品网络零售企业首页面及其处方药销售主页上也不得直接公开展示处方药包装、标签等信息。

2. 规范处方药销售流程　药品网络零售企业销售处方药前，应当向消费者充分告知相关风险警示信息，并经消费者确认知情。零售处方药时，应当遵循"先方后药"原则，在未通过处方审核前，不得展示处方药药品说明书等信息，也不得提供与处方药购买有关的服务。网络零售处方药的处方审核应当由药品零售企业配备的执业药师真实开展，并留存审方原始痕迹，禁止无处方、不审方、先"看图选药销售"再"事后补方"、虚假审方及采用智能程序（AI）替代执业药师审方等处方药违规销售行为。

3. 处方药销售实名制　药品网络零售企业销售处方药时，应当首先确保处方来源真实、可靠，并采取有效措施做到处方药的实名制销售（包括患者实名及消费者实名），对真实性存疑、来源不可靠及无法确认实名的处方应当拒绝销售，避免药物滥用和流入非法渠道。

4. 严格处方一次性使用　药品网络零售企业接收电子处方的，应当与电子处方提供单位（包括医疗机构及专门从事电子处方流转的平台）签订协议，并严格按照有关规定进行处方审核调配，对已经使用的电子处方进行标记，避免处方重复使用；接收的处方为纸质处方影印版本（包括处方电子扫描件、处方照片电子版等）的，应当采取限期收回购药处方原件等有效措施，避免处方重复使用。

复习思考题

一、单项选择题

1. 《药品经营和使用质量监督管理办法》的实施时间是（　　）
   A. 2023 年 9 月 27 日　　　B. 2023 年 10 月 1 日　　　C. 2023 年 11 月 1 日
   D. 2023 年 12 月 1 日　　　E. 2024 年 1 月 1 日

2. 《药品经营许可证》有效期为（　　）
   A. 1 年　　　　　　　　　B. 2 年　　　　　　　　　C. 3 年
   D. 5 年　　　　　　　　　E. 10 年

3. 以下属于《药品经营许可证》登记事项的是（　　）
   A. 经营地址　　　　　　　B. 经营范围　　　　　　　C. 经营方式
   D. 仓库地址　　　　　　　E. 质量负责人

4. 《药品经营许可证》载明的登记事项发生变化的，应当在发生变化起（　　）内，向发证机关申请办理《药品经营许可证》变更登记
   A. 10 日　　　　　　　　　B. 15 日　　　　　　　　　C. 20 日
   D. 30 日　　　　　　　　　E. 3 个月

5. 药品零售企业可以销售（　　）
   A. 麻醉药品　　　　　　　B. 胰岛素　　　　　　　　C. 第一类精神药品
   D. 终止妊娠药品　　　　　E. 蛋白同化制剂

6. 药品零售企业应当遵守国家处方药与非处方药分类管理制度，按规定凭处方销售处方药，处方保留不少于（　　）
   A. 1 年　　　　　　　　　B. 2 年　　　　　　　　　C. 3 年
   D. 5 年　　　　　　　　　E. 10 年

7. 《药品网络销售监督管理办法》的实施时间是（　　）
   A. 2022 年 9 月 1 日　　　B. 2022 年 10 月 1 日　　　C. 2022 年 11 月 1 日
   D. 2022 年 12 月 1 日　　　E. 2023 年 1 月 1 日

8. 药品零售企业处方审核人员的资质要求为（　　）
   A. 执业药师
   B. 具有药学或者医学、生物、化学等相关专业中专以上学历
   C. 具有药学或者医学、生物、化学等相关专业大专以上学历
   D. 具有药学或者医学、生物、化学等相关专业学历或者具有药学专业技术职称
   E. 具备执业药师资格和 3 年以上药品经营质量管理工作经历，能独立解决经营过程中的质量问题

二、配伍选择题

[1 ～ 3]

A. 红色	B. 黄色	C. 绿色
D. 蓝色	E. 黑色	

根据 GSP 要求，药品按质量状态实行色标管理

1. 合格药品应存放区域为（　　）

2. 不合格药品应存放区域为（　　）

3. 待确定药品应存放区域为（　　）

[4 ～ 8]

A. 具备执业药师资格

B. 具有药学或者医学、生物、化学等相关专业学历或者具有药学专业技术职称

C. 具有中药学中专以上学历或者具有中药学专业初级以上专业技术职称

D. 具有高中以上文化程度或者符合省级药品监督管理部门规定的条件

E. 具有中药学中专以上学历或者具备中药调剂员资格

根据 GSP 要求，药品零售企业经营和质量管理人员的资质要求

4. 质量管理、验收、采购人员（　　）

5. 中药饮片调剂人员（　　）

6. 营业员（　　）

7. 中药饮片质量管理、验收、采购人员（　　）

8. 企业负责人（　　）

三、综合分析选择题

某药品零售连锁总部想增设一家零售连锁药店。

1. 人员、场地及资金等均已准备就绪。该零售连锁药店的许可，应向（　　）申请

A. 国家级药品监督管理部门　B. 省级药品监督管理部门　C. 市县级药品监督管理部门

D. 省级卫生健康部门　　　　E. 市县级卫生健康部门

2. 该零售连锁总部应当建立健全质量管理体系，实行"七统一"管理，其中不包括（　　）

A. 统一企业标识　　　　B. 统一规章制度　　　　C. 统一服装服饰

D. 统一票据管理　　　　E. 统一药学服务标准规范

3. 根据《药品经营和使用质量监督管理办法》，该企业在购销活动中的有关资质材料和购销凭证、记录保存（　　）

A. 不得少于 2 年　　　　B. 不得少于 3 年　　　　C. 不得少于 5 年

D. 不得少于 5 年，且不少于药品有效期满后 1 年

E. 不得少于 5 年，且不少于药品有效期满后 2 年

四、多项选择题

1. 药品批发企业经营范围包括（　　）

A. 中药材　　　　B. 中药饮片　　　　C. 精神药品

D. 中药配方颗粒　　　　E. 疫苗

2. 从事药品零售活动的，应当核定经营类别，并在经营范围中予以明确。经营类别包括（　　）

A. 处方药　　　　B. 甲类非处方药　　　　C. 乙类非处方药

D. 胰岛素　　　　　　　E. 中药

3. 药品上市许可持有人、药品批发企业销售药品时，应当向购药单位提供（　　　）

A.《药品生产许可证》《药品经营许可证》复印件

B. 所销售药品批准证明文件和检验报告书复印件

C. 企业派出销售人员授权书原件和身份证复印件

D. 标明供货单位名称、药品通用名称、药品上市许可持有人（中药饮片标明生产企业、产地）、批准文号、产品批号、剂型、规格、有效期、销售数量、销售价格、销售日期等内容的凭证

E. 销售进口药品的，按照国家有关规定提供相关证明文件

4. 陈列药品应按剂型、用途，以及储存要求分类陈列，还应（　　　）

A. 设置醒目标志，类别标签字迹清晰、放置准确

B. 处方药、非处方药分区陈列

C. 处方药采用开架自选的方式陈列和销售

D. 外用药与其他药品分开摆放

E. 拆零销售的药品集中存放于拆零专柜或者专区

5. 企业应当定期对陈列、存放的药品进行检查，重点检查（　　　）

A. 拆零药品　　　　　　B. 易变质药品　　　　　　C. 摆放时间较长的药品

D. 中药饮片　　　　　　E. 近效期药品

6. 药品网络经营的类型包括（　　　）

A. B2B　　　　　　　　B. B2C　　　　　　　　C. C2B

D. C2C　　　　　　　　E. O2O

扫一扫，查阅
复习思考题答案

模块八　医疗机构药事管理

扫一扫，查阅
本模块 PPT、
视频等数字资源

【学习目标】

掌握：医疗机构药事管理的定义，医疗机构药品进货检查验收制度，药品购进验收记录，医疗机构制剂与许可证管理，处方内容、处方颜色、处方书写、处方限量及处方调剂的规定。

熟悉：药物临床应用管理，药学服务内容。

了解：医疗机构中药制剂配制的管理规定，医疗机构储存药品管理规定。

项目一　医疗机构药事组织管理和药学工作

案例导入

小李打算应聘某市医院药学部门的工作，他认为医疗机构药事管理工作主要就是核对发药，将合格的药品发放到患者手中。

问题：

1. 小李的观点正确吗？

2. 医疗机构药事管理是指什么？

3. 医疗机构药事管理包含哪些主要内容？

一、医疗机构的概念和分类

根据国务院发布的《医疗机构管理条例》的规定，医疗机构是指以救死扶伤、防病治病、为公民的健康服务为宗旨，依法定程序设立的从事疾病诊断、治疗活动的社会组织。

目前，我国医疗机构的类别主要有综合医院、中医医院、中西医结合医院、专科医院、康复医院、社区卫生服务中心（站）、妇幼保健院、卫生院、疗养院、门诊部、诊所、卫生室（所）、急救中心（站）、专科疾病防治院（所、站）及护理院（站）等医疗机构。本模块讨论的医疗机构主要以医院为代表。

知识链接

医疗机构的类别

2000 年 2 月，国务院办公厅转发国务院体改办等八个部门《关于城镇医药卫生体制改革的指导意见》，提出建立新的医疗机构分类管理制度。将医疗机构分为非营利性和营利性两类进行管理。非营利性医疗机构在医疗服务体系中占主导地位，享受相应的税收优惠政策。政府举办的非营利性医疗机构由同级财政给予合理补助，并按扣除财政补助和药品差价收入后的成本制定医疗服务价格；其他非营利性医疗机构不享受政府补助，医疗服务价格执行政府指导价。卫生、财政等部门要加强对非营利性医疗机构的财务监督管理。营利性医疗机构医疗服务价格放开，依法自主经营，照章纳税。

二、医疗机构药事与医疗机构药事管理

（一）医疗机构药事

医疗机构药事泛指在以医院为代表的医疗机构中，一切与药品和药学服务有关的事务。包括医疗机构中药品的监督管理、采购供应、储存保管、调剂制剂、质量管理、临床应用、经济核算、临床药学、药学情报服务和教学科研；药学部门内部的组织结构、人员配备、设施设备、规章制度；药学部门与外部的沟通联系、信息交流等一切与药品和药学服务有关的事务。

（二）医疗机构药事管理

2011年1月，卫生部、国家中医药管理局和总后勤部卫生部共同对《医疗机构药事管理暂行规定》进行了修订，制定了《医疗机构药事管理规定》。规定提出，医疗机构药事管理是指医疗机构以患者为中心，以临床药学为基础，对临床用药全过程进行有效的组织实施与管理，促进临床科学、合理用药的药学技术服务和相关的药品管理工作。

传统的医疗机构药事管理主要是指药品的管理，即药品采购、储存、配制、检验、分发的管理，以及药品的经济管理等。随着我国医药卫生事业的发展，医疗机构药事管理的重心已经逐步由对物的管理转向以"患者为中心"，保证患者用药安全、有效、合理的药事管理。

（三）医疗机构药事管理的主要内容

医疗机构药事管理是由若干相互联系、相互制约的部门管理和药学专业管理构成的一个相对完整的管理系统，具有专业技术性、政策法规性和技术服务性等特点。主要包括以下几个方面的内容。

1. 组织机构管理　针对包括医疗机构药事管理组织和药学部门的组织体制、人员配备和职责范围等方面的管理。

2. 业务技术管理　包括药品的采购、储存、供应管理，药品调剂、医疗机构制剂、静脉用药调配管理，临床药学服务和科研教学管理等。

3. 药品质量管理　包括购进药品和医疗机构制剂的质量管理。按照相关法律法规对购进的药品进行质量验收和科学库存保管，对医疗机构制剂的生产进行质量控制和质量检验，以确保向患者供应质量合格的药品。

4. 药品信息管理　获取、分析和发布药物信息，开展药学情报服务，为临床提供用药咨询服务，促进合理用药。

5. 药品经济管理　利用药物经济学的原理，结合药品的临床应用情况，开展用药的经济分析和评价，评估临床药物使用的合理性、经济性，提高临床合理用药的水平。在保证质量和服务的前提下，控制药品采购成本和库存量，降低药物治疗费用支出。

6. 人员管理　对医院药学技术人员的培养和教育，以及对医务人员进行与药事管理有关的教育和培训等。

7. 药事法规、制度管理　国家和政府相关管理部门针对医疗机构药事管理工作制定、颁布

了一系列的法规和政策。医疗机构应当根据国家的有关法规，结合自身实际情况，制定、修改药学部门内部管理的各项规章制度，并加以贯彻执行，从而规范医疗机构药事管理工作和药学人员的从业行为。

三、医疗机构药事管理组织和药学部门

（一）医疗机构药事管理组织

《医疗机构药事管理规定》明确规定：二级以上医院应当设立药事管理与药物治疗学委员会，其他医疗机构应当成立药事管理与药物治疗学组。

二级以上医院药事管理与药物治疗学委员会委员由具有高级技术职务任职资格的药学、临床医学、护理和医院感染管理、医疗行政管理等人员组成。医疗机构药事管理与药物治疗学组由药学、医务、护理、医院感染、临床科室等部门负责人和具有药师、医师以上专业技术职务任职资格的人员组成。药事管理与药物治疗学委员会应当建立健全相应的工作制度，日常工作由药学部门负责。

药事管理与药物治疗学委员会（组）是促进临床合理用药、科学管理医疗机构药事工作、具有学术研究性质的内部咨询机构，既不是行政管理部门，也不属于常设机构。医疗机构负责人任药事管理与药物治疗学委员会（组）主任委员，药学和医务部门负责人任药事管理与药物治疗学委员会（组）副主任委员。

（二）医疗机构药学部门

《医疗机构药事管理规定》明确指出，医疗机构应当根据本机构功能、任务、规模设置相应的药学部门，配备和提供与药学部门工作任务相适应的专业技术人员、设备和设施。三级医院设置药学部，并可根据实际情况设置二级科室；二级医院设置药剂科；其他医疗机构设置药房。

项目二 医疗机构药品配置、购进、储存管理

案例导入

王某是某医疗机构新进人员，主要负责药品的采购和保管工作。但是王某对医疗机构药品的采购流程、采购要求、采购的相关制度及药品的保管注意事项不甚清楚，不知道如何开展工作。

问题：

1. 医疗机构采购药品有什么具体要求？

2. 在药品采购和储存中需要遵循的法律法规有哪些？

一、药品采购管理

医疗机构药品采购管理主要是指对医疗机构医疗、科研所需药品的供应渠道、采购程序及方式、采购计划及文件的综合管理。

（一）实施药品采购管理的原因

医疗机构使用的药品，除了小部分是自配制剂外，绝大部分是从市场上购进的。采购合格

药品是医疗机构药品管理的首要环节，因此，医疗机构应建立健全药品采购管理制度，在采购中加强计划性，确保进货渠道的合法性及药品质量的可靠性，严格执行药品采购的相关规定。

（二）医疗机构采购药品的具体要求

1. 药品采购部门和品种限制　医疗机构临床使用的药品应当由药学部门统一采购供应，禁止医疗机构其他科室和医务人员自行采购。

医疗机构应当按照经药品监督管理部门批准并公布的药品通用名称购进药品。同一通用名称药品的品种、注射剂型和口服剂型各不得超过 2 种，处方组成类同的复方制剂 1～2 种。因特殊诊疗需要使用其他剂型和剂量规格药品的情况除外。即按照规定，医院除特殊情况外，每一个通用名药品品牌不能超过两个，只允许同一药品、两种规格的存在。对于医疗机构采购品种的限制，称之为"一品两规"，正因为如此，医疗机构应当加强对购进药品品种的管理，选择优质优价的药品。

医疗机构购进药品，应当核实供货单位的《药品生产许可证》或者《药品经营许可证》、授权委托书及药品批准证明文件、药品合格证明等有效证明文件。首次购进药品的，应当妥善保存加盖供货单位印章的上述材料复印件，保存期限不得少于五年。医疗机构购进药品时应当索取、留存合法票据，包括税票及详细清单，清单上应当载明供货单位名称、药品通用名称、药品上市许可持有人（中药饮片标明生产企业、产地）、批准文号、产品批号、剂型、规格、销售数量、销售价格等内容。票据保存不得少于三年，且不少于药品有效期满后一年。

2. 公立医院药品集中采购　医疗机构用药具有品种多、规格全、周转快等特点，为了体现市场经济的公平竞争，在保证药品质量的前提下，获得价格合理的药品。我国医疗机构常用的药品采购方式是公立医院实施的药品集中采购。2021 年 1 月 28 日，国务院办公厅发布《关于推动药品集中带量采购工作常态化制度化开展的意见》（国办发〔2021〕2 号），从明确覆盖范围、完善采购规则、强化保障措施、完善配套政策、健全运行机制、强化组织保障等方面提出了推动药品集中带量采购工作常态化制度化开展的具体举措。2021 年 8 月 25 日，国家医疗保障局医药价格和招标采购指导中心发布《关于印发药品和医用耗材集中采购公共服务事项清单的通知》（医保价采中心发〔2021〕2 号），要求各省级集采机构在省级医保局领导下，根据清单制定办事指南，推动药品和医用耗材集中采购公共服务质量和水平不断提升。

（1）合理确定采购范围和采购量　医疗机构要按照不低于上年度药品实际使用量的 80% 制订采购计划，具体到通用名、剂型和规格，每种药品采购的剂型原则上不超过 3 种，每种剂型对应的规格原则上不超过 2 种。药品采购预算一般不高于医院业务支出的 25%～30%。依据国家基本药物目录、医疗保险药品报销目录、基本药物临床应用指南和处方集等，遵循临床常用必需、剂型规格适宜、包装使用方便的原则采购药品。

（2）实行药品分类采购　①招标采购药品：对临床用量大、采购金额高、多家企业生产的基本药物和非专利药品，发挥省级集中批量采购优势，由省级药品采购机构采取双信封制公开招标采购，医疗机构作为采购主体，按中标价格采购药品。医疗机构可根据上一年度药品采购总金额中各类药品的品规采购金额百分比排序，将占比排序累计不低于 80%，且有 3 家及以上企业生产的基本药物和非专利药品纳入招标采购范围。②谈判采购药品：对部分专利药品、独家生产药品，建立公开透明、多方参与的价格谈判机制。谈判结果在国家药品供应保障综合管理信息平台上公布，医疗机构按谈判结果采购药品。③直接挂网采购药品：包括妇儿专科非专利药品、急（抢）救药品、基础输液、临床用量小、常用低价药品及暂不列入招标采购的药品，实行集中挂网，由医院直接采购。④国家定点生产药品：对临床必需、用量小、市场供应短缺的药品，由国家招标定点生产、议价采购。⑤麻醉药品和第一类精神药品：实行最高出厂价格和最高零售价格管理。

坚持双信封招标制度，医疗机构药品招标采购必须面向生产企业，由药品生产企业直接投标，同时提交经济技术标书和商务标书。要强化药品质量安全、风险评估意识，合理控制通过经济技术标书评审的企业数量。通过剂型、规格标准化，将适应证和功能疗效类似药品优化组合和归并，减少议价品规数量，促进公平竞争。价格要参照竞价品规中标价格，尽量避免和减少人为因素影响，做到公开透明、公平公正。

（3）**药品进货检查验收制度** 选择合法购药渠道；验明药品合格证明：原料药和制剂产品必须有批准文号和生产批号，应有产品合格证；验明药品其他标识；销售人员资质的查验；索取、留存供货单位的票据及相关资料；按规定对留存的资料和销售凭证等，应当保存至超过药品有效期一年，但不得少于三年。

《关于在公立医疗机构药品集中采购中推行"两票制"的实施意见（试行）》（国医改办发〔2016〕4号）中规定，公立医疗机构在药品验收入库时，必须验明票、货、账，三者一致方可入库、使用，不仅要向配送药品的流通企业索要、验证发票，还应当要求流通企业出具加盖印章的由生产企业提供的进货发票复印件，两张发票的药品流通企业名称、药品批号等相关内容互相印证，且作为公立医疗机构支付药品货款凭证，纳入财务档案管理。每个药品品种的进货发票复印件至少提供一次。鼓励有条件的地区使用电子发票，通过信息化手段验证"两票制"。

（4）**药品购进验收记录** 医疗机构购进的药品，应及时对药品进行验收，且必须有真实、完整的药品购进验收记录。药品购进验收记录应当注明药品的通用名称、药品上市许可持有人（中药饮片标明生产企业、产地）、批准文号、产品批号、剂型、规格、有效期、供货单位、购进数量、购进价格、购进日期。药品购进验收记录保存不得少于三年，且不少于药品有效期满后一年。

知识链接

"两票制"是指药品从药厂卖到一级经销商开一次发票，经销商卖到医院再开一次发票，以"两票"替代以往的七票、八票，减少流通环节的层层盘剥。"两票制"的主要目的是减少药品流通环节，规范药品流通秩序，降低药品虚高价格，减轻群众用药负担。

二、药品储存管理

（一）实施药品储存管理的原因

药品有不同的理化性质，在储存过程中，受内在因素和外在因素的影响，可能会产生质量变化，从而影响药品的安全性和有效性。要做好药品储存和保管工作就应根据药品本身的性质，提供适宜的储存条件，采取有效措施以确保药品质量、降低药品损耗，最大限度地实现药品的使用价值。

（二）医疗机构药品储存的具体要求

1. 药品保管养护制度 医疗机构设置的药房，应当具有与所使用药品相适应的场所、设备、仓储设施和卫生环境，配备相应的药学技术人员，并设立药品质量管理机构或者质量管理人员，建立药品保管制度。定期对库存药品进行养护与质量检查，并采取必要的冷藏、防冻、控温、防潮、避光、防火、防虫、防鼠、防污染等措施，保证药品质量。

2.药品分类储存　医疗机构应当有专用的场所和设施、设备储存药品。药品的存放应当符合药品说明书标明的条件。医疗机构储存药品，应当按照药品属性和类别分库、分区、分垛存放，并实行色标管理。药品与非药品分开存放；中药饮片、化学药品、中成药应分别储存、分类存放；过期、变质、被污染等药品应当放置在不合格库（区）。易燃、易爆、强腐蚀性等危险性药品应当另设仓库单独储存，并设置必要的安全设施，制定相关的工作制度和应急措施。

3.特殊药品储存　麻醉药品、精神药品、医疗用毒性药品、放射性药品等特殊管理的药品，应当专库或专柜存放。

4.药品养护人员　医疗机构应当配备药品养护人员，定期对储存药品进行检查和养护，监测和记录储存区域的温/湿度，维护储存设施设备，并建立相应的养护档案。

知识链接

2001年，美国医疗安全协会（ISMP）明确高危药品的概念。高危药品亦称高警讯药品，指若使用不当会对患者造成严重伤害或死亡的药物。

目前前5位高危药物：胰岛素、安眠药及麻醉剂、注射用浓氯化钾或磷酸钾、静脉用抗凝药（肝素）、高浓度氯化钠注射液（＞0.9%）。

药学部门药库和各调剂室对高危药品的管理，应有相应管理制度。高危药品应设置专门的存放区域，单独存放。高危药品效期管理坚持先进先出原则。

项目三　处方与调配管理

案例导入

患者李某到医院就诊，医生诊断后为其开具了处方，该处方中的几种药品均是用代码来表示的。李某拿着该处方到医院外的药店购买处方上的药品，药店的工作人员表示看不懂这些代码代表何种药品。李某只能返回医院，拿着这张神秘的代码处方到该医院内的药房去交费取药。医院药房的工作人员按照处方上的代码，顺利地为张某取了药品。

据调查这家医院使用代码为患者开具处方已经有一段时间了，其目的主要是防止患者拿着医院开具的处方到医院外的药店自行购药。

问题：

1.医疗机构是否可以限制门诊就诊人员持处方到药品零售企业购药？

2.医疗机构开具代码处方的行为应如何处理？依据是什么？

调剂处方是医疗机构药事活动的重要环节，是医疗机构药学部（药剂科）的常规工作之一，涉及药品调剂、咨询服务、用药指导、药学服务等多方面内容。通过调剂工作，药师直接面向患者和临床，为其提供服务，正确的处方审核、调配、复核和发药，并提供用药指导，是对药物治疗基础的保证，是药师所有工作中最重要的内容之一。

一、处方和处方管理

（一）处方的定义

《处方管理办法》（卫生部令第 53 号）第二条规定：本办法所称处方，是指由注册的执业医师和执业助理医师（以下简称医师）在诊疗活动中为患者开具的、由取得药学专业技术职务任职资格的药学专业技术人员（以下简称药师）审核、调配、核对，并作为患者用药凭证的医疗文书。处方包括医疗机构病区用药医嘱单。

医院中涉及的处方主要有两类。

法定处方：主要指《中华人民共和国药典》等国家药品标准收载的处方，具有法律约束力。

医师处方：指医师为患者诊断、治疗和预防用药所开具的处方。

（二）处方标准

处方标准由国家卫生健康委员会统一规定，处方格式由省、自治区、直辖市卫生行政部门统一制定，处方由医疗机构按照规定的标准和格式印刷。

1. 处方内容 处方由前记、正文和后记三个部分组成。

（1）前记 包括医疗机构名称，患者姓名、性别、年龄，门诊或住院病历号，科别或病区和床位号，临床诊断，开具日期等。可添列特殊要求的项目。麻醉药品和第一类精神药品处方还包括患者身份证明编号，代办人姓名、身份证明编号。

（2）正文 以 Rp 或 R（拉丁文 Recipe "请取" 的缩写）标示，分列药品名称、剂型、规格、数量、用法用量。此部分是处方的核心内容，直接关系到患者用药安全、有效。

（3）后记 医师签名或者加盖专用签章，药品金额及审核、调配，核对、发药药师签名或者加盖专用签章。

2. 处方颜色 普通处方的印刷用纸为白色；急诊处方印刷用纸为淡黄色，右上角标注 "急诊"；儿科处方印刷用纸为淡绿色，右上角标注 "儿科"；麻醉药品和第一类精神药品处方印刷用纸为淡红色，右上角标注 "麻、精一"；第二类精神药品处方印刷用纸为白色，右上角标注 "精二"。

（三）处方权限

1. 经注册的执业医师在执业地点取得相应的处方权。经注册的执业助理医师在医疗机构开具的处方，应当经所在执业地点执业医师签名或加盖专用签章后方有效。

2. 经注册的执业助理医师在乡、民族乡、镇、村的医疗机构独立从事一般的执业活动，可以在注册的执业地点取得相应的处方权。

3. 医师应当在注册的医疗机构签名留样或者专用签章备案后，方可开具处方。

4. 医疗机构应当按照有关规定，对本机构执业医师进行麻醉药品和精神药品使用知识和规范化管理的培训。执业医师经考核合格后取得麻醉药品和第一类精神药品的处方权。医师取得麻醉药品和第一类精神药品处方权后，方可在本机构开具麻醉药品和第一类精神药品处方，但不得为自己开具该类药品处方。

5. 试用期人员开具处方，应当经所在医疗机构有处方权的执业医师审核，并签名或加盖专用签章后方有效。

6. 进修医师由接收进修的医疗机构对其胜任本专业工作的实际情况进行认定后授予相应的处方权。

知识链接

《处方管理办法》第七条：药品剂量与数量用阿拉伯数字书写。剂量应当使用法定剂量单位：重量以克（g）、毫克（mg）、微克（µg）、纳克（ng）为单位；容量以升（L）、毫升（mL）为单位；国际单位（IU）、单位（U）；中药饮片以克（g）为单位。

片剂、丸剂、胶囊剂、颗粒剂分别以片、丸、粒、袋为单位；溶液剂以支、瓶为单位；软膏及乳膏剂以支、盒为单位；注射剂以支、瓶为单位，应当注明含量；中药饮片以剂为单位。

（四）处方书写的规则

处方书写应当符合下列规则。

1. 患者一般情况、临床诊断填写清晰、完整，并与病历记载一致。

2. 每张处方限于一名患者的用药。

3. 字迹清楚，不得涂改；如需修改，应当在修改处签名并注明修改日期。

4. 药品名称应当使用规范的中文名称书写，没有中文名称的可以使用规范的英文名称书写；医疗机构或者医师、药师不得自行编制药品缩写名称或者使用代号；书写药品名称、剂量、规格、用法、用量要准确规范，药品用法可用规范的中文、英文、拉丁文或者缩写体书写，但不得使用"遵医嘱""自用"等含糊不清字句。

5. 患者年龄应当填写实足年龄，新生儿、婴幼儿写日、月龄，必要时要注明体重。

6. 西药和中成药可以分别开具处方或开具一张处方，中药饮片应当单独开具处方。

7. 开具西药、中成药处方，每一种药品应当另起一行，每张处方不得超过 5 种药品。

8. 中药饮片处方的书写，一般应当按照"君、臣、佐、使"的顺序排列；调剂、煎煮的特殊要求注明在药品右上方，并加括号，如布包、先煎、后下等；对饮片的产地、炮制有特殊要求的，应当在药品名称之前写明。

9. 药品用法用量应当按照药品说明书规定的常规用法用量使用，特殊情况需要超剂量使用时，应当注明原因并再次签名。

10. 除特殊情况外，应当注明临床诊断。

11. 开具处方后的空白处画一斜线以示处方完毕。

12. 处方医师的签名式样和专用签章应当与院内药学部门留样备查的式样相一致，不得任意改动，否则应当重新登记留样备案。

（五）处方有效期和限量规定

1. 处方有效期　处方开具当日有效。特殊情况下需延长有效期的，由开具处方的医师注明有效期限，但有效期最长不得超过 3 天。

2. 处方限量

（1）普通处方一般不得超过 7 日用量；急诊处方一般不得超过 3 日用量；对于某些慢性病、老年病或特殊情况，处方用量可适当延长，但医师应当注明理由。

（2）为门（急）诊患者开具的麻醉药品注射剂，每张处方为一次常用量；控缓释制剂，每张处方不得超过 7 日常用量；其他剂型，每张处方不得超过 3 日常用量。

第一类精神药品注射剂，每张处方为一次常用量；控缓释制剂，每张处方不得超过 7 日常用量；其他剂型，每张处方不得超过 3 日常用量。哌甲酯用于治疗儿童多动症时，每张处方不得超过 15 日常用量。

第二类精神药品一般每张处方不得超过 7 日常用量；对于慢性病或某些特殊情况的患者，处方用量可以适当延长，医师应当注明理由。

（3）为门（急）诊癌症疼痛患者和中、重度慢性疼痛患者开具的麻醉药品、第一类精神药品注射剂，每张处方不得超过 3 日常用量；控缓释制剂，每张处方不得超过 15 日常用量；其他剂型，每张处方不得超过 7 日常用量。

（4）为住院患者开具的麻醉药品和第一类精神药品处方应当逐日开具，每张处方为一日常用量。

（5）对于需要特别加强管制的麻醉药品，盐酸二氢埃托啡处方为一次常用量，仅限于二级以上医院内使用；盐酸哌替啶处方为一次常用量，仅限于医疗机构内使用。

（6）医疗机构应当要求长期使用麻醉药品和第一类精神药品的门（急）诊癌症患者和中、重度慢性疼痛患者，每 3 个月复诊或者随诊一次。

（六）处方的保存

医师利用计算机开具、传递普通处方时，应当同时打印出纸质处方，其格式与手写处方一致；打印的纸质处方经签名或者加盖签章后有效。药师核发药品时，应当核对打印的纸质处方，无误后发给药品，并将打印的纸质处方与计算机传递处方同时收存备查。

处方由调剂处方药品的医疗机构妥善保存。普通处方、急诊处方、儿科处方保存期限为 1 年，医疗用毒性药品保存期限为 2 年。麻醉药品、精神药品等特殊药品处方保存期限按照《麻醉药品和精神药品管理条例》（国务院令第 442 号，2016 年修订）第四十一条规定：麻醉药品处方至少保存 3 年，精神药品处方至少保存 2 年。

处方保存期满后，经医疗机构主要负责人批准、登记备案，方可销毁。

医疗机构应当根据麻醉药品和精神药品处方开具情况，按照麻醉药品和精神药品品种、规格对其消耗量进行专册登记，登记内容包括发药日期、患者姓名、用药数量。专册保存期限为 3 年。

（七）处方外流规定

《处方管理办法》第四十二条规定：除麻醉药品、精神药品、医疗用毒性药品和儿科处方外，医疗机构不得限制门诊就诊人员持处方到药品零售企业购药。

二、处方调剂和审核管理

（一）处方调剂

处方调剂俗称配药、配方、发药，又称调配处方。处方调剂工作是医院药学技术服务的重要组成部分，是集专业性、技术性、管理性、法律性、事务性和经济性为一体的活动过程，也是药剂人员、医护人员、患者协同活动的过程。

（二）调剂人员的资格要求

医疗机构审核和调配处方的药剂人员必须是依法经资格认定的药学技术人员。取得药学专业技术职务任职资格的人员方可从事处方调剂工作。具有药师以上专业技术职务任职资格的人员负责处方审核、评估、核对、发药及安全用药指导；药士从事处方调配工作。

对于麻醉药品和第一类精神药品的调剂，医疗机构应当对本机构药师进行麻醉药品和第一类精神药品使用知识和规范化管理的培训，药师经考核合格后取得麻醉药品和第一类精神药品调剂资格，方可在本机构调剂麻醉药品和第一类精神药品。

（三）调剂工作的流程

调剂工作是一个过程，其具体流程见图 8-1。

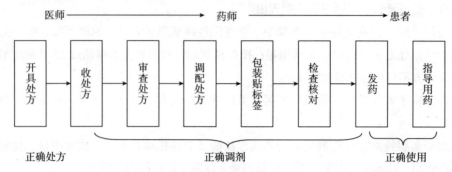

图 8-1　调剂的流程示意图

在处方调剂中，药剂人员完成的主要技术环节包括以下 6 个步骤。

1. 收方　指调剂人员从患者处接收处方或从医护人员处接收请领单。

2. 审方　药师着重审查处方前记、正文和后记书写是否清晰、完整，并确认处方的合法性。

3. 调配处方　根据审查后的正确处方调配药品或取出药品。

4. 包装与贴标签　正确书写药袋或粘贴标签，注明患者姓名和药品的用法、用量等内容。

5. 核对处方　仔细核对处方与调配的药品是否一致，防止差错。

6. 发药并指导用药　指将调配好并已核对过的药品发给患者的过程。发药时应核对患者姓名，确认无误后将处方中药品逐个发给患者并说明用法、用量和注意事项等。

（四）处方审核

处方审核是指药学专业技术人员运用专业知识与实践技能，根据相关法律法规、规章制度与技术规范等，对医师在诊疗活动中为患者开具的处方，进行合法性、规范性和适宜性审核，并做出是否同意调配发药决定的药学技术服务。在处方调配过程中，最关键的步骤是药师对处方的核查。审核内容包括处方的合法性审核、规范性审核及适宜性审核。

药师经处方审核后，认为存在用药不适宜时，应当告知处方医师，建议其修改或者重新开具处方；药师发现不合理用药，处方医师不同意修改时，药师应当做好记录并纳入处方点评；药师发现严重不合理用药或者用药错误，应当拒绝调剂，及时告知处方医师，并应当记录，按照有关规定报告。

药师调剂处方时必须做到"四查十对"：查处方，对科别、姓名、年龄；查药品，对药名、剂型、规格、数量；查配伍禁忌，对药品性状、用法用量；查用药合理性，对临床诊断。

药师在完成处方调剂后，还须在处方上签名或者加盖专用签章。药师应当对麻醉药品和第一类精神药品处方，按年月日逐日编制顺序号。药师对于不规范处方或者不能判定其合法性的处方，不得调剂。

知识链接

药品单位剂量调剂

单位剂量调剂，又称单元调剂（unit dose dispensing，UDD），即调剂人员把住院患者所需服用的各种固体药品，按单位剂量（如每 1 片、每 1 粒）用铝箔或塑膜单独包装后密封（常见的联用药品可以一起包装），包装上面标有药名、剂量等，便于药师、护士及患者自己进行核对，避免了过去发给患者散片无法识别、无法核对的缺点。

方便患者服用，防止服错药或重复服药，重新包装也提高了药品的稳定性，保证药品使用的正确性、安全性和经济性。美国自20世纪60年代起，开始采用单位剂量调剂。目前，我国的《医疗机构药事管理规定》第二十九条规定，住院（病房）药品调剂室对口服制剂药品实行单剂量调剂配发。

三、处方点评

为规范医院处方点评工作，提高处方质量，促进合理用药，保障医疗安全，2010年2月10日，卫生部组织制定并印发《医院处方点评管理规范（试行）》。要求各级医院按照规范，建立健全系统化、标准化和持续改进的处方点评制度，开展处方点评工作。

（一）处方点评的定义

处方点评是根据相关法规、技术规范，对处方书写的规范性及药物临床使用的适宜性（用药适应证、药物选择、给药途径、用法用量、药物相互作用、配伍禁忌等）进行评价，发现存在或潜在的问题，制定并实施干预和改进措施，促进临床药物合理应用的过程。处方点评是医院持续医疗质量改进和药品临床应用管理的重要组成部分，是提高临床药物治疗学水平的重要手段。

（二）处方点评的实施

1.医院药学部门应当会同医疗管理部门，根据医院诊疗科目、科室设置、技术水平、诊疗量等实际情况，确定具体抽样方法和抽样率，其中门急诊处方的抽样率不应少于总处方量的1‰，且每月点评处方绝对数不应少于100张；病房（区）医嘱单的抽样率（按出院病历数计）不应少于1%，且每月点评出院病历绝对数不应少于30份。

2.医院处方点评小组应当按照确定的处方抽样方法随机抽取处方，并按照《处方点评工作表》对门急诊处方进行点评；病房（区）用药医嘱的点评应当以患者住院病历为依据，实施综合点评，点评表格由医院根据本院实际情况自行制定。

3.三级以上医院应当逐步建立健全专项处方点评制度。专项处方点评是医院根据药事管理和药物临床应用管理的现状和存在的问题，确定点评的范围和内容，对特定的药物或特定疾病的药物（如国家基本药物、血液制品、中药注射剂、肠外营养制剂、抗菌药物、辅助治疗药物、激素等临床使用及超说明书用药、肿瘤患者和围手术期用药等）使用情况进行的处方点评。

（三）处方点评的结果

处方点评结果分为合理处方和不合理处方。不合理处方包括不规范处方、用药不适宜处方及超常处方。

1.有下列情况之一的，应当判定为不规范处方：①处方的前记、正文、后记内容缺项，书写不规范或者字迹难以辨认的；②医师签名、签章不规范或者与签名、签章的留样不一致的；③药师未对处方进行适宜性审核的（处方后记的审核、调配、核对、发药栏日无审核调配药师及核对发药药师签名，或者单人值班调剂未执行双签名规定）；④新生儿、婴幼儿处方未写明日、月龄的；⑤西药、中成药与中药饮片未分别开具处方的；⑥未使用药品规范名称开具处方的；⑦药品的剂量、规格、数量、单位等书写不规范或不清楚的；⑧用法、用量使用"遵医嘱""自用"等含糊不清字句的；⑨处方修改未签名并注明修改日期，或药品超剂量使用未注明原因和再次签名的；⑩开具处方未写临床诊断或临床诊断书写不全的；⑪单张门急诊处方超过五种药品的；⑫无特殊情况下，门诊处方超过7日用量，急诊处方超过3日用量，慢性病、老年病或特殊情况下需要适当延长处方用量未注明理由的；⑬开具麻醉药品、精神药品、医疗用毒性药品、放射性药品等特殊管理药品处方未执行国家有关规定的；⑭医师未按照抗菌药物临床应用管理规定开具抗菌药物处方的；⑮中药饮片处方药物未按照"君、臣、佐、使"的顺序排列，或未按要求标注药物调剂、煎煮等特殊要求的。

2.有下列情况之一的，应当判定为用药不适宜处方：①适应证不适宜的；②遴选的药品不适宜的；③药品剂型或给药途径不适宜的；④无正当理由不首选国家基本药物的；⑤用法、用量不适宜的；⑥联合用药不适宜的；⑦重复给药的；⑧有配伍禁忌或者不良相互作用的；⑨其他用药不适宜情况的。

3.有下列情况之一的，应当判定为超常处方：①无适应证用药；②无正当理由开具高价药的；③无正当理由超说明书用药的；④无正当理由为同一患者同时开具2种以上药理作用相同药物的。

四、违反处方管理和调剂要求的法律责任

1.使用未取得药学专业技术职务任职资格的人员从事处方调剂工作的：由县级以上卫生行政部门责令限期改正，并可处5000元以下的罚款；情节严重的，吊销其《医疗机构执业许可证》。

2.医疗机构未按照规定保管麻醉药品和精神药品处方或者未按照规定进行专册登记的，由设区的市级卫生行政部门责令限期改正，给予警告；逾期不改正的，处5000元以上1万元以下的罚款；情节严重的，吊销其印鉴卡；对直接负责的主管人员和其他直接责任人员，依法给予降级、撤职、开除的处分。

3.药师未按照规定调剂麻醉药品、精神药品处方的：由县级以上卫生行政部门按照《麻醉药品和精神药品管理条例》（国务院令第442号）第七十三条规定予以处罚。

4.药师未按照规定调剂处方药品，情节严重的，由县级以上卫生行政部门责令改正、通报批评，给予警告；并由所在医疗机构或者上级单位给予纪律处分。

项目四 医疗机构制剂管理

案例导入

某县药品监督管理部门接到群众举报，称李某在自己开的个体诊所里私自配制制剂，执法人员遂对其个体诊所进行了检查。检查发现李某的个体诊所是合法的，持有《医疗机构执业许可证》，但未取得《医疗机构制剂许可证》，私自配制制剂"止痛丸"30瓶，已经使用20瓶，每瓶售价40元。该县药品监督管理部门的执法人员认为李某的行为违反了《药品管理法》第七十四条的规定，应当依照《药品管理法》第一百一十五条的规定予以处罚。

问题：

1.什么是医疗机构制剂？

2.医疗机构制剂有什么特点？

3.该县药品监督管理部门的处罚正确吗？

一、医疗机构制剂的定义与特征

《医疗机构制剂注册管理办法（试行）》（局令第 20 号）第三条规定：医疗机构制剂，是指医疗机构根据本单位临床需要经批准而配制、自用的固定处方制剂。医疗机构配制的制剂，应当是市场上没有供应的品种。

医疗机构制剂具有以下特征。

1. 双证管理　医疗机构获得《医疗机构制剂许可证》后，取得配制制剂资格；如果要进行某种制剂的配制，还必须取得相应制剂的批准文号。

2. 品种补缺　医疗机构仅限于配制本医疗机构临床需要而市场上没有供应的品种，以方便临床使用，弥补市场供应不足。

3. 医院自用为主　医疗机构制剂凭执业医师或者执业助理医师的处方在本单位内部使用，并与《医疗机构制剂许可证》所载明的诊疗范围一致。不得在市场上销售或者变相销售，不得发布医疗机构制剂广告。特殊情况下，经国务院药品监督管理部门或省级药品监督管理部门批准，可在指定的医疗机构之间调剂使用。

4. 药剂科自配　医疗机构制剂只能由医院的药学部门配制，其他科室不得配制供应制剂。

5. 质量检验合格　医疗机构制剂需按要求进行质量检验，质量检验一般由医疗机构的药检室负责，检验合格后，凭医师处方在本单位使用。

二、《医疗机构制剂许可证》的管理

（一）核发

医疗机构配制制剂，应当经所在地省、自治区、直辖市人民政府药品监督管理部门批准，验收合格的，发给《医疗机构制剂许可证》。无《医疗机构制剂许可证》的，不得配制制剂。

《医疗机构制剂许可证》是医疗机构配制制剂的法定凭证，应当载明证号、医疗机构名称、医疗机构类别、法定代表人、制剂室负责人、配制范围、注册地址、配制地址、发证机关、发证日期、有效期限等项目。其中由药品监督管理部门核准的许可事项为制剂室负责人、配制地址、配制范围、有效期限。证号和配制范围按国家药品监督管理局规定的编号方法和制剂类别编写。《医疗机构制剂许可证》分正本和副本。正、副本具有同等法律效力，有效期为 5 年。

（二）变更

《医疗机构制剂许可证》变更分为许可事项变更和登记事项变更。许可事项变更是指制剂室负责人、配制地址、配制范围的变更。登记事项变更是指医疗机构名称、医疗机构类别、法定代表人、注册地址等事项的变更。

医疗机构变更《医疗机构制剂许可证》许可事项的，在许可事项发生变更前三十日，向原审核、批准机关申请变更登记。原发证机关应当自收到变更申请之日起十五个工作日内做出准予变更或者不予变更的决定。医疗机构增加配制范围或者改变配制地址的，应当经省、自治区、直辖市药品监督管理部门验收合格后，依照规定办理《医疗机构制剂许可证》变更登记。

医疗机构变更登记事项的，应当在有关部门核准变更后三十日内，向原发证机关申请《医疗机构制剂许可证》变更登记，原发证机关应当在收到变更申请之日起十五个工作日内办理变更手续。

（三）换发

《医疗机构制剂许可证》有效期届满，需要继续配制制剂的，医疗机构应当在有效期届满前

6个月，向原发证机关提出换证申请。

（四）缴销

医疗机构终止配制制剂或者关闭的，由原发证机关缴销《医疗机构制剂许可证》，同时报国家药品监督管理局备案。

（五）补发

遗失《医疗机构制剂许可证》的，持证单位应当在原发证机关指定的媒体上登载遗失声明并同时向原发证机关申请补发。遗失声明登载满1个月后原发证机关在十个工作日内补发《医疗机构制剂许可证》。

三、医疗机构中药制剂配制的管理

《中华人民共和国中医药法》规定，医疗机构配制中药制剂，应当按照《中华人民共和国药品管理法》的规定取得《医疗机构制剂许可证》，或者委托取得《药品生产许可证》的药品生产企业、取得《医疗机构制剂许可证》的其他医疗机构配制中药制剂。委托配制中药制剂，应当向所在地省、自治区、直辖市人民政府药品监督管理部门备案。

医疗机构的中药制剂品种，应当依法取得制剂批准文号。但是，仅应用传统工艺配制的中药制剂品种，向医疗机构所在地省、自治区、直辖市人民政府药品监督管理部门备案后即可配制，不需要取得制剂批准文号。

四、医疗机构制剂批准文号

制剂批准文号为医疗机构制剂配制资格的合法证明文件。医疗机构制剂批准文号的格式为：X药制字H（Z）+4位年号+4位流水号（X为省、自治区、直辖市简称，H为化学制剂，Z为中药制剂）。

医疗机构制剂批准文号的有效期为3年。有效期届满需要继续配制的，申请人应当在有效期届满前3个月按照原申请配制程序提出再注册申请，报送有关资料。

五、医疗机构配制制剂品种范围

医疗机构配制的制剂，应当是本单位临床需要而市场上没有供应的品种。有下列情形之一的，不得作为医疗机构制剂申报：市场上已有供应的品种；含有未经国家药品监督管理部门批准的活性成分的品种；除变态反应原外的生物制品；中药注射剂；中药、化学药组成的复方制剂；医疗用毒性药品、放射性药品；其他不符合国家有关规定的制剂。

《麻醉药品和精神药品管理条例》第四十三条规定，对临床需要而市场无供应的麻醉药品和精神药品，持有《医疗机构制剂许可证》和印鉴卡的医疗机构需要配制的，应当经所在地省、自治区、直辖市人民政府药品监督管理部门批准。

项目五　药物临床应用管理

案例导入

李某今年70岁，1天前不小心受凉出现发热、头痛、咳嗽等症状。去医院检查，血常规正常、胸部 X 线片提示两肺未见明显异常。医生嘱咐其多喝水、注意休息，不用服药。但李某觉得不舒服，便擅自服用了家庭药箱中剩余的复方氨酚烷胺胶囊。

问题：

1. 李某用药存在什么样的问题？

2. 日常生活中患者怎样才能做到合理用药？

一、药物临床应用管理的概念

药物临床应用管理是对医疗机构临床诊断、预防和治疗疾病的用药全过程实施监督管理，其基本出发点和归宿是合理用药。

医院应当加强处方质量和药物临床应用管理，规范医师处方行为，落实处方审核、发药、核对与用药交代等相关规定；定期对医务人员进行合理用药知识培训与教育；制定并落实持续质量改进措施。

二、医疗机构临床合理用药

（一）合理用药的概念

20 世纪 50 年代以前，医师主要以个人经验开具处方，进行临床药物治疗，由此造成众多的医源性和药源性危害。特别是人类经历几次惨重的药品不良反应事件后，合理用药的观念逐步成为医学界和药学界的共识，随着药物动力学和药效动力学的发展及药物经济学概念的提出，各国政府和专业人士普遍认可安全、有效、适当和经济是合理用药的目标。

20 世纪 90 年代以来，国际药学会的专家已就合理用药问题达成共识，给合理用药赋予了更科学、完善的定义。合理用药是指以当代药物和疾病的系统知识和理论为基础，使药物治疗达到安全、有效、经济、适当的基本要求。从用药的结果考虑，合理用药应当包括"安全、有效、经济"三大要素。安全、有效强调以最小的治疗风险获得尽可能大的治疗效益；而经济则强调以尽可能低的治疗成本取得尽可能好的治疗效果，合理使用有限的医疗卫生资源，减轻患者及社会的经济负担。

（二）合理用药的管理

国家应进一步完善有关药品管理的法律法规，加强药品信息管理，保证其内容的科学性；面向大众进行合理用药宣传，增强全民合理用药意识；推行并实施国家基本药物制度，制定《国家基本药物目录》，各级医疗机构必须使用基本药物诊疗疾病；制定并实施药物临床应用指南，提倡规范化用药，如《抗菌药物临床应用指导原则》《麻醉药品临床应用指导原则》《精神药品临床应用指导原则》等。

《关于加强医疗机构药事管理促进合理用药的意见》（国卫医发〔2020〕2 号）规定，医疗机构要依据安全、有效、经济的用药原则和本机构疾病治疗特点，及时优化本机构用药目录。从加强医疗机构药品安全管理、提高医师临床合理用药水平、强化药师或其他药学技术人员对处方的审核、加强合理用药管理和绩效考核等方面全面强化药品合理使用。

《国家卫生健康委办公厅关于做好医疗机构合理用药考核工作的通知》（国卫办医函〔2019〕903 号）要求加强医疗机构合理用药考核，取得《医疗机构执业许可证》，且使用药物的医疗机构均应当接受考核，考核的重点内容应当至少包括：①麻醉药品和精神药品、放射性药品、医疗用毒性药品、药品类易制毒化学品、含兴奋剂药品等特殊管理药品的使用和管理情况；②抗菌药物、抗肿瘤药物、重点监控药物的使用和管理情况；③公立医疗机构国家基本药物配备使用情况；④公立医疗机构国家组织药品集中采购中选品种配备使用情况；⑤医保定点医疗机构国家医保谈判准入药品配备使用情况。考核采取医疗机构自查自评和卫生健康主管部门数据信息考核的方式进行。医疗机构按照考核内容和指标对本医疗机构合理用药情况进行自查自评，并将结果报送省级卫生健康主管部门。省级卫生健康主管部门根据医疗机构报送的自查自评情况，通过信息化平台在线采集医疗机构考核指标关键数据，组织或委托第三方进行核查分析。省级卫生健康行政部门根据医疗机构自查自评和数据信息考核情况进行综合评价，形成考核结果。医疗机构应当根据考核中发现的问题持续改进工作，不断提高合理用药水平。

《关于进一步加强用药安全管理提升合理用药水平的通知》（国卫医函〔2022〕122号）在降低用药错误风险，提高用药安全水平；加强监测报告和分析，积极应对药品不良反应；加强用药安全监管，促进合理用药水平提高等三方面提出了工作要求，以进一步加强用药安全管理，提升合理用药水平，保障医疗质量安全和人民健康权益。

三、医疗机构药学服务

药学服务是指药师应用药学专业技术知识直接向公众（包括医护人员、患者及家属）提供与药物应用有关的各种服务。药学服务作为医疗服务的一部分，具有重要地位。

现代药学的发展历程主要经历了三个阶段：传统的药品供应为中心的阶段；参与临床用药实践，促进合理用药为主的临床药学阶段；更高层次的以患者为中心，改善患者生命质量的药学服务阶段。药学服务的变化反映了现代医药学服务模式和健康理念，体现"以人为本"的宗旨，是时代进步赋予药师的使命，同时也是科学发展和药学技术进步的结果。

药学服务的对象是广大公众，包括患者及家属、医护人员和卫生工作者、药品消费者和健康人群。

药学服务的主要实施内容包含患者用药相关的全部需求，即与药品相关的全部工作，包括处方审核、调剂、点评，积极参与基本的预防、治疗和保健，参与临床药物治疗、治疗药物监测，进行药物研究与评价，开展药物经济学研究，药学信息资料的收集，药品不良反应监测与报告，提供用药咨询、指导，帮助患者合理用药等。

项目六　医疗器械管理

📚 **案例导入**

2023年5月8日，某县药品监督管理部门执法人员在辖区开展药品及医疗器械日常监督检查，执法人员对某医院进行现场检查时发现，当事人正在使用的葡萄糖（Glu）测定试剂盒（葡萄糖氧化酶法）体外诊断试剂有效期是2022年12月29日，经核实，上述体外诊断试剂为第二类医疗器械。

问题：

1. 什么是医疗器械？

2. 该医院是否违规？怎么处罚？

一、医疗器械的界定

医疗器械是指直接或者间接用于人体的仪器、设备、器具、体外诊断试剂及校准物、材料，以及其他类似或者相关的物品，包括所需要的计算机软件；其效用主要通过物理等方式获得，不是通过药理学、免疫学或者代谢的方式获得，或者虽然有这些方式参与但是只起辅助作用。其目的：①疾病的诊断、预防、监护、治疗或者缓解；②损伤的诊断、监护、治疗、缓解或者功能补偿；③生理结构或者生理过程的检验、替代、调节或者支持；④生命的支持或者维持；⑤妊娠控制；⑥通过对来自人体的样本进行检查，为医疗或者诊断目的提供信息。

二、医疗器械的分类

国家对医疗器械按照风险程度实行分类管理。医疗器械按照风险从低到高分为三类。第一类是风险程度低，实行常规管理可以保证其安全、有效的医疗器械。第二类是具有中度风险，需要严格控制管理以保证其安全、有效的医疗器械。第三类是具有较高风险，需要采取特别措施严格控制管理以保证其安全、有效的医疗器械。

三、医疗器械监督管理的基本要求

1. 第一类医疗器械实行产品备案管理，第二类、第三类医疗器械实行产品注册管理。

2. 医疗器械注册证有效期为5年。有效期届满需要延续注册的，应当在有效期届满6个月前向原注册部门提出延续注册的申请。

3. 医疗器械产品注册、备案，应当进行临床评价；但是符合下列情形之一，可以免于进行临床评价。

（1）工作机制明确，设计定型，生产工艺成熟，已上市的同品种医疗器械临床应用多年且无严重不良事件记录，不改变常规用途的。

（2）其他通过非临床评价能够证明该医疗器械安全、有效的。

4. 医疗器械应当使用通用名称。通用名称应当符合国家药品监督管理部门制定的医疗器械命名规则。

5. 医疗器械应当有说明书、标签。说明书、标签的内容应当与经注册或者备案的相关内容一致。

6. 国家建立医疗器械不良事件监测制度，对医疗器械不良事件及时进行收集、分析、评价、控制。

7. 医疗器械生产经营企业、使用单位应当协助医疗器械注册人、备案人对所生产经营或者使用的医疗器械开展不良事件监测；发现医疗器械不良事件或者可疑不良事件，应当按照国家药品监督管理部门的规定，向医疗器械不良事件监测技术机构报告。其他单位和个人发现医疗器械不良事件或者可疑不良事件，有权向药品监督管理部门或者医疗器械不良事件监测技术机构报告。

四、法律责任

有下列情形之一的，由负责药品监督管理的部门责令改正，没收违法生产、经营或者使用的医疗器械。违法生产、经营或者使用的医疗器械货值金额不足1万元的，并处2万元以上5万元以下罚款；货值金额1万元以上的，并处货值金额5倍以上20倍以下罚款；情节严重的，责令停产停业，直至由原发证部门吊销《医疗器械注册证》《医疗器械生产许可证》《医疗器械经营许可证》，对违法单位的法定代表人、主要负责人、直接负责的主管人员和其他责任人员，没收违法行为发生期间自本单位所获收入，并处所获收入 30% 以上 3 倍以下罚款，10 年内禁止其从事医疗器械生产经营活动。

（1）生产、经营、使用不符合强制性标准或者不符合经注册或者备案的产品技术要求的医疗器械的。

（2）医疗器械生产企业未按照经注册或者备案的产品技术要求组织生产，或者未依照《医疗器械监督管理条例》规定建立质量管理体系并保持有效运行，影响产品安全、有效的。

（3）经营、使用无合格证明文件、过期、失效、淘汰的医疗器械，或者使用未依法注册的医疗器械的。

（4）在负责药品监督管理的部门责令召回后仍拒不召回，或者在负责药品监督管理的部门责令停止或者暂停生产、进口、经营后，仍拒不停止生产、进口、经营医疗器械的。

（5）委托不具备《医疗器械监督管理条例》规定条件的企业生产医疗器械，或者未对受托方的生产行为进行管理的。

（6）进口过期、失效、淘汰等已使用过的医疗器械的。

复习思考题

一、单项选择题

1. 需要设立药事管理与药物治疗学委员会的是（　　）

 A. 乡镇卫生所   B. 县公立医院   C. 一级甲等医院

 D. 三级医院   E. 一级乙等医院

2. 三级医院应设立的药学部门是（　　）

 A. 药学部   B. 药剂科   C. 药房

 D. 中药房   E. 西药房

3. 处方的组成包括（　　）

 A. 前记、主体、正文 B. 前记、主体、后记 C. 前记、正文、后记

 D. 前记、主体、附录 E. 前言、正文、附录

4. 调剂的步骤正确的是（　　）

 A. 收方、检查处方、调配处方、包装贴标签、发药

 B. 收方、检查处方、调配处方、复查处方、发药

 C. 收方、调配处方、复查处方、发药

 D. 收方、检查处方、调配处方、包装贴标签、复查处方、发药

 E. 收方、调配处方、包装贴标签、复查处方、发药

5. 下列关于医疗机构制剂的说法不正确的是（　　）

 A. 必须按照规定进行质量检验

 B. 由国家药品监督管理局批准，发给《医疗机构制剂注册批件》及批准文号

 C. 不得零售

 D. 市场上已有供应的品种不得作为医疗机构制剂申报

 E. 不得发布广告

6. 根据《处方管理办法》，医疗机构中可以调剂麻醉药品和第一类精神药品的人员必须

是（　　　）

  A. 经本医疗机构培训，取得临床药师资格的人员

  B. 经卫生行政部门考试合格并取得麻醉药品和第一类精神药品调剂资格的药师

  C. 经省级药品监督管理部门考核合格后取得调剂资格的药师

  D. 经本医疗机构培训，考核合格并取得麻醉药品和第一类精神药品调剂资格的药师

  E. 经国家药品监督管理部门考核合格后取得调剂资格的药师

7.《处方管理办法》规定，为门（急）诊癌症疼痛患者开具的第一类精神药品注射剂，每张处方不得超过（　　　）

  A. 1 次常用量   B. 1 日常用量   C. 3 日常用量

  D. 7 日常用量   E. 15 日常用量

8. 医疗机构的药品购进记录保存时间不得少于（　　　）

  A. 2 年   B. 3 年   C. 4 年

  D. 5 年   E. 6 年

9. 下列不属于合理用药要求的是（　　　）

  A. 经济性   B. 有效性   C. 适当性

  D. 社会性   E. 安全性

10. 医疗机构自配制剂的品种范围是（　　　）

  A. 本单位临床需要而市场上没有供应的品种

  B. 市场上已有供应的品种

  C. 中药注射剂

  D. 中药、化学药组成的复方制剂

  E. 医疗用毒性药品

11. 医疗机构制剂批准文号的格式为（　　　）

  A. X 药制字 H（Z）+4 位年号 +6 位流水号

  B. X 药制字 H（Z）+4 位年号 +4 位流水号

  C. X 药制字 +6 位年号 +4 位流水号

  D. X 药制字 +4 位年号 +6 位流水号

  E. X 药制字 H（Z）+4 位年号 +5 位流水号

12. 具有中度风险，需要严格控制管理以保证其安全、有效的医疗器械是（　　　）

  A. 第一类医疗器械   B. 第二类医疗器械   C. 第三类医疗器械

  D. 特殊用途医疗器械 E. 第一、第二类医疗器械

13. 经营第几类医疗器械需要实行备案管理（　　　）

  A. 境内第三类医疗器械 B. 进口第二类医疗器械 C. 第一类医疗器械

  D. 境内所有医疗器械 E. 所有第三类医疗器械

14. 国家对医疗器械实行分类管理，第三类是指（　　　）

  A. 实行常规管理可以保证其安全、有效的医疗器械

  B. 需要采取特别措施严格控制管理以保证其安全、有效的医疗器械

  C. 风险程度低

  D. 具有中度风险

  E. 没有风险

二、配伍选择题

[1～4]

  A. 白色   B. 淡黄色   C. 淡红色

  D. 淡绿色   E. 淡蓝色

1. 急诊处方的印刷用纸为（　　　）

2. 儿科处方的印刷用纸为（　　　）

3. 麻醉药品处方的印刷用纸为（　　　）

4. 第二类精神药品处方的印刷用纸为（　　　）

三、多项选择题

1. 根据《处方管理办法》，下列符合处方书写规则的有（　　　）

  A. 每张处方不得超过 5 种药品

  B. 西药和中成药可以分别开具处方，也可以开具一张处方，中药饮片应当单独开具处方

  C. 药品名称应当使用规范的中文名称书写，没有中文名称的可以使用规范的英文名称书写

  D. 药品用法用量应当按照药品说明书规定的常规用法用量使用，特殊情况需要超剂量使用时，应当注明原因并再次签名

  E. 处方医师的签名式样和专用签章应当与院内药学部门留样备查的式样相一致，不得任意改动，否则应当重新登记留样备案

2. 《处方管理办法》规定，医疗机构不得限制门诊就诊人员持处方到药品零售药店购买（　　　）

  A. 麻醉药品   B. 医疗用毒性药品   C. 儿科处方的药品

  D. 用于治疗高血压的药品 E. 抗生素

3. 根据《医院处方点评管理规范（试行）》，下列应当判定为用药不适宜处方（　　　）

  A. 药品剂型或给药途径不适宜的

  B. 无正当理由不首选国家基本药物的

  C. 联合用药不适宜的

  D. 重复给药的

  E. 有配伍禁忌或者不良相互作用的

4. 执业药师或药师在调配医师处方时必须（　　　）

  A. 对医师处方进行审核、签字后方可依据处方正确调配、销售药品

  B. 对处方不得擅自更改或代用

  C. 在保证药品疗效的前提下可以用便宜的药品替代价格高的药品

  D. 对有配伍禁忌或超剂量的处方，拒绝调配、销售

  E. 必要时，经处方医师更正或重新签字，方可调配、销售

5. 根据《医疗机构制剂注册管理办法（试行）》，不得作为医疗机构制剂申报的有（　　　）

  A. 注射剂

  B. 中药、化学药组成的复方制剂

  C. 市场上已有供应的品种

  D. 外用药品

  E. 除变态反应原外的生物制品

6. 药学服务的对象（　　　）

  A. 用药周期长的慢性病患者，或需长期或终身用药者

B. 病情和用药复杂，患有多种疾病，需同时合并应用多种药品者

C. 特殊人群，如特殊体质者、肝肾功能不全者、过敏体质者、小儿、老年人、妊娠及哺乳期妇女、血液透析者、听障人士、视障人士等

D. 用药效果不佳，需要重新选择药品或调整用药方案、剂量、方法者

E. 用药后易出现明显的药品不良反应者

扫一扫，查阅
复习思考题答案

扫一扫，查阅
本模块 PPT、
视频等数字资源

模块九　药品注册管理

> 【学习目标】
>
> 　　掌握：药品注册相关概念，药品注册分类与申请。
>
> 　　熟悉：仿制药注册要求和一致性评价，药品上市后研究与再注册。
>
> 　　了解：进口药品注册管理，药品研制过程与质量管理规范。

项目一　药品注册管理概述

📖 案例导入

　　《医药经济报》记者从国家药品监督管理局获得的数据显示，2021 年上半年已有 21 个 1 类创新药获批上市，这一数字已经超过 2020 年全年 20 个创新药审评通过数量。21 个创新药包括新冠病毒疫苗和肿瘤、免疫系统疾病、罕见病等领域的临床急需治疗药物，其中多个为我国自主研发并拥有自主知识产权的产品。

　　问题：

　　1. 新药申请的流程是什么？

　　2. 药品注册管理有什么意义？

一、药品注册及有关概念

（一）药品注册

　　国家市场监督管理总局令第 27 号公布新修订的《药品注册管理办法》，自 2020 年 7 月 1 日起施行，共 10 章 126 条。为全面贯彻落实《中共中央 国务院关于促进中医药传承创新发展的意见》，并与新修订的《药品管理法》《药品注册管理办法》有机衔接，国家药品监督管理局组织制定了《中药注册管理专门规定》，自 2023 年 7 月 1 日起施行。

　　药品注册是药品注册申请人（以下称申请人）依照法定程序和相关要求提出药物临床试验、药品上市许可、再注册等申请及补充申请，药品监督管理部门基于法律法规和现有科学认知进行安全性、有效性和质量可控性等审查，决定是否同意其申请的活动。

（二）药品注册申请人

　　药品注册申请人是指提出药品注册申请并能够承担相应法律责任的企业或者药品研制机构等。境外申请人应当指定中国境内的企业法人办理相关药品注册事项。

　　申请人取得《药品注册证书》后，成为药品上市许可持有人，对药品质量在其整个生命周期承担主要责任。

（三）药品注册事项

药品注册事项包括药物临床试验申请、药品上市许可申请、上市后补充申请及再注册申请等许可事项，以及其他备案或者报告事项。

药物临床试验申请，药品注册申请人完成支持药物临床试验的药学、药理毒理学等研究后，应当按照国务院药品监督管理部门的规定如实报送研制方法、质量标准、药理及毒理试验结果等有关数据、资料和样品，经国务院药品监督管理部门批准后方可实施药物临床试验。药品上市许可申请，申请人在完成支持药品上市注册的药学、药理毒理学和药物临床试验等研究，确定质量标准，完成商业规模生产工艺验证，并做好接受药品注册核查检验的准备后，提出药品上市许可申请，按照申报资料要求提交相关研究资料。补充申请是指药物临床试验申请、药品上市许可申请经批准后，改变、增加或取消原批准事项或者内容的注册申请。药品的再注册，是指对药品批准证明文件有效期满后延续申请。

二、药品注册管理机构和事权划分

（一）国家药品监督管理局事权

国家药品监督管理局主管全国药品注册管理工作，负责建立药品注册管理工作体系和制度，制定药品注册管理规范，依法组织药品注册审评审批及相关监督工作。

国家药品监督管理局药品审评中心负责药物临床试验申请、药品上市许可申请、补充申请和境外生产药品再注册申请等的审评。中国食品药品检定研究院、国家药典委员会、国家药品监督管理局食品药品审核查验中心、国家药品监督管理局药品评价中心等药品专业技术机构，承担依法实施药品注册管理所需的药品注册检验、通用名称核准、核查、监测与评价、制证送达及相应的信息化建设与管理等相关工作。

（二）省级药品监督管理部门事权

省级药品监督管理部门负责本行政区域内的境内生产药品再注册申请、药品上市后变更的备案和报告等药品注册相关管理工作。省级药品监督管理部门设置或者指定的药品专业技术机构，承担依法实施药品监督管理所需的审评、检验、核查、监测与评价等工作。

三、我国药品注册管理的概况

1984年颁布的《药品管理法》被视为我国药品管理制度确立的标志，也是国家第一次以法律的形式确定药品审批制度。2002年12月颁布《药品注册管理办法（试行）》，第一次明确提出了药品注册的概念。2005年、2007年、2020年三次对《药品注册管理办法》进行修订和发布。我国不断修订完善的药品注册管理法规体系（表9-1）将推动药品注册审评审批机制进入高效实质的改革阶段。

表 9-1　我国当前的药品注册管理法规体系

	名称
法律	中华人民共和国药品管理法（1984年9月20日通过，2001年2月28日第一次修订，2013年12月28日第一次修正，2015年4月24日第二次修正，2019年8月26日第二次修订）
行政法规	中华人民共和国药品管理法实施条例（2002年8月4日中华人民共和国国务院令第360号发布，2016年2月6日第一次修订，2019年3月2日第二次修订）

续表

名称
药品注册管理办法（国家市场监督管理总局令第 27 号公布，2020 年 7 月 1 日起施行）
国家药监局关于进一步完善药品关联审评审批和监管工作有关事宜的公告（2019 年第 56 号）
关于发布化学仿制药参比制剂遴选与确定程序的公告（2019 年第 25 号）
国家药品监督管理局关于仿制药质量和疗效一致性评价有关事项的公告（2018 年第 102 号）
关于临床试验用生物制品参照药品一次性进口有关事宜的公告（2018 年第 94 号）
药物非临床研究质量管理规范（GLP）
药物临床试验质量管理规范（GCP）
药物警戒质量管理规范（GVP）
中药注册管理专门规定
药品注册申报资料格式体例与整理规范
化学药品注册分类改革工作方案
国家药品监督管理局关于调整药物临床试验审评审批程序的公告（2018 年第 50 号）
关于化药仿制药质量和疗效一致性评价注册申请开展药学研制和生产现场检查有关事项的通告（2020 年第 4 号）
国家药品监督管理局食品药品审核查验中心关于发布《药品注册核查工作程序（试行）》等 5 个文件的通告（2021 年第 30 号）
药物非临床研究质量管理规范认证申请资料要求（2023 年 7 月 1 日起施行）
药物非临床研究质量管理规范检查要点和判定原则（2023 年 7 月 1 日起施行）
药物临床试验机构监督检查要点及判定原则（试行）（2024 年 3 月 1 日起施行）

部门规章和其他规范性文件（行标题，对应左侧列）

　　根据《国务院关于改革药品医疗器械审评审批制度的意见》（国发〔2015〕44 号），仿制药由现行的"仿已有国家标准的药品"调整为"仿与原研药品质量和疗效一致的药品"。仿制药审评审批要以原研药品作为参比制剂，确保新批准的仿制药质量和疗效与原研药品一致。

　　以药品上市许可持有人（MAH）制度试点为突破口，我国药品注册制度由上市许可与生产许可"捆绑制"，向上市许可与生产许可分离的"上市许可持有人制度"转型。更有利于优化行业资源配置，真正实现产学研紧密结合的机制，改变我国药品研发的被动局面，有利于药品研发和创新。

　　新版化学药品方案对"新药"的定义从"首次在中国上市"提升到"首次在全球上市"。对于新药，不仅着重于创新和改进，更看重其临床价值和优势。创新药物的属性不再只强调全新的化学结构，注重创新药物的临床价值和临床优势是本轮药品注册制度改革的创新点。

　　2019 年 6 月和 8 月，全国人大常务委员会先后审议通过《疫苗管理法》和《药品管理法》，以法律形式明确建立了药物临床试验默示许可、附条件批准、优先审评审批、上市后变更分类管理等一系列管理制度。2020 年 1 月，国家市场监督管理总局修订并印发《药品注册管理办法》，引入药品全生命周期管理理念，对药品注册的基本制度、基本原则、基本程序和各方面主要责任义务等做出了全面的规定，持续推进审评审批制度改革，逐步建立和完善以审评为主导，检验、核查、监测与评价为支撑的药品注册管理体系。

项目二　新药研发与注册管理

一、药品注册的分类与受理

我国对药品注册实行分类审批管理。根据《药品注册管理办法》，药品注册按照中药（表 9-2），化学药（表 9-3），生物制品（表 9-4）进行分类注册管理。

中药、化学药和生物制品等药品的细化分类和相应的申报资料要求，由国家药品监督管理局根据注册药品的产品特性、创新程度和审评管理需要组织制定，并向社会公布。境外生产药品的注册申请，按照药品的细化分类和相应的申报资料要求执行。处方药和非处方药实行分类注册和转换管理。

表 9-2　中药注册分类及申报资料要求（国家药品监督管理局 2020 年第 68 号通告附件）

注册分类	分类说明	申报资料要求
1 类：中药创新药	处方未在国家药品标准、药品注册标准及国家中医药主管部门发布的《古代经典名方目录》中收载，具有临床价值，且未在境外上市的中药新处方制剂	基于不同注册分类、不同申报阶段及中药注册受理审查指南的要求提供相应资料。包括：行政文件和药品信息；概要；药学研究资料；药理毒理研究资料；临床研究资料
2 类：改良型新药	改变已上市中药的给药途径、剂型，且具有临床应用优势和特点，或增加功能主治等的制剂	
3 类：古代经典名方中药复方制剂	古代经典名方是指符合《中华人民共和国中医药法》规定的，至今仍广泛应用、疗效确切、具有明显特色与优势的古代中医典籍所记载的方剂	
4 类：同名同方药	通用名称、处方、剂型、功能主治、用法及日用饮片量与已上市中药相同，且在安全性、有效性、质量可控性方面不低于该已上市中药的制剂	

表 9-3　化学药注册分类及申报资料要求（国家药品监督管理局 2020 年第 44 号通告附件）

注册分类	分类说明	申报资料要求
1 类：境内外均未上市的创新药	含有新的结构明确的、具有药理作用的化合物，且具有临床价值的药品	按照现行版《M4：人用药物注册申请通用技术文档（CTD）》格式编号及项目顺序整理并提交申报资料，在 CTD 基础上提交电子临床试验数据库
2 类：境内外均未上市的改良型新药	在已知活性成分的基础上，对其结构、剂型、处方工艺、给药途径、适应证等进行优化，且具有明显临床优势的药品	
3 类：仿制境外上市但境内未上市原研药品的药品	该类药品应与参比制剂的质量和疗效一致	
4 类：仿制境内已上市原研药品的药品	该类药品应与参比制剂的质量和疗效一致	
5 类：境外上市的药品申请在境内上市	①境外上市的原研药品和改良型药品申请在境内上市。改良型药品应具有明显临床优势 ②境外上市的仿制药申请在境内上市	

表 9-4   生物制品注册分类及申报资料要求（国家药品监督管理局 2020 年第 43 号通告附件）

	注册分类	分类说明
预防用生物制品	1 类：创新型疫苗	境内外均未上市的疫苗
	2 类：改良型疫苗	对境内或境外已上市疫苗产品进行改良，使新产品的安全性、有效性、质量可控性有改进，且具有明显优势的疫苗
	3 类：境内或境外已上市的疫苗	①境外生产的境外已上市、境内未上市的疫苗申报上市 ②境外已上市、境内未上市的疫苗申报在境内生产上市 ③境内已上市疫苗
治疗用生物制品	1 类：创新型生物制品	境内外均未上市的治疗用生物制品
	2 类：改良型生物制品	①在已上市制品基础上，对其剂型、给药途径等进行优化，且具有明显临床优势的生物制品 ②增加境内外均未获批的新适应证和（或）改变用药人群 ③已有同类制品上市的生物制品组成新的复方制品 ④在已上市制品基础上，具有重大技术改进的生物制品
	3 类：境内或境外已上市生物制品	①境外生产的境外已上市、境内未上市的生物制品申报上市 ②境外已上市、境内未上市的生物制品申报在境内生产上市 ③生物类似药 ④其他生物制品
按照生物制品管理的体外诊断试剂	1 类：创新型体外诊断试剂	
	2 类：境内外已上市的体外诊断试剂	

二、新药临床试验管理

（一）新药及新药研发

根据《国务院关于改革药品医疗器械审评审批制度的意见》（国发〔2015〕44 号），新药为未在中国境内外上市销售的药品。根据物质基础的原创性和新颖性，将新药分为创新药和改良型新药。

新药研发具有高投入、高成本、高风险、高收益、长周期等特点，整个过程需要经历新化合物实体的发现、临床前研究、研究中新药申请（IND，即申请临床试验）、临床试验、新药申请（NDA）、上市及上市后研究。申请人在药物临床试验申请前、药物临床试验过程中及药品上市许可申请前等关键阶段，可以就重大问题与国家药品监督管理局药品审评中心等专业技术机构进行沟通交流。

（二）临床试验申请与审批

1. 药品研制过程与质量管理规范   申请人在申请上市注册前，应当完成药学、药理毒理学等药物临床前研究和药物临床试验等工作。药物临床前研究又称为非临床安全性评价研究，应当在经过药物非临床研究质量管理规范认证的机构开展，并遵守药物非临床研究质量管理规范。药物临床试验应当在符合相关规定的药物临床试验机构开展，并遵守药物临床试验质量管理规范。

2. 临床试验申请与审批程序   药物临床试验应当经批准，其中生物等效性试验应当备案，申请人获准开展药物临床试验的为临床试验申办者。新药临床试验申请与审批流程见图 9-1。

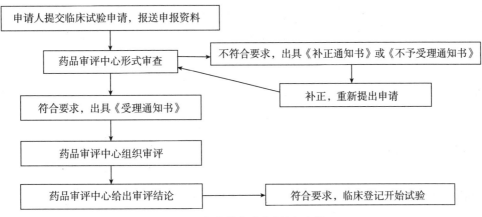

图 9-1　新药临床试验申请与审批

（1）提出申请　申请人完成支持药物临床试验的药学、药理毒理学等研究后，若达到申请临床试验的条件，向国家药品监督管理局药品审评中心（CDE）提出药物临床试验申请，按照申报资料要求提交相关研究资料。

（2）形式审查　国家药品监督管理局药品审评中心在规定时限内对申报资料进行形式审查，确定是否符合要求，并做出是否受理的通知。

（3）技术审评　国家药品监督管理局药品审评中心应当组织药学、医学和其他技术人员对已受理的药物临床试验申请进行审评。

（4）发布审评结论　对药物临床试验申请应当自受理之日起六十日内决定是否同意开展，并通过国家药品监督管理局药品审评中心网站通知申请人审批结果；逾期未通知的，视为同意（即默示许可），申请人可以按照提交的方案开展药物临床试验。药物临床试验应当在批准后三年内实施，每年定期递交研发期间安全性更新报告（DSUR）。

（三）药物的临床试验

1.药物临床试验分期　药物临床试验是指以药品上市注册为目的，为确定药物安全性与有效性在人体开展的药物研究。药物临床试验分期见表 9-5。

表 9-5　新药临床试验分期

试验阶段	试验目的	试验方法	最低病例数（试验组）
Ⅰ期	初步的临床药理学及人体安全性评价试验。观察人体对于新药的耐受程度和药代动力学，为制订给药方案提供依据	开放、基线对照、随机和盲法	20～30 例
Ⅱ期	治疗作用初步评价阶段。其目的是初步评价药物对目标适应证患者的治疗作用和安全性，也包括为Ⅲ期临床试验研究设计和给药剂量方案的确定提供依据	采用多种形式，包括随机盲法对照临床试验	100 例
Ⅲ期	治疗作用确证阶段。其目的是进一步验证药物对目标适应证患者的治疗作用和安全性，评价利益与风险关系，最终为药物注册申请的审查提供充分的依据	具有足够样本量的随机盲法对照试验	300 例
Ⅳ期	新药上市后由申请人进行的应用研究阶段。其目的是考察在广泛使用条件下的药物的疗效和不良反应、评价在普通或者特殊人群中使用的利益与风险关系以及改进给药剂量等	一般可不设对照组，应在多家医疗机构进行	2000 例

2. 生物等效性试验　用生物利用度研究的方法，以药代动力学参数为指标，比较同一种药物的相同或者不同剂型的制剂，在相同的试验条件下，其活性成分吸收程度和速度有无统计学差异的人体试验。

三、药品上市许可管理

（一）药品上市许可

申请人在完成支持药品上市注册的药学、药理毒理学和药物临床试验等研究，确定质量标准，完成商业规模生产工艺验证，并做好接受药品注册核查检验的准备后，提出药品上市许可申请，按照申报资料要求提交相关研究资料。经对申报资料进行形式审查，符合要求的，予以受理。

（二）药品上市申报与审批

1. 药品上市许可申请应具备条件　提出药品上市许可的申请人应具备与申报药品全生命周期管理相关的质量管理体系及风险体系等；申请人应对拟申请上市的药品进行充分研究评估，应当具有明确的临床价值或明显临床优势。原材料、药用辅料和包装材料与相应制剂一并进行关联审评审批，并做好接受药品注册核查检验的准备。

2. 药品上市许可申请审批流程

（1）**提出申请**　申请人完成药物临床试验后，向国家药品监督管理局药品审评中心提出药品上市许可申请，按要求提交申报资料。

（2）**形式审查**　国家药品监督管理局药品审评中心在规定时限内对申报资料进行形式审查，确定是否符合要求，并做出是否受理的通知。

（3）**技术审评**　国家药品监督管理局药品审评中心按要求对已受理的申报资料进行审评，根据需要通知核查部门启动药品注册核查、检验工作。

（4）**综合审评**　国家药品监督管理局药品审评中心根据药品注册申报资料、核查结果和检验结果等，对药品进行综合审评，并做出是否批准上市许可的审评结论。

（5）**批准上市**　综合审评结论通过的，予以批准药品上市，发给《药品注册证书》。

（三）药品批准证明文件

《药品注册证书》应载明药品批准文号、持有人、生产企业等信息。非处方药的《药品注册证书》还应当注明非处方药类别。《药品注册证书》的附件包括经核准的药品生产工艺、质量标准、说明书和标签等，必要时还应附上药品上市后研究要求。

境内生产药品批准文号格式为：国药准字 H（Z、S）+ 四位年号 + 四位顺序号。中国香港、澳门和台湾地区生产药品批准文号格式为：国药准字 H（Z、S）C+ 四位年号 + 四位顺序号。境外生产药品批准文号格式为：国药准字 H（Z、S）J+ 四位年号 + 四位顺序号。其中，H 代表化学药，Z 代表中药，S 代表生物制品。

药品批准文号，不因上市后注册事项的变更而改变。中药另有规定的从其规定。

四、药品上市审批的其他相关规定

（一）关联审评审批

国家药品监督管理局药品审评中心在审评药品制剂注册申请时，对药品制剂选用的化学原料药、辅料及直接接触药品的包装材料和容器进行关联审评。

化学原料药、辅料及直接接触药品的包装材料和容器生产企业应当按照关联审评审批制度要求，在化学原料药、辅料及直接接触药品的包装材料和容器登记平台登记产品信息和研究资料。国家药品监督管理局药品审评中心向社会公示登记号、产品名称、企业名称、生产地址等基本信息,供药品制剂注册申请人选择。

药品制剂申请人提出药品注册申请,可以直接选用已登记的化学原料药、辅料及直接接触药品的包装材料和容器。选用未登记的化学原料药、辅料及直接接触药品的包装材料和容器的,相关研究资料应当随药品制剂注册申请一并申报。未通过关联审评审批的,化学原料药、辅料及直接接触药品的包装材料和容器产品的登记状态维持不变,相关药品制剂申请不予批准。

(二)药品注册核查

药品注册核查是指为核实申报资料的真实性、一致性及药品上市商业化生产条件,检查药品研制的合规性、数据可靠性等,对研制现场和生产现场开展的核查活动,必要时对药品注册申请所涉及的化学原料药、辅料及直接接触药品的包装材料和容器生产企业、供应商或者其他受托机构开展的延伸检查活动。

国家药品监督管理局药品审评中心根据药物创新程度、药物研究机构既往接受核查情况等,基于风险决定是否开展药品注册研制现场核查。国家药品监督管理局药品审评中心决定启动药品注册研制现场核查的,通知国家药品监督管理局食品药品审核查验中心在审评期间组织实施核查,同时告知申请人。国家药品监督管理局食品药品审核查验中心应当在规定时限内完成现场核查,并将核查情况、核查结论等相关材料反馈国家药品监督管理局药品审评中心进行综合审评。

国家药品监督管理局药品审评中心根据申报注册的品种、工艺、设施、既往接受核查情况等因素,基于风险决定是否启动药品注册生产现场核查。对于创新药、改良型新药及生物制品等,应当进行药品注册生产现场核查和上市前药品生产质量管理规范检查。

(三)药品注册检验

药品注册检验,包括标准复核和样品检验。标准复核,是指对申请人申报药品标准中设定项目的科学性、检验方法的可行性、质控指标的合理性等进行的实验室评估。样品检验,是指按照申请人申报或者国家药品监督管理局药品审评中心核定的药品质量标准对样品进行的实验室检验。与国家药品标准收载的同品种药品使用的检验项目和检验方法一致的,可以不进行标准复核,只进行样品检验。其他情形应当进行标准复核和样品检验。审评过程中,国家药品监督管理局药品审评中心可以基于风险提出质量标准单项复核。

五、药品加快上市注册程序

国家药品监督管理局建立药品加快上市注册制度(表9-6),支持以临床价值为导向的药物创新。对符合条件的药品注册申请,申请人可以申请适用突破性治疗药物、附条件批准、优先审评审批及特别审批程序。在药品研制和注册过程中,药品监督管理部门及其专业技术机构给予必要的技术指导、沟通交流、优先配置资源、缩短审评时限等政策和技术支持。

表9-6 药品加快上市注册程序

上市程序	适用范围
突破性治疗药物	药物临床试验期间,用于防治严重危及生命或者严重影响生存质量的疾病,且尚无有效防治手段或者与现有治疗手段相比有足够证据表明具有明显临床优势的创新药或者改良型新药等
附条件批准程序	治疗严重危及生命且尚无有效治疗手段的疾病的药品,药物临床试验已有数据证实疗效并能预测其临床价值的;公共卫生方面急需的药品,药物临床试验已有数据显示疗效并能预测其临床价值的;应对重大突发公共卫生事件急需的疫苗或者国家卫生健康委员会认定急需的其他疫苗,经评估获益大于风险的

上市程序	适用范围
优先审评审批程序	临床急需的短缺药品、防治重大传染病和罕见病等疾病的创新药和改良型新药；符合儿童生理特征的儿童用药品新品种、剂型和规格；疾病预防、控制急需的疫苗和创新疫苗；纳入突破性治疗药物程序的药品；符合附条件批准的药品；国家药品监督管理局规定其他优先审评审批的情形
特别审批程序	在发生突发公共卫生事件的威胁时及突发公共卫生事件发生后，国家药品监督管理局可以依法决定对突发公共卫生事件应急所需防治药品实行特别审批。对纳入特别审批程序的药品，可以根据疾病防控的特定需要，限定其在一定期限和范围内使用

六、药品上市后研究及再注册

（一）药品上市后研究和变更

药品批准上市后，持有人应当持续开展药品安全性和有效性研究，根据有关数据及时备案或者提出修订说明书的补充申请，不断更新完善说明书和标签。药品监督管理部门依职责可以根据药品不良反应监测和药品上市后评价结果等，要求持有人对说明书和标签进行修订。

药品上市后的变更，按照其对药品安全性、有效性和质量可控性的风险和产生影响的程度，实行分类管理（表9-7），分为审批类变更、备案类变更和报告类变更。持有人应当按照相关规定，参照相关技术指导原则，全面评估、验证变更事项对药品安全性、有效性和质量可控性的影响，进行相应的研究工作。

表9-7　药品上市后变更分类管理

变更分类	适用情况	备注
审批类变更	药品生产过程中的重大变更；药品说明书中涉及有效性内容及增加安全性风险的其他内容的变更；持有人转让药品上市许可；国家药品监督管理局规定需要审批的其他变更	以补充申请方式申报，经批准后实施
备案类变更	药品生产过程中的中等变更；药品包装标签内容的变更；药品分包装；国家药品监督管理局规定需要备案的其他变更	在变更实施前，报所在地省级药品监督管理部门备案
报告类变更	药品生产过程中的微小变更；国家药品监督管理局规定需要报告的其他变更	应当在年度报告中报告

（二）药品再注册

药品的再注册是指对药品批准证明文件有效期满后继续生产、进口的药品实施审批的过程。《药品注册证书》有效期为5年，《药品注册证书》有效期内持有人应当持续保证上市药品的安全性、有效性和质量可控性，并在有效期届满前6个月申请药品再注册。境内生产药品再注册申请由持有人向其所在地省级药品监督管理部门提出，境外生产药品再注册申请由持有人向国家药品监督管理局药品审评中心提出。

有下列情形之一的药品，不予再注册：有效期届满未提出再注册申请的；《药品注册证书》有效期内持有人不能履行持续考察药品质量、疗效和不良反应责任的；未在规定时限内完成药品批准证明文件和药品监督管理部门要求的研究工作且无合理理由的；经上市后评价，属于疗效不确切、不良反应大或者因其他原因危害人体健康的；法律、行政法规规定的其他不予再注册情形。对不予再注册的药品，《药品注册证书》有效期届满时予以注销。

项目三　仿制药注册管理

一、仿制药的临床试验申请与审批

（一）仿制药注册要求

仿制药是指仿制已上市原研药品的药品。仿制药审评审批要以原研药品作为参比制剂，确保新批准的仿制药质量和疗效与原研药品一致。如果已上市药品的原研药品无法追溯或者原研药品已经撤市的，建议不再申请仿制；如果坚持提出仿制药申请的，原则上不能以仿制药的技术要求予以批准，应按照新药的要求开展相关研究。

国家药品监督管理局建立收载新批准上市及通过仿制药质量和疗效一致性评价的化学药品目录集，载明药品名称、活性成分、剂型、规格、是否为参比制剂、持有人等相关信息，及时更新并向社会公开。

2018 年 4 月，国务院办公厅印发《关于改革完善仿制药供应保障及使用政策的意见》，鼓励仿制重大传染病防治和罕见病治疗所需药品。为此，国家相关部委联合印发了鼓励仿制药品目录（表 9-8），按照有关规定在临床试验、关键共性技术研究、优先审评审批等方面予以支持。

表 9-8　鼓励仿制药品目录

发布时间	文件名称	备注
2019 年	关于印发第一批鼓励仿制药品目录的通知（国卫办药政函〔2019〕744 号）	33 种药品
2021 年	关于印发第二批鼓励仿制药品目录的通知（国卫办药政函〔2021〕93 号）	17 种药品
2023 年	关于印发第三批鼓励仿制药品目录的通知（国卫办药政函〔2023〕471 号）	39 种药品

（二）临床试验申请与审批

1. 申报条件　申请仿制药品，申请人应当是持有《药品生产许可证》的药品生产企业。所申请的药品应当与《药品生产许可证》中载明的生产范围一致。仿制药应当与原研药具有同样的活性成分、给药途径、剂型、规格和相同治疗作用。

2. 临床试验　对已在中国境外上市但尚未在境内上市药品的仿制药注册申请，应与原研药进行生物等效性研究并按国际通行技术要求开展临床试验，所使用的原研药由企业自行采购，向国家药品监督管理局申请一次性进口。仿制药、按照药品管理的体外诊断试剂及其他符合条件的情形，经申请人评估，认为无须或者不能开展药物临床试验，符合豁免药物临床试验条件的，申请人可以直接提出药品上市许可申请。

二、仿制药上市申报与审批

申请生产仿制药品的审批程序，与新药申报程序相似。为降低仿制药上市后专利侵权风险，国家药品监督管理局、国家知识产权局同有关部门于 2021 年 7 月联合印发《药品专利纠纷早期解决机制实施办法（试行）》。化学仿制药申请人提交药品上市许可申请时，应当对照已在中国上市药品专利信息登记平台公开的专利信息，针对被仿制药每一件相关的药品专利做出声明。

三、仿制药上市补充申请及再注册

对已经批准上市的仿制药，按与原研药品质量和疗效一致的原则，分期分批进行质量一致性评价。药品生产企业应将其产品按照规定的方法与参比制剂进行质量一致性评价，并向国家药品监督管理局报送评价结果。

在规定期限内未通过质量一致性评价的仿制药，不予再注册；在质量一致性评价工作中，需改变已批准工艺的，应按《药品注册管理办法》的相关规定提出补充申请，国家药品监督管理局设立绿色通道，加快审评审批。

通过质量一致性评价的，允许其在说明书和标签上予以标注，纳入化学药品目录集，并在临床应用、招标采购、医保报销等方面给予支持。

为加快推进仿制药一致性评价工作，国家药品监督管理局于2020年5月发布《关于开展化学药品注射剂仿制药质量和疗效一致性评价工作的公告》（2020年第62号），对已上市的化学药品注射剂仿制药，未按照与原研药品质量和疗效一致原则审批的品种均需开展一致性评价。药品上市许可持有人应当依据国家药品监督管理局发布的《仿制药参比制剂目录》选择参比制剂，并开展一致性评价研发申报。

项目四　进口药品注册管理

一、进口在中国进行临床试验药品注册管理

为鼓励新药上市，满足临床需求，2017年10月10日公布《关于调整进口药品注册管理有关事项的决定》（局令第35号）（以下简称《决定》），对进口药品注册管理部分事项进行调整。

《决定》规定，除预防用生物制品外，在中国进行国际多中心药物临床试验的，允许同步开展Ⅰ期临床试验，在中国进行的国际多中心药物临床试验完成后，申请人可以直接提出药品上市注册申请。提出上市注册申请时，应当执行《药品注册管理办法》及相关文件的要求。对于提出进口临床申请、进口上市申请的化学药品新药及治疗用生物制品创新药，取消应当获得境外制药厂商所在生产国家或者地区的上市许可的要求。

申请进口的中药、天然药物，应当符合所在国或者地区按照药品管理的要求，同时应符合境内中药、天然药物的安全性、有效性和质量可控性要求。注册申报资料按照创新药的要求提供。国家另有规定的，从其规定。

知识链接

国际多中心药物临床试验

药物全球同步研发是一种共享资源的开放模式，可以减少不必要的重复临床试验，缩短区域或国家间药品上市延迟，提高患者获得新药的可及性。

国际多中心临床试验（MRCT）是由多国研究者按同一试验方案在多国多个临床试验中心共同进行的临床试验，各中心同期开始与结束试验，多中心试验由一位主要研究者总负责，并作为临床试验各中心间的协调研究者。国际多中心临床试验组织严密、

病例数通常较大，可以入选不同种族不同地区的病例，能够比较广泛代表各种人群的资料。

二、境外生产药品注册管理

（一）境外生产药品上市许可

根据境外生产药品的注册申请，按照药品的细化分类和相应的申报资料要求执行。境外生产药品上市许可流程（图9-2）。

（1）受理：根据《药品注册管理办法》，全部申报资料应当使用中文并附原文，其他文种的资料可附后作为参考。中文译文应当与原文一致。

（2）技术审评。

（3）注册核查：审评过程中基于风险启动。

（4）注册检验：审评过程中基于风险启动。申请人在药品注册申请受理前提出药品注册检验的，或药品注册申请受理后需要药品注册检验的，申请人应当按规定要求抽取样品，并将样品、检验所需资料及标准物质等送至中检院。

（5）综合评价。

（6）行政审批。

（7）行政许可决定。

（8）制证送达。

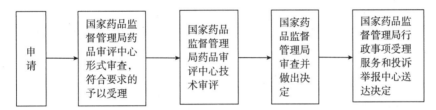

图 9-2　境外生产药品上市许可流程

（二）境外生产药品补充申请和变更备案

已在境内上市的境外生产药品（化学药品）转移至境内生产的，应当由境内申请人按照化学药品仿制药，提出上市注册申请，按要求提交申报资料。并在申请表特别申明事项中明确说明"申请已上市境外生产药品转移至境内生产"，同时注明药品批准文号。

境外生产药品发生以下变更时，应当在变更实施前报国家药品监督管理局药品审评中心备案：药品生产过程中的中等变更；药品包装标签内容的变更；药品分包装；国家药品监督管理局规定需要备案的其他变更。

（三）境外生产药品再注册

国家药品监督管理局药品审评中心发布《境外生产药品再注册申报程序、申报资料要求和形式审查内容》，于2020年10月1日起施行。境外生产药品再注册申请应当在《药品注册证书》有效期届满前6个月由持有人向国家药品监督管理局药品审评中心提出。境外生产药品再注册申请受理后，由国家药品监督管理局药品审评中心进行审查，符合规定的，予以再注册，发给药品再注册批准通知书。不符合规定的，不予再注册，并报请国家药品监督管理局注销药品注册证书。

三、临床急需药品临时进口申请

2022 年 6 月，国家卫生健康委员会同国家药品监督管理局制定印发《临床急需药品临时进口工作方案》，明确规定对于国内无注册上市、无企业生产或短期内无法恢复生产的境外已上市临床急需少量药品，由医疗机构直接向国家药品监督管理局或国务院授权的省、自治区、直辖市人民政府提出临时进口申请。此类进口药品，无须进行口岸检验。进口药品若属于麻醉药品和国家规定范围内的精神药品，还需要向国家药品监督管理局申请进口准许证。药品进口通关后送医疗机构使用，完成临时进口。

四、研究用药品的一次性进口批件申请

药品研发机构或药品生产企业在研究过程中，对已在中国境外上市但境内未上市的药品，拟用于下列用途的，可向国家药品监督管理局申请一次性进口。

1. 以中国境内药品注册为目的研究中用到的对照药品／试验药（临床批件中未标明所需药品名称）或制备试验药所需的原料药。

2. 以仿制药质量和疗效一致性评价为目的研究中用到的对照药品／试验药（临床批件中未标明所需药品名称）或制备试验药所需的原料药。

五、首次进口药材的申请

首次进口药材的申请人需登录国家药品监督管理局网站的网上办事大厅，通过"法人服务"项下办理首次进口药材申请，并向所在地省级药品监督管理部门报送相关资料，以取得《进口药材批件》。各省级药品监督管理部门会通过国家药品监管专网受理首次进口药材申请，并按《进口药材管理办法》规定实施审批。药材进口单位和口岸药品监督管理部门需登录国家药品监督管理局启用的药品和药材进口备案管理系统，在线办理进口药材备案。对于非首次进口的药材品种，申请人无须取得《进口药材批件》，可直接向口岸药品监督管理部门进行备案。

复习思考题

一、单项选择题

1. 药物治疗作用初步评价阶段是（　　　）
   A. Ⅰ期临床试验　　　　B. Ⅱ期临床试验　　　　C. Ⅲ期临床试验
   D. Ⅳ期临床试验　　　　E. 生物等效性试验

2.《药品注册证书》有效期为（　　　）
   A. 1 年　　　　　　　　B. 3 年　　　　　　　　C. 5 年
   D. 7 年　　　　　　　　E. 10 年

3. 关于仿制药与原研药关系的说法，不正确的是（　　　）
   A. 应具有相同的活性成分　　B. 质量与疗效一致　　　C. 具有生物等效性
   D. 应具有相同的处方工艺　　E. 应具有相同的给药途径

4. 新药上市申请、首次申请上市仿制药、首次申请上市境外生产药品，应当（　　　　）
   A. 只进行指定检验　　　　　B. 只进行口岸检验　　　C. 进行注册检验和标准复核
   D. 只进行标准复核　　　　　E. 进行口岸检验和注册检验

5. 境内生产药品再注册申请的批准部门是（　　　）

A. 国家市场监督管理总局　　　B. 国家药品监督管理局　　　C. 国家药典委员会

D. 中国食品药品检定研究院　　E. 省级药品监督管理部门

二、配伍选择题

[1～2]

A. GVP　　　　　　　　　　B. GLP　　　　　　　　　　C. GCP

D. GMP　　　　　　　　　　E. GSP

1. 为申请药品注册而进行的药物非临床安全性评价研究必须执行（　　　）

2. 为申请药品注册而进行的药物临床研究应遵循的规范是（　　　）

[3～4]

A. 上市许可申请　　　　　　B. 补充申请　　　　　　　　C. 再注册申请

D. 备案　　　　　　　　　　E. 年度报告

3. 药品生产过程中的重大变更应以（　　　）方式申报

4. 境外生产药品申请在境内上市应按（　　　）程序申报

三、综合分析选择题

为贯彻落实《中共中央 国务院关于促进中医药传承创新发展的意见》，遵循中医药发展规律，突出中药特色，国家药品监督管理局组织制定了《中药注册管理专门规定》，国家药品监督管理局公告 2023 年第 20 号予以发布，自 2023 年 7 月 1 日起施行。

1. 中药创新药申请注册时，应将注册材料提交给（　　　）

A. 国家市场监督管理总局　　　　　B. 国家药品监督管理局药品审评中心

C. 国家药典委员会　　　　　　　　D. 中国食品药品检定研究院

E. 省级药品监督管理部门

2. 中国境内生产中成药注册后获得的批准文号格式应是（　　　）

A. 国药准字 Z+4 位年号 +4 位顺序号　　　B. 国药准字 S+4 位年号 +4 位顺序号

C. 国药准字 H+4 位年号 +4 位顺序号　　　D. 国药准字 HC+4 位年号 +4 位顺序号

E. 国药准字 ZJ+4 位年号 +4 位顺序号

3. 经上市后评价，属于疗效不确切、不良反应大或者因其他原因危害人体健康的药品依法（　　　）

A. 补充申请　　　　　　　　B. 再注册　　　　　　　　　C. 上市许可

D. 进行临床试验　　　　　　E. 不予再注册

四、多项选择题

1. 药品注册申请许可事项包括（　　　）

A. 药物临床试验申请　　　　B. 药品上市许可申请　　　　C. 再注册申请

D. 补充申请　　　　　　　　E. 报告申请

2. 新药在批准上市前，申请新药注册应当完成（　　　）

A. Ⅰ期临床试验　　　　　　B. Ⅱ期临床试验　　　　　　C. Ⅲ期临床试验

D. Ⅳ期临床试验　　　　　　E. 上市后评价

3. 在《药品注册管理办法》中加快药品上市的注册程序有（　　　）

A. 突破治疗药物程序　　　　B. 附条件批准程序　　　　　C. 优先审评审批程序

D. 特别审评程序　　　　　　E. 豁免生物等效性试验

扫一扫，查阅
复习思考题答案

扫一扫，查阅
本模块 PPT、
视频等数字资源

模块十　中药管理

【学习目标】

掌握： 中药材、中药饮片、中成药的概念，国家重点保护野生药材物种的分级、药材名称和保护措施，中药品种保护的分级和保护措施。

熟悉： 中药饮片生产与经营管理相关内容。

了解： 中药材经营管理相关内容。

项目一　中药的相关知识概述

案例导入

小儿胃肠功能较弱，容易积食，消化不良，不少家长认为中药安全、无不良反应，长期给孩子吃一些健胃消食类中成药，以此帮助孩子消食开胃。

问题：你认为这种做法对吗？谈谈你对中药的认识。

一、中药的概念

中药是在中医药基础理论指导下，用于预防、诊断、治疗疾病并具有康复与保健作用的物质。包括中药材、中药饮片和中成药。中药是中医赖以存在的物质基础，是我国几千年来一直使用的传统药。

二、中药的分类

（一）中药材

中药材是植物、动物、矿物的药用部分采收后经产地初加工形成的原料药材和部分人工制成品。大部分中药材来源于植物，药用部位有根、茎、叶、花、果实、种子、皮及全草等；药用动物来自动物的骨、胆、结石、皮、肉及脏器；矿物类药材包括可供药用的天然矿物、矿物加工品及动物的化石等，如朱砂、石膏、龙骨等。部分人工制成品，如血竭、密陀僧等。

（二）中药饮片

中药饮片是在中医药理论指导下，根据辨证施治和调剂、制剂的需要，对中药材按国家药品标准及炮制规范加工炮制后的，可直接用于中医临床的成品。中药饮片既可根据中医处方直接调配煎汤服用，又可作为中成药生产原料供制药企业使用。

（三）中成药

中成药是临床反复使用、安全有效、剂型固定，并采取合理工艺制备成质量稳定、可控、经批准依法生产的成方中药制剂。中成药由依法取得《药品生产许可证》的药品生产企业生产，应具有特定名称，并标明功能主治、用法用量、规格、注意事项等。如牛黄解毒片、六味地黄丸、板蓝根颗粒等。中成药具有使用方便、快捷、应用广泛的特点。

（四）民族药

民族药是我国某些少数民族地区经长期医疗实践的积累并用少数民族语言文字记载的药物。在使用上具有一定的地域性，是我国传统药的重要组成部分，如苗药、藏药、蒙药、壮药、维吾尔药、彝族药、白族药等。

三、中药管理的特殊性

中药管理是我国药事管理的重要内容之一，其核心是保证中药安全、有效、经济、合理。中药作为我国中医体系的重要组成部分，有其独特的理论内涵和实践基础，如中药饮片的炮制加工、中成药的制剂工艺、中药处方配伍禁忌、药味剂量、服用方法等方面均与现代药存在较大差异。因此，中药管理在内容、方法等方面具有特殊性，对中药材的种植、野生药材资源、中药饮片的炮制、中药材和中药饮片的经营、中药品种保护及中药流通领域等各方面进行规范，以加强对中药的质量控制。

四、中药创新与发展

中医药是中华民族的瑰宝，是我国医药卫生体系的特色和优势，是国家医药卫生事业的重要组成部分。国家大力发展中医药事业，实行中西医并重的方针，建立符合中医药特点的管理制度，充分发挥中医药在我国医药卫生事业中的作用。《中华人民共和国药品管理法》第四条规定，国家发展现代药和传统药，充分发挥其在预防、医疗和保健中的作用。国家保护野生药材资源和中药品种，鼓励培育道地中药材。第十六条规定，国家鼓励运用现代科学技术和传统中药研究方法开展中药科学技术研究和药物开发，建立和完善符合中药特点的技术评价体系，促进中药传承创新。

2007 年卫生部、国家中医药管理局等 16 个部门联合制定了《中医药创新发展规划纲要（2006—2020 年）》（国科发社字〔2007〕77 号）。2016 年 2 月，国务院印发了《中医药发展战略规划纲要（2016—2030 年）》（国发〔2016〕15 号）。2015 年 4 月，国务院办公厅转发和印发了《中药材保护和发展规划（2015—2020 年）》（国办发〔2015〕7 号）和《中医药健康服务发展规划（2015—2020 年）》（国办发〔2015〕32 号），对我国中药材资源保护、中药材产业发展和中药资源的可持续发展进行了全面部署，明确了我国中医药发展的方向和重点。

2016 年 12 月 25 日由十二届全国人大常务委员会第二十五次会议通过《中华人民共和国中医药法》，自 2017 年 7 月 1 日起正式实施，这是第一部全面、系统体现中医药特点的综合性法律，第一次从法律层面明确了中医药的重要地位、发展方针和扶持措施，为中医药事业发展提供了法律保障，对于中医药行业发展具有里程碑的意义。

2019 年 10 月，中共中央、国务院发布《关于促进中医药传承创新发展的意见》，从健全中医药服务体系、发挥中医药在维护和促进人民健康中的独特作用、大力推动中药质量提升和产业高质量发展、加强中医药人才队伍建设、促进中医药传承与开放创新发展、改革完善中医药管理体制机制 6 个方面提出了 20 条意见。

2019 年 12 月 28 日，第十三届全国人民代表大会常务委员会第十五次会议通过《中华人民共和国基本医疗卫生与健康促进法》，其中第九条规定，国家大力发展中医药事业，坚持中西医并重、传承与创新相结合，发挥中医药在医疗卫生与健康事业中的独特作用；第六十六条规定，国家加强中药的保护与发展，充分体现中药的特色和优势，发挥其在预防、保健、医疗、康复中的作用。

2022 年 3 月 17 日，为贯彻落实《中共中央　国务院关于促进中医药传承创新发展的意见》，推进中药材规范化生产，加强中药材质量控制，促进中药高质量发展，国家药品监督管理局、农业农村部、国家林草局、国家中医药管理局研究制定并发布实施《中药材生产质量管理规范》。

加强中药产品研制、开发，按照国际市场需要和有关国家药品注册的要求，选择经过长期临床应用证明疗效确切、用药安全、具有特色的经验方进行有针对性的研究开发，在保证中药疗效的前提下，改进中药传统制剂。加强中药知识产权保护，开发专利产品，注册专用商标，实施品牌战略。逐步改变以药材和粗加工产品出口为主的现状，扩大中成药出口比例。研制出中药现代化制剂产品，实现在发达国家进行药品注册，促进我国中药进入发达国家药品的主流市场。

中药资源保护和可持续利用，开展中药资源普查，建立野生资源濒危预警机制，保护中药种质和遗传资源，加强优选优育、中药种源、中药材野生变家种家养及中药材栽培技术研究，开展珍稀濒危中药资源的替代品研究，支持和鼓励采用生物技术生产濒危及稀缺中药材、中成药原料和其他医药原料，确保中药可持续发展。

项目二　我国野生药材资源管理

为保护和合理利用野生药材资源，适应人民医疗保健事业的需要，1987 年 10 月 30 日国务院颁布了《野生药材资源保护管理条例》，自 1987 年 12 月 1 日起实施。明确了对野生药材资源保护的原则、物种三级分类管理、采收、经营及违反条例应承担的责任等具体规定。

一、野生药材资源保护的原则

国家对野生药材资源实行保护、采猎相结合的原则，并创造条件开展人工种养。

二、野生药材物种分级保护和物种名录

国家重点保护的野生药材物种名录，由国家医药管理部门会同国务院野生动物、植物管理部门制定。

1. 一级保护野生药材物种　系指濒临灭绝状态的稀有珍贵野生药材物种。包括野生药材物种 4 种，中药材 4 种，具体为：虎骨（已禁用）、豹骨、羚羊角、鹿茸（梅花鹿）。

2. 二级保护野生药材物种　系指分布区域缩小，资源处于衰竭状态的重要野生药材。包括野生药材物种 27 种，中药材 17 种，具体为：鹿茸（马鹿）、麝香（3 个品种）、熊胆（2 个品种）、穿山甲、蟾酥（2 个品种）、哈蟆油、金钱白花蛇、乌梢蛇、蕲蛇、蛤蚧、甘草（3 个品种）、黄连（3 个品种）、人参、杜仲、厚朴（2 个品种）、黄柏（2 个品种）、血竭。

3. 三级保护野生药材物种　系指资源严重减少的主要常用野生药材。包括野生药材物种 45 种，中药材 22 种，具体为：川贝母（4 个品种）、伊贝母（2 个品种）、刺五加、黄芩、天冬、

猪苓、龙胆（4个品种）、防风、远志（2个品种）、胡黄连、肉苁蓉、秦艽（4个品种）、细辛（3个品种）、紫草（2个品种）、五味子（2个品种）、蔓荆子（2个品种）、诃子（2个品种）、山茱萸、石斛（5个品种）、阿魏（2个品种）、连翘、羌活（2个品种）。

三、野生药材保护的具体措施

1.一级保护野生药材物种的管理　任何单位和个人禁止采猎一级保护野生药材物种。一级保护野生药材物种属于自然淘汰的，药用部分由各级药材公司负责经营管理，不得出口。

2.二、三级保护野生药材物种的管理　采猎、收购二、三级保护野生药材物种的，必须按照批准的计划执行。采猎者必须持有采药证，需要进行采伐或狩猎的，必须申请采伐证或狩猎证。二、三级保护野生药材物种属于国家计划管理的品种，由中国药材公司统一经营管理，其余品种由产地县药材公司或其委托单位按照计划收购。二、三级保护野生药材物种的药用部分，除国家另有规定外，实行限量出口。实行限量出口和出口许可证制度的品种，由国家医药管理部门会同国务院有关部门确定。

四、法律责任

违反规定，未经自然保护区主管部门批准进入野生药材资源保护区从事科研、教学、旅游等活动者，当地县级以上药品监督管理部门和自然保护区主管部门有权制止，造成损失的，必须承担赔偿责任。违反采猎、收购保护野生药材物种规定的单位或个人，由当地县级以上药品监督管理部门会同同级有关部门没收其非法采猎的野生药材及使用工具，并处以罚款。违反保护野生药材物种收购、经营、出口管理的，由工商行政管理部门或有关部门没收其野生药材和全部违法所得，并处以罚款。

保护野生药材资源管理部门的工作人员徇私舞弊的，由所在单位或上级管理部门给予行政处分。造成野生药材资源损失的，必须承担赔偿责任。构成犯罪的，由司法机关依法追究刑事责任。

项目三　中药材生产质量与经营管理

一、中药材生产质量管理

中药材是中药工业生产的源头，其质量的优劣直接关系到药品的安全性、有效性和稳定性。规范中药材的生产，提升中药产品整体的质量是中药产业发展的关键。

2002年4月17日，国家药品监督管理局发布了《中药材生产质量管理规范（试行）》，自2002年6月1日起实施。

2016年2月3日，国务院印发《国务院关于取消13项国务院部门行政许可事项的决定》（国发〔2016〕10号），规定取消中药材生产质量管理规范（GAP）认证。对中药材GAP实施备案管理。已通过认证的中药材生产企业应继续按照中药材GAP规定，切实加强全过程质量管理，保证持续合规。

2022年3月17日，国家药品监督管理局、农业农村部、国家林草局、国家中医药管理局联合发布《中药材生产质量管理规范》。该规范全文共14章144条，包含总则，质量管理，机构与人员，设施设备与工具，基地选址，种子种苗或其他繁殖材料，种植与养殖，采收与产地加工，包装、放行与储运，文件，质量检验，内审，投诉、退货与召回，附则等章节，适用于中药材生产企业规范生产中药材的全过程管理，是中药材规范化生产和管理的基本要求。《中药材生产质量管理规范》的发布和实施，有利于推进中药材规范化生产，加强中药材质量控制，促进中药产业高质量发展。

二、中药材经营管理

（一）中药材市场管理

1. 中药材专业市场　应建在中药材主要品种的集中产地或传统的中药材集散地，交通便利，布局合理；要有中药材管理人员，如相当于主管中药师以上职称的专业人员或有经验的老药工；要有与经营规模相适应的质量检测人员和基本检测仪器、设备，负责对进入市场的中药材进行检查和监督。

2. 中药材经营者　具有与所经营中药材规模相适应的药学技术人员，或有经县级以上药品监督管理部门认定的，熟悉并能鉴别所经营中药材药性的人员，了解国家有关法规、中药材商品规格标准和质量标准。有合法的《药品经营许可证》和《营业执照》，一证一照齐全者准予在中药材市场开展固定的批发业务；租用摊位经营中药材者，须经所在中药材专业市场管理机构审查批准。

3. 中药材专业市场严禁下列中药材、中药饮片、中成药及有关药品进入市场交易

（1）需要经过炮制加工的中药饮片。

（2）中成药。

（3）化学原料药及其制剂、抗生素、生化药品、放射性药品、血清疫苗、血液制品、诊断用药和有关医疗器械。

（4）罂粟壳，28种毒性中药材品种。

（5）国家重点保护的43种野生动植物药材品种（家种、家养除外）。

（6）国家法律、法规明令禁止上市的其他药品。

4. 市场的监督和管理　除现有17个中药材专业市场外，各地一律不得开办新的中药材专业市场。中药材专业市场所在地人民政府要按照"谁开办，谁管理"的原则，承担起管理责任，明确市场开办主体及其责任。中药材专业市场要建立健全交易管理部门和质量管理机构，完善市场交易和质量管理的规章制度，逐步建立起公司化的中药材经营模式。要构建中药材电子交易平台和市场信息平台，建设中药材流通追溯系统，配备使用具有药品现代物流水平的仓储设施设备，提高中药材仓储、养护技术水平，切实保障中药材质量。

知识链接

　　我国17个中药材专业市场分别是：安徽亳州中药材专业市场、河北安国中药材专业市场、成都荷花池中药材专业市场、河南禹州中药材专业市场、江西樟树中药材市场、广州清平中药材市场、山东鄄城县舜王城药材市场、重庆市解放路药材专业市场、哈尔滨三棵树药材专业市场、兰州市黄河中药材专业市场、西安万寿路中药材市场、湖北蕲州中药材专业市场、湖南岳阳花板桥中药材专业市场、廉桥中药材专业市场、玉林市中药材专业市场、广东普宁中药材专业市场、昆明菊花园中药材专业市场。

（二）中药材的销售管理

《药品管理法》规定：药品经营企业销售中药材，应当标明产地。城乡集市贸易市场可以出售中药材，国务院另有规定的除外。新发现和从境外引种的药材，经国务院药品监督管理部门批准后，方可销售。发运中药材应当有包装。在每件包装上，应当注明品名、产地、日期、供货单位，并附有质量合格的标志。应当从药品上市许可持有人或者具有药品生产、经营资格的企业购进药品；但是，购进未实施审批管理的中药材除外。

（三）中药材自种、自采、自用的管理规定

自种、自采、自用中草药是指乡村中医药技术人员自己种植、采收、使用，不需特殊加工炮制的植物中草药。《中共中央、国务院关于进一步加强农村卫生工作的决定》提出了在规范农村中医药管理和服务的基础上，允许乡村中医药技术人员自种、自采、自用中草药的要求。

为了加强乡村中医药技术人员自种、自采、自用中草药的管理，规范其服务行为，切实减轻农民医药负担，保障农民用药安全有效，2006 年 7 月 31 日，卫生部、国家中医药管理局发布《关于加强乡村中医药技术人员自种、自采、自用中草药管理的通知》。通知要求自种、自采、自用中草药的人员应同时具备以下条件：①熟悉中草药知识和栽培技术、具有中草药辨识能力；②熟练掌握中医基本理论、技能和自种自采中草药的性味功用、临床疗效、用法用量、配伍禁忌、不良反应、注意事项等。

乡村中医药技术人员不得自种、自采、自用以下中草药：①国家规定需特殊管理的医疗用毒性中草药；②国家规定需特殊管理的麻醉药品原植物；③国家规定需特殊管理的濒稀野生植物药材。根据当地实际工作需要，乡村中医药技术人员自种、自采、自用的中草药，只限于其所在的村医疗机构内使用，不得上市流通，不得加工成中药制剂。自种、自采、自用的中草药应当保证药材质量，不得使用变质、被污染等影响人体安全、药效的药材。对有不良反应的中草药，乡村中医药技术人员应严格掌握其用法用量，并熟悉其中毒的预防和救治。发现可能与用药有关的不良反应，应按规定及时向当地主管部门报告。乡村民族医药技术人员自种、自采、自用民族草药的管理参照上述条款执行。

（四）进口药材的管理

为加强进口药材监督管理，保证进口药材质量，国家市场监督管理总局于 2019 年 5 月 16 日发布《进口药材管理办法（试行）》，自 2020 年 1 月 1 日起施行。该办法共 7 章 35 条。进口药材申请、审批、备案、口岸检验及监督管理，适用本办法。

药材应当从国务院批准的允许药品进口的口岸或者允许药材进口的边境口岸进口。

国家药品监督管理局主管全国进口药材监督管理工作。国家药品监督管理局委托省、自治区、直辖市药品监督管理部门实施首次进口药材审批，并对委托实施首次进口药材审批的行为进行监督指导。

省级药品监督管理部门依法对进口药材进行监督管理，并在委托范围内以国家药品监督管理局的名义实施首次进口药材审批。允许药品进口的口岸或者允许药材进口的边境口岸所在地负责药品监督管理的部门负责进口药材的备案，组织口岸检验并进行监督管理。

药材进口单位，应当是中国境内的中成药上市许可持有人、中药生产企业，以及具有中药材或者中药饮片经营范围的药品经营企业。

首次进口药材，应当取得《进口药材批件》后，向口岸药品监督管理部门办理备案。非首次进口药材，应当直接向口岸药品监督管理部门办理备案。非首次进口药材实行目录管理，具体目录由国家药品监督管理局制定并调整。尚未列入目录，但申请人、药材基原及国家（地区）

均未发生变更的，按照非首次进口药材管理。

进口的药材应当符合国家药品标准。《中国药典》现行版未收载的品种，应当执行进口药材标准；《中国药典》现行版、进口药材标准均未收载的品种，应当执行其他的国家药品标准。少数民族地区进口当地习用的少数民族药药材，尚无国家药品标准的，应当符合相应的省、自治区药材标准。

项目四　中药饮片生产与经营管理

一、中药饮片生产管理

中药饮片是供中医临床调剂配方或供制备中成药的基础药物。中药饮片的质量直接关系到中药防病治病、康复保健的效果。

（一）《药品生产质量管理规范》对中药饮片生产的管理

《药品生产质量管理规范》附录中对中药饮片管理有如下规定。

1. 人员　主管药品生产和质量管理的负责人应具有药学或相关专业大专以上学历（或中级专业技术职称或执业药师资格），具有从事中药饮片生产、质量管理的实践经验。质量保证、质量控制、中药材采购及验收的人员应具备中药材和中药饮片质量控制的实际能力、具备鉴别中药材和中药饮片真伪优劣的能力。

2. 厂房与设施　生产区应与生活区严格分开；直接口服饮片的粉碎、过筛、内包装等生产区域应按照 D 级洁净区的要求设置；毒性中药材加工、炮制应使用专用设施和设备，并与其他饮片生产区严格分开，生产的废弃物应经过处理并符合要求。厂房地面、墙壁、天棚等内表面应平整，易于清洁，不易产生脱落物，不易滋生霉菌；应有防止昆虫或其他动物等进入的设施，灭鼠药、杀虫剂、烟熏剂等不得对设备、物料、产品造成污染。净选药材的厂房内应设拣选工作台，工作台表面应平整、不易产生脱落物。中药饮片炮制过程中产热产汽的工序，应设置必要的通风、除烟、排湿、降温等设施；拣选、筛选、切制、粉碎等易产尘的工序，应当采取有效措施，以控制粉尘扩散，避免污染和交叉污染。

仓库应有足够空间，面积与生产规模相适应。中药材与中药饮片应分库存放；毒性中药材和饮片等有特殊要求的中药材和中药饮片应当设置专库存放，并有相应的防盗及监控设施。仓库内应当配备适当的设施，并采取有效措施，对温/湿度进行监控，保证中药材和中药饮片按照规定条件贮存；贮存易串味、鲜活中药材应当有适当的设施（如专库、冷藏设施）。

3. 相关文件　中药材、中药饮片的质量标准及相应的检验操作规程，物料的购进、验收、贮存、养护制度及操作规程，生产工艺规程，批生产记录等。购入的中药材、中药饮片应有详细记录，每件包装上应附有明显标记，标明品名、规格、数量、产地、来源、采收（加工）日期。生产中所需贵细、毒性药材、中药饮片，须按规定监控投料，并有记录。

进口中药材、中药饮片应有口岸药检所的药品检验报告。毒性药材、易燃易爆等药材外包装上应有明显的规定标志。

（二）毒性中药饮片生产管理

为加强毒性中药材的饮片生产管理，保证人民群众用药安全、有效。国家先后颁布《毒性中药饮片定点管理意见》《毒性中药饮片定点生产企业验收标准》等法规。对毒性中药材的饮片生产企业实行定点发证管理制度。严禁不具备毒性中药材饮片生产条件的企业进行生产，防止未经依法炮制的毒性饮片进入药品流通领域，危害人民群众的身体健康。

二、中药饮片经营管理

（一）中药饮片管理相关规定

1.《药品管理法》规定　中药饮片应当按照国家药品标准炮制；国家药品标准没有规定的，应当按照省、自治区、直辖市人民政府药品监督管理部门制定的炮制规范炮制。省、自治区、直辖市人民政府药品监督管理部门制定的炮制规范应当报国务院药品监督管理部门备案。不符合国家药品标准或者不按照省、自治区、直辖市人民政府药品监督管理部门制定的炮制规范炮制的，不得出厂、销售。

2.《药品管理法实施条例》规定　生产中药饮片，应当选用与药品性质相适应的包装材料和容器；包装不符合规定的中药饮片，不得销售。中药饮片包装必须印有或者贴有标签。中药饮片的标签必须注明品名、规格、产地、生产企业、产品批号、生产日期，实施批准文号管理的中药饮片还必须注明药品批准文号。

3. 2003 年 12 月，国家食品药品监督管理局发布了《关于加强中药饮片包装监督管理的通知》，并做了如下规定

（1）生产中药饮片，应选用与药品性质相适应及符合药品质量要求的包装材料和容器。严禁选用与药品性质不相适应和对药品质量可能产生影响的包装材料。

（2）中药饮片的包装必须印有或者贴有标签。中药饮片的标签注明品名、规格、产地、生产企业、产品批号、生产日期。实施批准文号管理的中药饮片还必须注明批准文号。

（3）中药饮片在发运过程中必须要有包装。每件包装上必须注明品名、产地、日期、调出单位等，并附有质量合格的标志。

（4）对不符合上述要求的中药饮片，一律不准销售。

4. 2023 年 7 月 14 日，国家药品监督管理局发布《中药饮片标签管理规定》，自 2024 年 8 月 1 日起施行，其中，保质期的标注自 2025 年 8 月 1 日起施行，并做出相关规定

（1）中药饮片的包装和标签应当规范，包装应当按照规定印有或者贴有标签，并附有质量合格标志。中药饮片标签和质量合格标志可以分别印制，分开放置；也可以合并印制，分别标示。

（2）生产中药饮片，应当选用与药品性质相适应及符合药品质量和稳定性要求的包装材料和容器。严禁选用与药品性质不相适应和对药品质量安全产生影响的包装材料。

（3）中药饮片标签中的文字应当清晰易辨，字体大小应当确保易于辨认与识读。标识应当清楚、醒目、持久，不得有印字脱落或者粘贴不牢等现象；不得以粘贴、剪切、涂改等方式进行修改。标签的填写不得采用手写，可以打印或者签章，应当选择适宜的色泽。

（4）中药饮片的内、外标签应当标注产品属性、品名、规格、药材产地、生产企业、产品批号、生产日期、装量、保质期、执行标准等内容。实施审批管理的中药饮片还应当按规定注明药品批准文号。对需置阴凉处、冷处、避光或者密闭保存等贮藏有特殊要求的中药饮片，应当在标签的醒目位置注明。如国家药品标准或者省级中药饮片炮制规范对规格项没有规定的，可以不标注产品规格。

中药饮片内标签因包装尺寸原因无法全部标注上述内容的，至少应当标注产品属性、品名、药材产地、规格或者装量、产品批号和保质期等内容。

（5）发运中药饮片应当有包装。用于运输的包装，至少应当标注产品属性、品名、药材产地、调出单位、生产日期，也可以根据需要注明包装数量、运输注意事项或者其他标记等内容。

（6）使用符合《中药材生产质量管理规范》（GAP）要求的中药材生产的中药饮片，可以按有关规定在标签适当位置标示"药材符合 GAP 要求"。使用从境外进口药材生产的中药饮片，标签上可以标注相应进口药材的通关单编号。

5.《药品经营质量管理规范》对中药饮片的管理规定   经营中药饮片应划分零货称取专库（区），各库（区）应设有明显标志；分装中药饮片应有符合规定的专门场所，其面积和设备应与分装要求相适应；药品经营企业购进中药材应标明产地；中药材、中药饮片应与其他药品分开存放；对中药材和中药饮片按其特性，采取干燥、降氧、熏蒸等方法养护；对在库时间较长的中药材，应抽样送检；药品零售企业经营中药饮片应配置所需的调配处方和临方炮制的设备；中药饮片装斗前应做质量复核，不得错斗、串斗，防止混药。

（二）毒性中药饮片管理相关规定

1.具有经营毒性中药资格的企业采购毒性中药饮片，必须从持有毒性中药材的饮片定点生产证的中药饮片生产企业和具有经营毒性中药资格的批发企业购进，严禁从非法渠道购进毒性中药饮片。

2.毒性中药饮片必须按照国家有关规定，实行专人、专库（柜）、专账、专用衡器，双人双锁保管，做到账、货、卡相符。

3.毒性中药饮片的调剂管理。群众自配民间单、秘、验方需用毒性中药，购买时要持有本单位或城市街道办事处、乡（镇）人民政府的证明信，供应部门方可发售。调配含有毒性中药饮片的处方，每次处方剂量不得超过二日极量。对处方未注明"生用"的，应给付炮制品。如在审方时对处方有疑问，必须经处方医生重新审定后方可调配。处方保存两年备查。

对属于麻醉药品管制品种的罂粟壳，国家药品监督管理局根据国务院颁布的《麻醉药品管理办法》，制定了《罂粟壳管理暂行规定》，加强对罂粟壳生产、经营和使用的监督管理，以保证合法需要，防止流入非法渠道，造成不良后果。

项目五 中药品种保护

1992 年，国务院颁布了《中药品种保护条例》（以下简称《条例》）。自 1993 年 1 月 1 日起施行。2018 年 9 月 18 日《国务院关于修改部分行政法规的决定》，对《中药品种保护条例》的部分条款进行了修改。2009 年 2 月，国家食品药品监督管理局根据《中药品种保护条例》的有关规定，制定并颁布实施了《中药品种保护指导原则》，指出："对质量稳定、疗效确切的中药品种实行分级保护制度。"

一、中药品种保护的范围与等级

1.中药品种保护的适用范围   适用于中国境内生产制造的中药品种，包括中成药、天然药物的提取物及其制剂和中药人工制品。申请专利的中药品种，依照专利法的规定办理，不适用本条例。

2.中药保护品种的等级

（1）中药一级保护品种   符合下列条件之一的中药品种，可以申请一级保护：①对特定疾病有特殊疗效的；②相当于国家一级保护野生药材物种的人工制成品；③用于预防和治疗特殊疾病的。

（2）中药二级保护品种 符合下列条件之一的中药品种，可以申请二级保护：①符合上述一级保护的品种或者已经解除一级保护的品种；②对特定疾病有显著疗效的；③从天然药物中提取的有效物质及特殊制剂。

知识链接

在中药一级保护品种中对特定疾病有特殊疗效，特定疾病是指严重危害人民群众身体健康和正常社会生活经济秩序的重大疑难疾病、危急重症、烈性传染病和罕见病。如恶性肿瘤、终末期肾病、脑卒中、急性心肌梗死、艾滋病、传染性非典型肺炎、人禽流感、苯酮尿症、地中海贫血等疾病。

二、中药品种保护的类别

《中药品种保护指导原则》将中药保护品种划分为初次保护、同品种保护、延长保护三个类别。

1. 初次保护 首次提出的中药品种保护申请；其他同一品种生产企业在该品种保护公告前提出的保护申请，按初次保护申请管理。

2. 同品种保护 同品种是指药品名称、剂型、处方都相同的品种；同品种保护申请，是指初次保护申请品种公告后，其他同品种生产企业按规定提出的保护申请。

3. 延长保护 中药保护品种生产企业在该品种保护期届满前按规定提出延长保护的申请。

三、中药保护品种的保护措施与处罚

（一）中药保护品种的保护措施

1. 中药一级保护品种的保护措施

（1）国内保密规定 中药一级保护品种的处方组成、工艺制法，在保护期限内由获得《中药保护品种证书》的生产企业和有关的药品监督管理部门、单位和个人负责保密，不得公开；负有保密责任的有关部门、企业和单位应当按照国家有关规定，建立必要的保密制度。

（2）国际转让保密规定 向国外转让中药一级保护品种的处方组成、工艺制法的，应当按照国家有关保密的规定办理。

（3）保护时间的规定 中药一级保护品种的保护期分别为30年、20年、10年。需要延长保护期限的，由生产企业在该品种保护期满前6个月，依照中药品种保护的申请办理程序申报，由国务院卫生行政部门根据国家中药品种保护审评委员会的审评结果确定延长的保护期限；每次延长的保护期限不得超过第一次批准的保护期限。

2. 中药二级保护品种的保护措施 中药二级保护品种保护期为7年，在保护期满后可以延长7年。申请延长保护期的，由生产企业在该品种保护期满前6个月依据《条例》规定的程序申报。

中药保护品种在保护期内向国外申请注册的，须经国家药品监督管理部门批准。

（二）处罚

1. 违反本《条例》的规定，将一级保护品种的处方组成、工艺制法泄密者，对其责任人员，由所在单位或者上级机关给予行政处分；构成犯罪的，依法追究刑事责任。

2. 对违反本《条例》规定，擅自仿制中药保护品种的，由县级以上药品监督管理部门以生产假药依法论处。伪造《中药保护品种证书》及有关证明文件进行生产、销售的，由县级以上药品监督管理部门没收其全部有关药品及违法所得，并可以处以有关药品正品价格3倍以下罚款；对构成犯罪的，由司法机关依法追究其刑事责任。

四、其他规定

1. 除临床用药紧张的中药保护品种另有规定外，被批准保护的中药品种在保护期内仅限于已获得《中药保护品种证书》的企业生产。对临床用药紧缺的中药保护品种的仿制，须经国务院药品监督管理部门批准并发给批准文号。

2. 对已批准保护的中药品种，如果在批准前是由多家企业生产的，其中未申请《中药保护品种证书》的企业应当自公告发布之日起6个月内向国家药品监督管理部门申报，按规定提交完整的资料，经指定的药品检验机构对申报品种进行质量检验，对达到国家药品标准的，补发《中药保护品种证书》。对未达到国家药品标准的，依照药品管理的法律、行政法规的规定撤销该中药品种的批准文号。

3. 终止保护的情形。在保护期内的品种，有下列情形之一的，国家药品监督管理局将提前终止保护，收回其保护审批件及证书：保护品种生产企业的《药品生产许可证》被撤销、吊销或注销的；保护品种的药品批准文号被撤销或注销的；申请企业提供虚假的证明文件、资料、样品或者采取其他欺骗手段取得保护审批件及证书的；保护品种生产企业主动提出终止保护的；累计2年不缴纳保护品种年费的；未按照规定完成改进提高工作的；其他不符合法律、法规规定的。已被终止保护的品种的生产企业，不得再次申请该品种的中药品种保护。

复习思考题

一、单项选择题

1. 关于中药材专业市场管理的说法，错误的是（　　　）

　　A. 严禁销售假劣中药材

　　B. 严禁销售中药材以外的其他药品

　　C. 严禁销售国家规定的28种毒性药材

　　D. 严禁非法销售国家规定的43种濒危药材

　　E. 可以销售需要经过炮制加工的中药饮片

2. 对特定疾病有显著疗效的可以申请（　　　）

　　A. 中药一级保护品种　　　B. 中药二级保护品种　　　C. 中药三级保护品种

　　D. 中药四级保护品种　　　E. 中药五级保护品种

3. 对于擅自仿制和生产中药保护品种的，药品监督管理部门以（　　　）

　　A. 生产劣药依法论处　　　B. 生产假药依法论处　　　C. 无证生产药品论处

　　D. 生产假、劣药品论处　　　E. 以上都不对

4. 中药二级保护品种的保护期限是（　　　）

　　A. 7年　　　　　　　　　B. 10年　　　　　　　　　C. 15年

　　D. 20年　　　　　　　　　E. 30年

5. 不符合我国中药管理规定的叙述是（　　　）

A. 国家实行中药品种保护制度，具体办法由国务院制定

B. 药品经营企业购进中药材应标明产地

C. 中药材和中药饮片应有包装，并附有质量合格的标志

D. 城乡集市贸易市场可以销售中药材、中药饮片、中成药

E. 国家重点保护的野生药材物种分为三级管理

二、配伍选择题

[1～3]

A. 当归　　　　　　　　B. 防风　　　　　　　　C. 杜仲

D. 梅花鹿茸　　　　　　E. 大黄

1. 属于濒临灭绝状态的稀有珍贵一级保护野生药材的是（　　　　）

2. 属于分布区域缩小，资源处于衰竭状态的二级保护野生药材的是（　　　　）

3. 属于资源严重减少的三级保护野生药材的是（　　　　）

三、综合分析选择题

2024 年 5 月 28 日，国家药品监督管理局发布中药保护品种公告，批准重庆某公司生产的八味芪龙颗粒为首家中药二级保护品种，保护品种编号为：ZYB2072024006，保护期限自公告日起 7 年。

1. 可以申请中药二级保护品种的有（　　　　）

A. 对特定疾病有特殊疗效的

B. 相当于国家一级保护野生药材物种的人工制成品

C. 用于预防和治疗特殊疾病的

D. 对特定疾病有较好疗效

E. 从天然药物中提取的有效物质及特殊制剂

2. 下列选项错误的是（　　　　）

A. 受保护的中药品种，必须是列入国家药品标准的产品

B. 中药二级保护品种在保护期满后可以延长 7 年。申请延保的，由生产企业在该品种保护期满前 6 个月依据条例规定的程序申报

C. 中药保护品种在保护期内可直接向国外申请注册

D. 除临床用药紧张的中药保护品种另有规定外，被批准保护的中药品种在保护期内仅限于已获得《中药保护品种证书》的企业生产

E. 已被终止保护的品种的生产企业，不得再次申请该品种的中药品种保护

四、多项选择题

1.《中药品种保护条例》适用于中国境内生产制造的（　　　　）

A. 中药材　　　　　　　B. 中药饮片　　　　　　C. 中成药

D. 天然药物的提取物及其制剂　　　　　　　　　E. 中药人工制品

2. 下列说法错误的有（　　　　）

A. 城乡集贸市场可以销售罂粟壳

B. 中药材市场可以销售毒性中药材

C. 发运中药材应当有包装

D. 一级野生药材可以出口

E. 中药一级保护品种处方组成不得公开

3. 中药一级保护品种的保护期分别为（   ）

　　A. 30 年　　　　　　　　B. 20 年　　　　　　　　C. 15 年

　　D. 10 年　　　　　　　　E. 5 年

4. 可以申请中药一级保护品种的有（   ）

　　A. 对特定疾病有特殊疗效的

　　B. 相当于国家一级保护野生药材物种的人工制成品

　　C. 用于预防和治疗特殊疾病的

　　D. 对特定疾病有显著疗效

　　E. 从天然药物中提取的有效物质及特殊制剂

5. 中药饮片内标签，至少应当标注（   ）

　　A. 品名　　　　　　　　B. 药材产地　　　　　　　C. 规格或者装量

　　D. 产品批号和保质期　　E. 功能主治

扫一扫，查阅
复习思考题答案

模块十一 特殊管理药品管理

【学习目标】

掌握：特殊管理药品的专用标志；麻醉药品、精神药品、医疗用毒性药品、药品类易制毒化学品、疫苗的概念及其生产、经营、使用的管理要点。

熟悉：麻醉药品、精神药品、医疗用毒性药品、药品类易制毒化学品品种；麻醉药品、精神药品的储存、运输管理规定；含特殊药品复方制剂的管理。

了解：放射性药品、血液制品、兴奋剂的管理规定。

案例导入

2024 年 6 月，20 岁小聪（化名），在家吞下 30 片卡马西平后，突然意识不清晕倒，被紧急送往医院 ICU 抢救。小聪脱离生命危险后告诉记者，这药吃了"能致幻，放松心情"，他之前还吃过几次右美沙芬片，两种药效果差不多，都是在当地药店购买的。

问题：查阅专业知识，这些药品为什么能"放松心情"？为了避免上述情况，如何管理类似的药品？

项目一 特殊管理药品概述

一、特殊管理药品的范围

药品是关系到公众生命健康的特殊商品。由于不同药品所具有的特性，使其临床使用和管理的风险存在一定的差异，药品监督管理的要求就会有所不同。

《药品管理法》第一百一十二条明确规定：国务院对麻醉药品、精神药品、医疗用毒性药品、放射性药品、药品类易制毒化学品等有其他特殊管理规定的，依照其规定。

因此，特殊管理药品主要包括麻醉药品、精神药品、医疗用毒性药品、放射性药品、药品类易制毒化学品。除此以外，疫苗、部分含特殊药品复方制剂、血液制品、兴奋剂的管理也涉及一些特殊管理规定，故本模块也将其纳入。

麻醉药品、精神药品、医疗用毒性药品、放射性药品具有专用标志，见图 11-1。

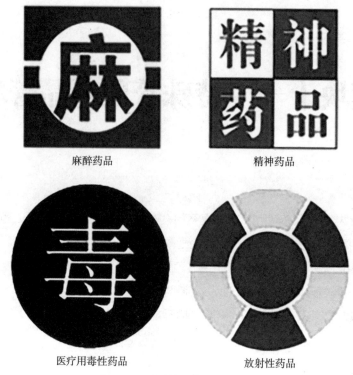

麻醉药品   精神药品

医疗用毒性药品   放射性药品

图 11-1   特殊管理药品专用标志

二、特殊管理药品的特点

《中华人民共和国禁毒法》第二条规定：毒品是指鸦片、海洛因、甲基苯丙胺（冰毒）、吗啡、大麻、可卡因，以及国家规定管制的其他能够使人形成瘾癖的麻醉药品和精神药品。可见，麻醉药品、精神药品在合法使用时是药品，被滥用时就可能成为毒品。

麻醉药品、精神药品、医疗用毒性药品、放射性药品和药品类易制毒化学品等药品在医疗实践中广泛使用，在防治疾病、维护公众健康方面起到了积极作用，具有重要的医疗和科学价值，其中有些药品疗效独特，目前尚无其他药品可以代替。但是由于这些药品具有独特的有害作用，若管理不当，滥用或流入非法渠道，将会危害服用者个人的健康，并造成严重的公共卫生和社会问题。

项目二 麻醉药品和精神药品管理

为加强麻醉药品和精神药品的管理，保证麻醉药品和精神药品的合法、安全、合理使用，防止流入非法渠道，国家对麻醉药品药用原植物及麻醉药品和精神药品实行管制。国务院于2005年8月3日公布《麻醉药品和精神药品管理条例》，2013年12月7日第一次修订，2016年2月6日第二次修订。

一、麻醉药品和精神药品的概念和品种

（一）麻醉药品和精神药品的概念

麻醉药品是指列入麻醉药品目录的药品和其他物质。这类药品连续使用易产生生理依赖性，

能成瘾癖。

精神药品是指列入精神药品目录的药品和其他物质。这类药品直接作用于中枢神经系统，使之兴奋或抑制，连续使用可产生依赖性。

依据精神药品使人体产生的依赖性和危害人体健康的程度，精神药品分为第一类精神药品和第二类精神药品。

（二）麻醉药品和精神药品的品种

《麻醉药品品种目录（2013 版）》共列出麻醉药品 121 个品种，其中我国生产及使用的麻醉药品的品种及包括的制剂、提取物、提取物粉共有 27 个品种；《精神药品品种目录（2013 版）》列出精神药品 149 个品种，第一类精神药品 68 个品种，第二类精神药品 81 个品种，其中我国生产及使用的第一类精神药品 7 种，第二类精神药品 28 种。两个目录均自 2014 年 1 月 1 日起施行。随后我国根据监管需要对麻醉药品和精神药品品种实施动态调整，具体见表 11–1 及表 11–2，表中括号内的数字为调整的年份。

表 11–1　麻醉药品品种

种类	《麻醉药品品种目录（2013 版）》我国生产及使用内的品种	陆续增加的品种
麻醉药品	27 个品种：可卡因、罂粟浓缩物（包括罂粟果提取物、罂粟果提取物粉）、二氢埃托啡、地芬诺酯、芬太尼、氢可酮、氢吗啡酮、美沙酮、吗啡（包括吗啡阿托品注射液）、阿片（包括复方樟脑酊、阿桔片）、羟考酮、哌替啶、瑞芬太尼、舒芬太尼、蒂巴因、可待因、右丙氧芬、双氢可待因、乙基吗啡、福尔可定、布桂嗪、罂粟壳	1. 奥赛利定（2023） 2. 泰吉利定（2023）

表 11–2　精神药品品种

种类	《精神药品品种目录（2013 版）》我国生产及使用内的品种	陆续增加的品种
第一类精神药品	7 个品种：哌醋甲酯、司可巴比妥、丁丙诺啡、γ–羟丁酸、氯胺酮、马吲哚、三唑仑	1. 口服固体制剂每剂量单位含羟考酮碱大于 5mg，且不含其他麻醉药品、精神药品或药品类易制毒化学品的复方制剂（2019） 2. 每剂量单位含氢可酮碱大于 5mg，且不含其他麻醉药品、精神药品或药品类易制毒化学品的复方口服固体制剂（2023） 3. 咪达唑仑原料药和注射剂（其他咪达唑仑单方制剂仍为第二类精神药品）（2024）
第二类精神药品	28 个品种：异戊巴比妥、格鲁米特、喷他佐辛、戊巴比妥、阿普唑仑、巴比妥、氯硝西泮、地西泮、艾司唑仑、氟西泮、劳拉西泮、甲丙氨酯、咪达唑仑、硝西泮、奥沙西泮、氯氮䓬、苯巴比妥、唑吡坦、丁丙诺啡透皮贴剂、布托啡诺及其注射剂、咖啡因、安钠咖、地佐辛及其注射剂、麦角胺咖啡因片、氨酚氢可酮片、曲马多、扎来普隆、佐匹克隆	1. 含可待因复方口服液体制剂（2015） 2. 口服固体制剂每剂量单位含羟考酮碱不超过 5mg，且不含其他麻醉药品、精神药品或药品类易制毒化学品的复方制剂列入第二精神药品管理（2019） 3. 丁丙诺啡与纳洛酮的复方口服固体制剂（2019） 4. 瑞马唑仑（2019） 5. 苏沃雷生（2023） 6. 吡仑帕奈（2023） 7. 依他佐辛（2023） 8. 曲马多复方制剂（2023） 9. 每剂量单位含氢可酮碱不超过 5mg，且不含其他麻醉药品、精神药品或药品类易制毒化学品的复方口服固体制剂列入第二类精神药品目录（2023） 10. 地达西尼（2023） 11. 依托咪酯（在中国境内批准上市的含依托咪酯的药品制剂除外）（2023） 12. 莫达非尼（由第一类精神药品调整）（2023） 13. 右美沙芬（2024） 14. 含地芬诺酯复方制剂（2024） 15. 纳呋拉啡（2024） 16. 氯卡色林（2024）

二、麻醉药品和精神药品的监管事权

国务院药品监督管理部门负责全国麻醉药品和精神药品的监督管理工作，并会同国务院农业主管部门对麻醉药品药用原植物实施监督管理，省级药品监督管理部门负责本行政区域内的麻醉药品和精神药品的监督管理工作。

国务院公安部门负责对造成麻醉药品药用原植物、麻醉药品和精神药品流入非法渠道的行为进行查处。县级以上地方公安机关负责对本行政区域内造成麻醉药品和精神药品流入非法渠道的行为进行查处。

国务院其他有关主管部门在各自的职责范围内负责与麻醉药品和精神药品有关的管理工作。

三、麻醉药品和精神药品生产管理

（一）生产总量控制

国家根据麻醉药品和精神药品的医疗、国家储备和企业生产所需原料的需要确定需求总量，对麻醉药品药用原植物的种植、麻醉药品和精神药品的生产实行总量控制。

国务院药品监督管理部门与国务院农业主管部门根据麻醉药品年度生产计划，制订麻醉药品药用原植物年度种植计划。麻醉药品药用原植物种植企业根据年度种植计划，种植麻醉药品药用原植物。其他未经批准的单位和个人不得种植麻醉药品药用原植物。

（二）定点生产

国务院药品监督管理部门按照合理布局、总量控制的原则，根据麻醉药品和精神药品的需求总量，确定麻醉药品和精神药品定点生产企业的数量和布局，并根据年度需求总量进行调整、公布。

四、麻醉药品和精神药品经营管理

（一）定点经营制度

国家对麻醉药品和精神药品实行定点经营制度，未经批准的任何单位和个人不得从事麻醉药品和精神药品经营活动。国务院药品监督管理部门确定麻醉药品、第一类精神药品的定点批发企业布局，并根据年度需求总量进行调整、公布。

药品经营企业不得经营麻醉药品原料药和第一类精神药品原料药；但小包装的供医疗、科学研究、教学使用的，可由国务院药品监督管理部门规定的药品批发企业经营。

（二）定点经营资格审批

1. 全国性批发企业 指跨省、自治区、直辖市从事麻醉药品与第一类精神药品批发业务的药品经营企业。应当经国务院药品监督管理部门批准，并予以公告。

2. 区域性批发企业 指本省、自治区、直辖市行政区域内从事麻醉药品与第一类精神药品批发业务的药品经营企业。应当经所在地省级药品监督管理部门批准，并予以公告。

从事麻醉药品、第一类精神药品批发业务的全国性批发企业、区域性批发企业，可以从事第二类精神药品批发业务。

3. 专门从事第二类精神药品的批发企业 应当经所在地省级药品监督管理部门批准，并予以公告。仅取得第二类精神药品经营资格的药品批发企业，不得从事麻醉药品、第一类精神药品批发业务。

（三）购进和销售管理

麻醉药品和第一类精神药品的购进、销售管理规定见表11-3。

企业、单位之间购销麻醉药品和精神药品一律禁止使用现金进行交易。

区域性批发企业之间因医疗急需、运输困难等特殊情况需要调剂麻醉药品和第一类精神药品的，应当在调剂后2日内将调剂情况分别报所在地省级药品监督管理部门备案。

表 11-3　麻醉药品和第一类精神药品的购进、销售管理规定

购进渠道	经营主体	销售对象
定点生产企业	全国性批发企业	区域性批发企业；取得使用资格的医疗机构（医疗机构所在地省级药品监督管理部门批准）
全国性批发企业；定点生产企业（区域性批发企业所在地省级药品监督管理部门批准）	区域性批发企业	本省医疗机构；因特殊地理位置，就近销售至其他省医疗机构（区域性批发企业所在地省级药品监督管理部门批准）

（四）零售管理

1.零售资格　麻醉药品和第一类精神药品不得零售。

经所在地设区的市级药品监督管理部门批准，实行统一进货、统一配送、统一管理的药品零售连锁企业可以从事第二类精神药品零售业务。除经批准的药品零售连锁企业外，其他药品经营企业不得从事第二类精神药品的零售活动。

2.零售规定　第二类精神药品零售企业不得向未成年人销售第二类精神药品，难以确定购药者是否为未成年人时，可查验购药者身份证明。

第二类精神药品零售企业应当凭执业医师开具的处方，按规定剂量销售，一般每张处方不得超过7日常用量，禁止超剂量或者无处方销售第二类精神药品。处方应经执业药师或其他依法经过资格认定的药学技术人员复核。处方保存2年备查。

罂粟壳必须凭盖有乡镇卫生院以上医疗机构公章的医生处方配方使用，不准生用，严禁单味零售，处方保存3年备查，罂粟壳只能用于中药饮片、中成药的生产和医疗配方使用。

五、麻醉药品和精神药品使用管理

（一）《麻醉药品、第一类精神药品购用印鉴卡》

医疗机构需要使用麻醉药品和第一类精神药品，须经所在地设区的市级卫生健康主管部门批准后，取得《麻醉药品、第一类精神药品购用印鉴卡》（简称《印鉴卡》）。医疗机构凭《印鉴卡》向本省级行政区域内的定点批发企业购买麻醉药品和第一类精神药品。

《印鉴卡》的有效期为3年。有效期满前3个月，医疗机构需重新向市级卫生健康主管部门提出申请。

（二）麻醉药品和第一类精神药品借用和配制规定

医疗机构抢救患者急需麻醉药品和第一类精神药品而本医疗机构无法提供时，可以从其他医疗机构或者定点批发企业紧急借用；抢救工作结束后，应当及时将借用情况报所在地设区的市级药品监督管理部门和卫生健康主管部门备案。

对临床需要而市场无供应的麻醉药品和精神药品，持有《医疗机构制剂许可证》和《印鉴卡》的医疗机构必须经过所在地省级药品监督管理部门批准，配制临床需要而市场无供应的麻醉药品和精神药品制剂。医疗机构配制的麻醉药品和精神药品制剂只能在本医疗机构使用，不

得对外销售。

六、麻醉药品和精神药品储存与运输管理

（一）储存管理

1.麻醉药品和第一类精神药品的储存

（1）专库储存　定点生产企业、全国性批发企业和区域性批发企业应当设置储存专库。专库安装专用防盗门，实行双人双锁管理，报警装置应当与公安机关报警系统联网。

使用单位应当设立专库或者专柜。专库应当设有防盗设施并安装报警装置；专柜应当使用保险柜。专库或专柜应当实行双人双锁管理。

（2）专人专账管理　应当配备专人负责，并建立专用账册。专用账册的保存期限应当自药品有效期期满之日起不少于5年。

（3）双人验收复核　入出库实行双人核查制度，药品入库须双人验收，出库须双人复核，做到账、物相符。

（4）不合格药品处理　对因破损、变质、过期而不能销售的品种，应清点登记造册，单独妥善保管，并及时向所在地县级以上药品监督管理部门申请销毁。药品销毁必须经所在地县级以上药品监督管理部门批准，并在其监督下销毁。药品销毁应有记录并由监销人员签字，存档备查，企业或使用单位不得擅自处理。

2.第二类精神药品的储存

（1）专人专账专库（柜）管理　第二类精神药品经营企业，应当在药品库房中设立独立的专库或者专柜，并建立专用账册，实行专人管理。

专用账册的保存期限应当自药品有效期期满之日起不少于5年。

（2）出入库管理　入库、出库必须核查数量，做到准确无误。

（3）不合格药品处理　对因破损、变质、过期而不能销售的品种，应清点登记造册，单独妥善保管，并及时向所在地县级以上药品监督管理部门申请销毁。企业不得擅自销毁。

（二）运输管理

1.办理运输证明　托运或者自行运输麻醉药品和第一类精神药品的单位，向所在地设区的市级药品监督管理部门申请领取《麻醉药品、第一类精神药品运输证明》。运输证明有效期为1年（不跨年度）。运输第二类精神药品无须办理运输证明。

2.托运和运输管理　托运麻醉药品和精神药品的单位应确定托运经办人，选择相对固定的承运单位。托运经办人在运单货物名称栏内填写"麻醉药品"或"第一类精神药品"或"第二类精神药品"字样，运单上应当加盖托运单位公章或运输专用章。收货人只能为单位，不得为个人。

铁路运输应当采用集装箱或行李车运输麻醉药品和第一类精神药品。采用集装箱运输时，应确保箱体完好，施封有效。道路运输麻醉药品和第一类精神药品必须采用封闭式车辆，有专人押运，中途不应停车过夜。水路运输麻醉药品和第一类精神药品时应有专人押运。

（三）邮寄管理

邮寄麻醉药品和精神药品，寄件人应当提交所在地设区的市级药品监督管理部门出具的《麻醉药品、精神药品邮寄证明》。邮寄证明一证一次有效。没有邮寄证明的不得收寄。邮寄证明保存1年备查。

寄件人应当在详情单货品名称栏内填写"麻醉药品"或"精神药品"字样，详情单上加盖

寄件单位运输专用章。邮寄物品的收件人必须是单位。邮政营业机构应当查验、收存邮寄证明并与详情单相关联一并存档。

项目三　医疗用毒性药品管理

一、医疗用毒性药品的概念与品种

（一）医疗用毒性药品的概念

医疗用毒性药品（简称"毒性药品"），是指毒性剧烈、治疗剂量与中毒剂量相近，使用不当会致人中毒或死亡的药品。

（二）医疗用毒性药品的品种

毒性药品的管理品种，由国务院卫生主管部门会同国务院药品监督管理部门规定。现已公布的毒性药品的管理品种分为中药品种和西药品种两大类。

1.毒性药品中药品种　共27种：砒石（红砒、白砒）、砒霜、水银、生马钱子、生川乌、生草乌、生白附子、生附子、生半夏、生南星、生巴豆、斑蝥、青娘虫、红娘子、生甘遂、生狼毒、生藤黄、生千金子、生天仙子、闹羊花、雪上一枝蒿、白降丹、蟾酥、洋金花、红粉、轻粉、雄黄。

上述中药品种是指原药材和饮片，不含制剂。

2.毒性药品西药品种　共13种：去乙酰毛花苷C、阿托品、洋地黄毒苷、氢溴酸后马托品、三氧化二砷、毛果芸香碱、升汞、水杨酸毒扁豆碱、氢溴酸东莨菪碱、亚砷酸钾、士的宁、亚砷酸注射液、A型肉毒毒素及其制剂。

上述西药品种除亚砷酸注射液、A型肉毒毒素制剂以外，其他毒性西药品种仅指原料药，不包括制剂。毒性药品的西药品种士的宁、阿托品、毛果芸香碱等包括其盐类化合物。

二、医疗用毒性药品的生产和经营管理

（一）生产管理

毒性药品的生产企业由药品监督管理部门指定的药品生产企业承担，未取得毒性药品生产许可的企业，不得生产毒性药品。

毒性药品年度生产、收购、供应和配制计划，由省级药品监督管理部门根据医疗需要制订下达。毒性药品的生产企业不得擅自改变生产计划，自行销售。

药品生产企业要严防毒性药品与其他药品混杂。每次配料，必须经两人以上复核无误，并详细记录每次生产所用原料和成品数，经手人要签字备查。标示量要准确无误，包装容器要有毒药标志。投料应在本企业药品检验人员的监督下准确投料，并建立完整的生产记录，保存5年备查。在生产毒性药品过程中产生的废弃物，必须妥善处理，不得污染环境。

加工炮制毒性中药，必须按照国家药品标准进行炮制；国家药品标准没有规定的，必须按照省级药品监督管理部门制定的炮制规范进行炮制。

（二）经营管理

毒性药品的收购和经营，由药品监督管理部门指定的药品经营企业承担，其他任何单位和个人均不得从事毒性药品的收购、经营业务。

药品零售企业供应和调配毒性药品，凭盖有医师所在的医疗单位公章的正式处方。每次处方剂量不得超过 2 日极量。

（三）储存与运输要求

毒性药品的储存管理要求与麻醉药品的储存管理要求基本相同。毒性药品可与麻醉药品存放在同一专用库房或专柜中。

知识链接

　　A 型肉毒毒素及其制剂于 2008 年被列入医疗用毒性药品管理。注射用 A 型肉毒毒素生产企业应当指定具有医疗用毒性药品收购经营资质的药品批发企业作为经营企业，并经指定的经营企业直接将注射用 A 型肉毒毒素销售至已取得《医疗机构执业许可证》的医疗机构或医疗美容机构。医疗机构对购进的 A 型肉毒毒素及其制剂登记造册、专人管理，做到账物相符。

三、医疗用毒性药品的使用管理

配方用药由有关药品零售企业、医疗机构负责供应。其他任何单位或者个人均不得从事毒性药品的配方业务。

医疗单位供应和调配毒性药品，须凭执业医师签名的正式处方。调配处方时，必须认真负责，计量准确，按医嘱注明使用要求，并由配方人及具有药师以上技术职称的复核人员签名盖章后方可发出。药师对处方有疑问时，须经原处方医师重新审定后再进行调配。对处方未注明"生用"的毒性中药应付炮制品。处方一次有效，保存 2 年备查。每次处方剂量不得超过 2 日极量。

科研和教学单位所需的毒性药品，必须持单位的证明信，经单位所在地县级以上药品监督管理部门批准后，供应单位方能发售。

项目四　放射性药品管理

一、放射性药品的概念与品种

（一）放射性药品的概念

放射性药品是指用于临床诊断或者治疗的放射性核素制剂或其标记药物。放射性药品与其他药品的不同之处在于，这一类药品有放射性，所放出的射线若掌握不好，能对人体产生损害。因此，对放射性药品的质量管理要比其他药品更加严格。

（二）放射性药品的品种

《中华人民共和国药典》2020 年版收载的品种有 30 种，例如碘（^{131}I）化钠口服溶液用于甲状腺疾病的诊断及治疗，磷（^{32}P）酸钠盐口服溶液用于治疗真性红细胞增多症、原发性血小板增多症等疾病。

二、放射性药品生产经营与使用管理

（一）放射性药品的监管事权

国务院药品监督管理部门负责全国放射性药品监督管理工作。国务院国防科技工业主管部门依据职责负责与放射性药品有关的管理工作。国务院环境保护主管部门负责与放射性药品有关的辐射安全与防护的监督管理工作。

（二）放射性药品生产、经营企业审批

开办放射性药品生产、经营企业，必须具备《药品管理法》规定的条件，符合国家有关放射性同位素安全和防护的规定与标准，并履行环境影响评价文件的审批手续，取得《放射性药品生产企业许可证》《放射性药品经营企业许可证》。《放射性药品生产企业许可证》《放射性药品经营企业许可证》的有效期均为5年。

（三）放射性药品使用管理

所在地的省级药品监督管理部门，应当根据医疗单位和医疗技术人员的水平、设备条件，核发相应等级的《放射性药品使用许可证》，无许可证的医疗单位不得临床使用放射性药品。《放射性药品使用许可证》有效期为5年。

医疗单位设置核医学科、室（同位素室），必须配备与其医疗任务相适应的并经核医学技术培训的技术人员。非核医学专业技术人员未经培训，不得从事放射性药品使用工作。

项目五　药品类易制毒化学品管理

易制毒化学品是指国家规定管制的可用于制造麻醉药品和精神药品的前体、原料和化学配剂等物质，流入非法渠道又可用于制造毒品。为加强易制毒化学品管理，防止易制毒化学品被用于制造毒品，2005年8月26日国务院公布《易制毒化学品管理条例》，自2005年11月1日起施行。2016年2月对其中个别条款做了修改。根据《易制毒化学品管理条例》，卫生部制定了《药品类易制毒化学品管理办法》（卫生部令第72号），并于2010年3月18日发布，自2010年5月1日起施行。

一、药品类易制毒化学品的概念与品种

（一）药品类易制毒化学品的概念

药品类易制毒化学品是指《易制毒化学品管理条例》中所确定的麦角酸、麻黄素等物质。

易制毒化学品分为三类，第一类是可以用于制毒的主要原料，第二类、第三类是可以用于制毒的化学配剂。药品类易制毒化学品属于第一类易制毒化学品。

（二）药品类易制毒化学品的品种

目前，药品类易制毒化学品分为两类，即：麦角酸和麻黄素等物质。《药品类易制毒化学品品种目录（2010版）》所列物质：①麦角酸；②麦角胺；③麦角新碱；④麻黄素、伪麻黄素、消旋麻黄素、去甲麻黄素、甲基麻黄素、麻黄浸膏、麻黄浸膏粉等麻黄素类物质。

上述所列物质包括可能存在的盐类；药品类易制毒化学品包括原料药及其单方制剂。

二、药品类易制毒化学品生产经营管理

（一）药品类易制毒化学品的监管事权

国家药品监督管理部门主管全国药品类易制毒化学品生产、经营、购买等方面的监督管理工作。县级以上地方人民政府药品监督管理部门负责本行政区域内的药品类易制毒化学品生产、经营、购买等方面的监督管理工作。

（二）生产、经营管理

1. 定点生产、定点经营制度　生产、经营药品类易制毒化学品的企业，应当依照有关规定取得药品类易制毒化学品生产、经营许可。

药品类易制毒化学品及含有药品类易制毒化学品的制剂不得委托生产。

2. 购买许可制度　购买药品类易制毒化学品的，应当办理《药品类易制毒化学品购用证明》（以下简称《购用证明》）。《购用证明》有效期为 3 个月。

购买药品类易制毒化学品时必须使用《购用证明》原件，不得使用复印件、传真件。《购用证明》只能在有效期内一次使用。《购用证明》不得转借、转让。

药品类易制毒化学品经营企业之间不得购销药品类易制毒化学品原料药。

3. 药品类易制毒化学品单方制剂和小包装麻黄素的购销要求　药品类易制毒化学品单方制剂和小包装麻黄素，纳入麻醉药品销售渠道经营，仅能由麻醉药品全国性批发企业和区域性批发企业经销，不得零售。

药品类易制毒化学品生产企业应当将此类药品销售给麻醉药品全国性批发企业。麻醉药品区域性批发企业之间不得购销此类药品。麻醉药品区域性批发企业之间因医疗急需等特殊情况需要调剂药品类易制毒化学品单方制剂的，应当在调剂后 2 日内将调剂情况分别报所在地省级药品监督管理部门备案。

4. 其他要求　药品类易制毒化学品储存等管理要求与麻醉药品和第一类精神药品基本相同。

药品类易制毒化学品生产企业、经营企业和使用药品类易制毒化学品的药品生产企业的专用账册保存期限应当自药品类易制毒化学品有效期期满之日起不少于 2 年。

项目六　其他实行特殊管理药品的管理

一、疫苗管理

疫苗作为用于健康人体预防和控制传染性疾病的预防性生物制品，其科学管理与维护公众健康密切相关。2019 年 6 月 29 日，十三届全国人大常务委员会第十一次会议表决通过了《疫苗管理法》，于 2019 年 12 月 1 日起施行。国家坚持疫苗产品的战略性和公益性，对疫苗实行严格的管理制度，坚持安全第一、风险管理、全程管控、科学监管、社会共治。

（一）疫苗的概念和分类

疫苗是指为预防、控制传染病的发生、流行，用于人体免疫接种的预防性生物制品。

疫苗分为两类，免疫规划疫苗和非免疫规划疫苗。

免疫规划疫苗：指居民应当按照政府的规定接种的疫苗，包括国家免疫规划确定的疫苗，省（区、市）人民政府在执行国家免疫规划时增加的疫苗，以及县级以上人民政府或者其卫生

健康主管部门组织的应急接种或者群体性预防接种所使用的疫苗。居住在中国境内的居民，依法享有接种免疫规划疫苗的权利，履行接种免疫规划疫苗的义务。政府免费向公民提供，接种单位接种免疫规划疫苗不得收取任何费用。

非免疫规划疫苗：指由居民自愿接种的其他疫苗。接种单位除收取疫苗费用外，还可以收取接种服务费。

（二）疫苗的包装标识

凡纳入国家免疫规划的疫苗制品的最小外包装上，须标明"免费"字样及"免疫规划"专用标识。

"免费"字样应当标注在疫苗最小外包装的显著位置，字样颜色为红色，宋体字，大小可与疫苗通用名称相同。

"免疫规划"专用标识应当印刷在疫苗最小外包装的顶面的正中处，标识样式见图 11-2（颜色为宝石蓝色）。

图 11-2 国家免疫规划疫苗包装标识

（三）疫苗的管理

1. 疫苗的管理事权 国务院药品监督管理部门负责全国疫苗监督管理工作。国务院卫生健康主管部门负责全国预防接种监督管理工作。国务院其他有关部门在各自职责范围内负责与疫苗有关的监督管理工作。

2. 疫苗的研制与上市管理 开展疫苗临床试验，需经国务院药品监督管理部门依法批准。疫苗临床试验应当由符合规定条件的三级医疗机构或者省级以上疾病预防控制机构实施或者组织实施。

对疾病预防、控制急需的疫苗和创新疫苗，国务院药品监督管理部门应当予以优先审评审批。应对重大突发公共卫生事件急需的疫苗或者国务院卫生健康主管部门认定急需的其他疫苗，经评估获益大于风险的，可以附条件批准疫苗注册申请。出现特别重大突发公共卫生事件或者其他严重威胁公众健康的紧急事件，国务院卫生健康主管部门根据传染病预防、控制需要提出紧急使用疫苗的建议，经国务院药品监督管理部门组织论证同意后可以在一定范围和期限内紧急使用。

3. 疫苗的生产管理

（1）生产准入 国家对疫苗生产实行严格准入制度。疫苗上市许可持有人应当具备疫苗生产能力；超出疫苗生产能力确需委托生产的，应当经国务院药品监督管理部门批准。受托方应当为取得疫苗生产范围的药品生产企业。疫苗的包装、贴标签、分包装应当在取得疫苗生产范围的药品生产企业开展。

（2）批签发制度 每批疫苗销售前或者进口时，应当经国务院药品监督管理部门指定的批签发机构按照相关技术要求进行审核、检验。符合要求的发给批签发证明；不符合要求的，发给不予批签发通知书。进口疫苗应当提供原产地证明、批签发证明；在原产地免予批签发的，应当提供免予批签发证明。

不予批签发的疫苗不得销售，并应当由省级药品监督管理部门监督销毁；不予批签发的进口疫苗应当由口岸所在地药品监督管理部门监督销毁或者依法进行其他处理。

（3）委托生产管理 疫苗上市许可持有人开展委托生产的，对委托生产的疫苗负主体责任，受托疫苗生产企业对受托生产行为负责。委托生产的范围应当是疫苗生产的全部工序。必要时，委托生产多联多价疫苗的，经国家药品监督管理局组织论证同意后可以是疫苗原液生产阶段或者制剂生产阶段。

经审查符合规定予以批准的，由国家药品监督管理局行政事项受理服务和投诉举报中心制作《疫苗委托生产批件》并在 10 个工作日内向委托方发放。《疫苗委托生产批件》同时抄送委托方和受托方所在地省级药品监督管理部门等。

委托方取得《疫苗委托生产批件》后，按照相关规定办理生产场地变更涉及的注册管理事项变更。委托方和受托方所在地省级药品监督管理部门应当对委托方和受托方开展药品生产质量管理规范符合性检查。

（4）停产管理　疫苗上市许可持有人因工艺升级、搬迁改造等原因（正常周期性生产除外），计划停产 3 个月以上的，应当在停产 3 个月前，向所在地省级药品监督管理部门报告。

常年生产品种因设备故障等突发情况导致无法正常生产，预计需停产 1 个月以上的，应当在停产 3 个工作日内向所在地省级药品监督管理部门报告。

持有人长期停产（正常周期性生产除外）计划恢复生产的，应当在恢复生产 1 个月前向所在地省级药品监督管理部门报告。省级药品监督管理部门结合日常监管情况进行风险评估，必要时可对恢复生产的品种开展现场检查。

4. 疫苗的采购、配送、储存管理

（1）采购规定　国家免疫规划疫苗由国务院卫生健康主管部门会同国务院财政部门等组织集中招标或者统一谈判，形成并公布中标价格或者成交价格，各省、自治区、直辖市实行统一采购。

国家免疫规划疫苗以外的其他免疫规划疫苗、非免疫规划疫苗由各省、自治区、直辖市通过省（区、市）公共资源交易平台组织采购。

（2）供应流程　疫苗上市许可持有人应当向疾病预防控制机构供应疫苗，疾病预防控制机构向接种单位供应疫苗。疾病预防控制机构以外的单位和个人不得向接种单位供应疫苗，接种单位不得接收该疫苗。

（3）配送规定　疫苗上市许可持有人应当向疾病预防控制机构或者疾病预防控制机构指定的接种单位配送疫苗。疫苗上市许可持有人、疾病预防控制机构可以自行配送疫苗，也可以委托符合条件的疫苗配送单位配送疫苗。疾病预防控制机构配送非免疫规划疫苗可以收取储存、运输费用。

疫苗上市许可持有人在同一省级行政区域内选取疫苗区域配送企业原则上不得超过 2 家。接受委托配送的企业不得再次委托。

（4）全程冷链储运管理　冷链是指为保证疫苗从疫苗生产企业到接种单位运转过程中的质量而装备的储存、运输冷藏设施、设备。疫苗上市许可持有人、疾病预防控制机构自行配送疫苗应当具备疫苗冷链储存、运输条件。一般情况下，冰箱冷藏室温度应当控制在 2 ~ 8℃，冷冻室温度应当控制在 ≤ –15℃。疫苗在储存、运输全过程中应当处于规定的温度环境，冷链储存、运输应当符合要求，并定时监测、记录温度。

二、含特殊药品复方制剂管理

部分含特殊药品复方制剂（如含麻黄碱类复方制剂、复方甘草片），因其所含成分的特性使之具有不同于一般药品的管理风险，如果管理不善导致其从药用渠道流失，则会被滥用或用于提取制毒。为此，药品监督管理部门和公安部门始终对部分含特殊药品复方制剂的购销实行严格管控，严惩违法犯罪行为。

（一）部分含特殊药品复方制剂的品种范围

1. 口服固体制剂：每剂量单位含可待因 ≤ 15mg 的复方制剂；含双氢可待因 ≤ 10mg 的复方制剂；含羟考酮 ≤ 5mg 的复方制剂。

2. 复方甘草片、复方甘草口服溶液。

3. 含麻黄碱类复方制剂。

4. 其他含麻醉药品口服复方制剂：①复方福尔可定口服溶液；②复方福尔可定糖浆；③复方枇杷喷托维林颗粒；④尿通卡克乃其片。

（二）部分含特殊药品复方制剂的经营管理

1. 购销管理　具有《药品经营许可证》的企业均可经营含特殊药品复方制剂。

药品批发企业从药品上市许可持有人、药品生产企业直接购进的含特殊药品复方制剂，可以将此类药品销售给其他批发企业、零售企业和医疗机构；如果从药品批发企业购进的，只能销售给本省（区、市）的药品零售企业和医疗机构。

药品上市许可持有人、药品生产企业和药品批发企业禁止使用现金进行含特殊药品复方制剂交易。

企业如发现购买方资质可疑或采购人员身份可疑的，应请相关主管部门协助核实，若发现异常应及时报告并终止交易。

2. 零售管理　药品零售企业销售含特殊药品复方制剂时，处方药应当严格执行处方药与非处方药分类管理有关规定，复方甘草片等列入必须凭处方销售的处方药管理，严格凭医师开具的处方销售；除处方药外，非处方药一次销售不得超过 5 个最小包装（含麻黄碱复方制剂另有规定除外）。

3. 含麻黄碱类复方制剂的经营管理

（1）**经营资质**　具有蛋白同化制剂、肽类激素定点批发资质的药品经营企业，方可从事含麻黄碱类复方制剂的批发业务。药品批发企业销售含麻黄碱类复方制剂时，应当核实购买方资质证明材料、采购人员身份证明等情况，核实无误后方可销售，并跟踪核实药品到货情况，核实记录保存至药品有效期后 1 年备查。

除个人合法购买外，禁止使用现金进行含麻黄碱类复方制剂交易。

（2）**销售管理**　①将单位剂量麻黄碱类药物含量大于 30mg（不含 30mg）的含麻黄碱类复方制剂，列入必须凭处方销售的处方药管理。②含麻黄碱类复方制剂每个最小包装规格麻黄碱类药物含量口服固体制剂不得超过 720mg，口服液体制剂不得超过 800mg。③药品零售企业销售含麻黄碱类复方制剂，应当查验购买者的身份证，并对其姓名和身份证号码予以登记。除处方药按处方剂量销售外，一次销售不得超过 2 个最小包装。④药品零售企业不得开架销售含麻黄碱类复方制剂，应当设置专柜由专人管理、专册登记，登记内容包括药品名称、规格、销售数量、生产企业、生产批号、购买人姓名、身份证号码。

三、血液制品管理

血液制品是特指各种人血浆蛋白制品，包括人血白蛋白、免疫球蛋白等。血液制品的原料是血浆，原料血浆是指由单采血浆站采集的专用于血液制品生产原料的血浆。供血浆者是采集供应血液制品生产用原料血浆的单位，是根据地区血源资源按照有关标准和要求并经严格审批而设立的。

（一）血液制品生产管理

1. 生产许可　新建、改建或者扩建血液制品生产单位，经国务院药品监督管理部门根据总体规划进行立项审查同意后，由省级药品监督管理部门审核批准。

血液制品生产单位必须达到 GMP 规定的标准，经国务院药品监督管理部门审查合格方可从事血液制品的生产活动。

2. 原料管理　血液制品生产单位不得向无《单采血浆许可证》的单采血浆站或者未与其签订质量责任书的单采血浆站及其他任何单位收集原料血浆。血液制品生产单位不得向其他任何单位供应原料血浆。

血液制品生产单位在原料血浆投料生产前，必须使用有产品批准文号并经国家药品生物制品检定机构逐批检定合格的体外诊断试剂，对每一人份血浆进行全面复检，并做检测记录。原料血浆经复检不合格的，不得投料生产，并必须在省级药品监督管理部门监督下按照规定程序和方法予以销毁，并做记录。原料血浆经复检发现有血液途径传播的疾病的，必须通知供应血浆的单采血浆站，并及时上报所在地省级卫生健康主管部门。

（二）血液制品经营管理

开办血液制品经营单位，由省级药品监督管理部门审核批准。血液制品经营单位应当具备与所经营的产品相适应的储存条件和熟悉所经营品种的业务人员。

国务院药品监督管理部门负责全国进出口血液制品的审批及监督管理。违反相关规定，擅自进出口血液制品或者出口原料血浆的，由省级以上药品监督管理部门没收所进出口的血液制品或者所出口的原料血浆和违法所得，并处所进出口的血液制品或者所出口的原料血浆总值 3 倍以上 5 倍以下的罚款。

四、兴奋剂管理

含兴奋剂药品就其治疗作用和不良反应而言，并无特别的含义。对于普通患者，只要按药品说明书和医嘱服用含兴奋剂药品是安全无危害的。加强含兴奋剂药品的管理，主要是针对运动员的职业特点及滥用兴奋剂对人体健康造成的危害。

（一）兴奋剂目录

兴奋剂原义为"供赛马使用的一种鸦片麻醉混合剂"。如今通常所说的兴奋剂不再是单指那些起兴奋作用的药物，而实际上是对禁用药物和技术的统称。《反兴奋剂条例》所称的兴奋剂，是指兴奋剂目录所列的禁用物质等。目前兴奋剂种类已达到七大类，包括刺激剂、麻醉止痛剂、蛋白同化制剂、肽类激素及类似物、利尿剂、β 受体阻滞剂、血液兴奋剂等。

兴奋剂目录由国务院体育主管部门会同国务院商务主管部门、国务院卫生健康主管部门、海关总署和国务院药品监督管理部门制定，每年调整并公布。现行兴奋剂目录是《2024 年兴奋剂目录》。

有兴奋剂目录所列禁用物质的，生产企业应当在包装标识或者产品说明书上注明"运动员慎用"字样。兴奋剂目录发布执行后的第 9 个月首日起，药品生产企业所生产的含兴奋剂目录新列入物质的药品，必须在包装标识或产品说明书上标注"运动员慎用"字样。之前生产的，在有效期内可继续流通使用。

（二）含兴奋剂药品的管理

我国对含兴奋剂药品的管理可体现为三个层次。

1. 特殊管理　兴奋剂目录所列禁用物质属于麻醉药品、精神药品、医疗用毒性药品和药品类易制毒化学品的，其生产、销售、进口、运输和使用，依照相应规定实施特殊管理。

2.严格管理　兴奋剂目录所列禁用物质属于我国尚未实施特殊管理的蛋白同化制剂、肽类激素的，参照我国有关特殊管理药品的管理措施和国际通行做法，其生产、销售、进口和使用环节实施严格管理。

（1）**销售管理**　依法取得《药品经营许可证》的药品批发企业，具备一定条件并经所在地省级药品监督管理部门批准后，方可经营蛋白同化制剂、肽类激素。蛋白同化制剂、肽类激素的验收、检查、保管、销售和出入库登记记录应当保存至超过有效期2年。应储存在专库或专储药柜中，应有专人负责管理。

严禁药品零售企业销售胰岛素以外的蛋白同化制剂或其他肽类激素。药品零售企业必须凭处方销售胰岛素及其他按规定可以销售的含兴奋剂药品。药品零售企业的执业药师应对购买含兴奋剂药品的患者或消费者提供用药指导。

（2）**进口管理**　国家对蛋白同化制剂、肽类激素实行进出口准许证管理。进口单位持省级药品监督管理部门核发的药品《进口准许证》向海关办理报关手续。药品《进口准许证》有效期1年。药品《出口准许证》有效期不超过3个月（有效期时限不跨年度）。药品《进口准许证》《出口准许证》实行"一证一关"，只能在有效期内一次性使用，证面内容不得更改。进口蛋白同化制剂、肽类激素无需办理《进口药品通关单》。

（3）**使用管理**　医疗机构只能凭依法享有处方权的执业医师开具的处方向患者提供蛋白同化制剂肽类激素。处方应当保存2年。在调剂处方时要加强对处方的审核，发现处方中有含兴奋剂药品且患者为运动员时，须进一步核对并确认无误后，方可调剂该类药品，并提供详细的用药指导，严格防范含兴奋剂药品的使用疏漏。

3.处方药管理　除上述实施特殊管理和严格管理的品种外，兴奋剂目录所列的其他禁用物质，实施处方药管理。

复习思考题

一、单项选择题

1.根据《麻醉药品和精神药品种类目录》（2013年版），以下不属于第一类精神药品的是（　　）

A.三唑仑　　　　　B.氯胺酮　　　　　C.马吲哚

D.异戊巴比妥　　　E.司可巴比妥

2.根据《麻醉药品和精神药品管理条例》，医院从药品批发企业购进第一类精神药品时应由（　　）

A.医院自行到药品批发企业提货

B.公安部门协助医院到药品批发企业提货

C.药品批发企业将药品送至医院

D.公安部门协助药品批发企业将药品送至医院

E.公安部门监督药品批发企业将药品送至医院

3.根据《医疗用毒性药品管理办法》，执业医师开具处方中含有毒性中药川乌，执业药师调配处方时（　　）

A.应当给付川乌的炮制品　　B应当给付生川乌　　　C.应当拒绝调配

D.每次处方剂量不得超过3日剂量　　　　E.取药后处方保存1年备查

4. 第一类和第二类精神药品的分类依据是（   ）

　　A. 依赖性 　　　　　　　B. 使用剂量 　　　　　　C. 使用医师

　　D. 使用目的 　　　　　　E. 使用处方

5. 经所在地药品监督管理部门批准，药品零售连锁企业可以从事（   ）零售

　　A. 麻醉药品 　　　　　　B. 第一类精神药品 　　　C. 第二类精神药品

　　D. 医疗机构制剂 　　　　E. 第二类精神药品原料药

6. 医疗机构调配毒性药品，应凭医生签名的正式处方，每张处方限量是不得超过（   ）

　　A. 2日常用量 　　　　　　B. 3日常用量 　　　　　　C. 2日极量

　　D. 3日极量 　　　　　　E. 一次极量

二、配伍选择题

[1～4]

　　A. 1 　　　　　　　　　　B. 2 　　　　　　　　　　C. 3

　　D. 5 　　　　　　　　　　E. 7

1.《医疗用毒性药品管理办法》规定，生产毒性药品必须建立完整的生产记录，保存（   ）年备查

2.《麻醉药品、第一类精神药品购用印鉴卡管理规定》有效期为（   ）年

3.《药品类易制毒化学品购用证明》的有效期是（   ）个月

4. 麻醉药品和第一类精神药品的运输证明有效期为（   ）年

[5～10]

　　A. 国家药品监督管理部门 　　　　　　B. 公安部门

　　C. 省级药品监督管理部门 　　　　　　D. 设区的市级药品监督管理部门

　　E. 国务院药品监督管理部门会同国务院农业主管部门

5. 负责对造成麻醉药品药用原植物、麻醉药品和精神药品流入非法渠道的行为进行查处的部门是（   ）

6.《放射性药品使用许可证》的发放部门是（   ）

7. 医疗机构需要使用麻醉药品和第一类精神药品的，应当经所在地（   ）批准，取得《麻醉药品、第一类精神药品购用印鉴卡》

8. 邮寄麻醉药品和精神药品，寄件人应当提交所在地（   ）出具的准予邮寄证明

9. 负责全国麻醉药品和精神药品监督管理工作的部门是（   ）

10. 对麻醉药品药用原植物实施监督管理的部门是（   ）

三、多项选择题

1. 临床试验，不得以健康人为受试对象的药品为（   ）

　　A. 麻醉药品 　　　　　　B. 第一类精神药品 　　　C. 第二类精神药品

　　D. 医疗用毒性药品 　　　E. 放射性药品

2. 禁止零售的药品有（   ）

　　A. 麻醉药品 　　　　　　B. 第一类精神药品 　　　C. 第二类精神药品

　　D. 医疗用毒性药品 　　　E. 生物制品

3. 根据《麻醉药品和精神药品管理条例》，麻醉药品、第一类精神药品储存必须采取的措施包括（   ）

　　A. 实行专人管理 　　　　B. 建立专用账册 　　　　C. 设立独立的专库或专柜

扫一扫，查阅
复习思考题答案

D. 实行双人验收　　　　　E. 设立监控报警设施

4. 根据《中华人民共和国药品管理法》的规定，国家明确规定对（　　）药品实行特殊管理

A. 麻醉药品　　　　　　　B. 精神药品　　　　　　　C. 医疗用毒性药品

D. 放射性药品　　　　　　E. 药品类易制毒化学品

模块十二　药品信息管理

【学习目标】

　　掌握：药品标签和说明书管理的相关规定。

　　熟悉：中药、天然药物处方药、古代经典名方中药复方制剂说明书格式内容。

　　了解：药品标签及说明书的含义。

案例导入

　　某市市场监督管理局接到电话举报，该管辖区内一药店销售的某制药有限公司生产的奥利司他胶囊外包装上印有"脂肪不被吸收"的内容。经查，根据历次审批的药品标签内容，涉案药品标签上印制的"脂肪不被吸收"文字内容非药品标签批准内容。涉案药品说明书的药理作用为"该药物为长效和强效的特异性胃肠道脂酶抑制剂，它通过与胃和小肠腔内胃脂酶和胰脂酶活性丝氨酸部位形成共价键使酶失活而发挥治疗作用。失活的酶不能将食物中的脂肪（主要是甘油三酯）水解为可吸收的游离脂肪酸和单酰基甘油。未消化的甘油三酯不能被身体吸收，从而减少热量摄入，控制体重"，"脂肪不被吸收"不属于说明书内容的范围，虚假表达了药品的功效。

　　问题：药品标签的印制应以什么为依据？药品标签的印制有哪些要求？

　　药品信息是指有关药品和药品活动特征与变化的信息，药品信息包括两方面：一是有关药品特性、特征和变化方面的信息，如药品的理化性质、药品的安全性和有效性等方面的信息；二是有关药品活动方面的信息，如药品的研制、生产、经营、使用、监督管理和药学教育等方面的信息。也就是说，所有与药品有关的信息都属于药品信息的范畴。

　　药品的标签和说明书是药品信息的重要来源，也是医护人员和患者正确使用、保管及调剂药品的主要依据。本模块主要介绍药品信息管理中的药品标签和说明书管理。

项目一　概　述

　　《药品管理法》第四十九条规定：药品包装应当按照规定印有或者贴有标签并附有说明书。为了规范药品标签、说明书，保证人民用药安全有效，国家药品监督管理部门发布的《药品说明书和标签管理规定》（局令第 24 号）、《关于印发化学药品和生物制品说明书规范细则的通知》（国食药监注〔2006〕202 号）、《关于印发中药、天然药物处方药说明书格式内容书写要求及撰写指导原则》（国食药监注〔2006〕283 号）、《关于印发非处方药说明书规范细则的通知》（国食药监注〔2006〕540号）、《中药饮片标签管理规定》的公告（2023年第90号），国家药品监督管理局药品审评中心发布的关于《〈古代经典名方中药复方制剂说明书撰写指导原则（试行）〉的通告》（2021年第42号）等，对药品的标签、说明书做出了详细的规定。

一、药品标签的概念及分类

药品的标签是指药品包装上印有或者贴有的内容，分为内标签和外标签。药品内标签指直接接触药品的包装的标签，外标签指内标签以外的其他包装的标签。

二、药品说明书的概念

药品说明书是载明药品的重要信息的法定文件，是对药品的性状、药理药效、功能及应用等全方面介绍说明的文字材料，其包含药品安全性、有效性的重要科学数据、结论和信息，是选用药品的法定指南，用于指导安全、合理使用药品。

三、药品标签和说明书管理的共同要求

1. 国药监核准制度　药品说明书和标签由国家药品监督管理部门予以核准。

药品的标签应当以说明书为依据，其内容不得超出说明书的范围，不得印有暗示疗效、误导使用和不适当宣传产品的文字和标识。

2. 按要求附标签及说明书　药品包装必须按照规定印有或者贴有标签，不得夹带其他任何介绍或者宣传产品、企业的文字、音像及其他资料。

药品生产企业生产供上市销售的最小包装必须附有说明书。

3. 文字要求　药品说明书和标签中的文字应当清晰易辨，标识应当清楚醒目，不得有印字脱落或者粘贴不牢等现象，不得以粘贴、剪切、涂改等方式进行修改或者补充。

药品说明书和标签应当使用国家语言文字工作委员会公布的规范化汉字，增加其他文字对照的，应当以汉字表述为准。

4. 加注警示语的要求　出于保护公众健康和指导正确合理用药的目的，药品生产企业可以主动提出在药品说明书或者标签上加注警示语，国家药品监督管理部门也可以要求药品生产企业在说明书或者标签上加注警示语。

5. 药品名称的使用　药品说明书和标签中标注的药品名称必须符合国家药品监督管理部门公布的药品通用名称和商品名称的命名原则，并与药品批准证明文件的相应内容一致。

6. 专有标识的要求　麻醉药品、精神药品、医疗用毒性药品、放射性药品、外用药品和非处方药品等国家规定有专用标识的，其说明书和标签必须印有规定的标识。

国家对药品说明书和标签有特殊规定的，从其规定。

项目二　药品标签的管理

一、药品标签的内容

1. 药品内标签　应当包含药品通用名称、适应证或者功能主治、规格、用法用量、生产日期、产品批号、有效期、生产企业等内容。

包装尺寸过小无法全部标明上述内容的，至少应当标注药品通用名称、规格、产品批号、有效期等内容。

2. 药品外标签　应当注明药品通用名称、成分、性状、适应证或者功能主治、规格、用法用量、不良反应、禁忌、注意事项、贮藏、生产日期、产品批号、有效期、批准文号、生产企业等内容。适应证或者功能主治、用法用量、不良反应、禁忌、注意事项不能全部注明的，应当标出主要内容并注明"详见说明书"字样。

3. 用于运输、贮藏的包装的标签　至少应当注明药品通用名称、规格、贮藏、生产日期、产品批号、有效期、批准文号、生产企业，也可以根据需要注明包装数量、运输注意事项或者其他标记等必要内容。

发运中药饮片应当有包装。用于运输的包装，至少应当标注产品属性、品名、药材产地、调出单位、生产日期，也可以根据需要注明包装数量、运输注意事项或者其他标记等内容。

4. 原料药的标签　应当注明药品名称、贮藏、生产日期、产品批号、有效期、执行标准、批准文号、生产企业，同时需注明包装数量及运输注意事项等必要内容。

5. 中药饮片的标签　中药饮片的内、外标签应当标注产品属性、品名、规格、药材产地、生产企业、产品批号、生产日期、装量、保质期、执行标准等内容。实施审批管理的中药饮片还应当按规定注明药品批准文号。对需置阴凉处、冷处、避光或者密闭保存等贮藏有特殊要求的中药饮片，应当在标签的醒目位置注明。如国家药品标准或者省级中药饮片炮制规范对规格项没有规定的，可以不标注产品规格。

中药饮片内标签因包装尺寸原因无法全部标注上述内容的，至少应当标注产品属性、品名、药材产地、规格或者装量、产品批号和保质期等内容。

知识链接

中药饮片标签的管理

中药饮片的包装和标签应当规范，包装应当按照规定印有或者贴有标签，并附有质量合格标志。中药饮片标签和质量合格标志可以分别印制，分开放置；也可以合并印制，分别标示。

中药饮片标签的标识内容应当符合国家有关规定，并以相应的国家药品标准（含国家中药饮片炮制规范，下同）或者省、自治区、直辖市人民政府药品监督管理部门制定的炮制规范（以下简称省级中药饮片炮制规范）为依据，内容应当真实、准确、完整，不得印有误导使用和不适当宣传产品的文字和标识。中药饮片标签应当标注"中药饮片"字样，明示产品属性。

实施审批管理的中药饮片的标签内容应当按照国家药品监督管理部门核准的内容进行标识。

使用符合《中药材生产质量管理规范》（GAP）要求的中药材生产的中药饮片，可以按有关规定在标签适当位置标示"药材符合GAP要求"。使用从境外进口药材生产的中药饮片，标签上可以标注相应进口药材的通关单编号。

二、药品标签的印制要求

（一）药品名称

1.药品通用名称　药品通用名称应当显著、突出，其字体、字号和颜色必须一致，并符合以下要求：①对于横版标签，必须在上三分之一范围内显著位置标出；对于竖版标签，必须在右三分之一范围内显著位置标出；②不得选用草书、篆书等不易识别的字体，不得使用斜体、中空、阴影等形式对字体进行修饰；③字体颜色应当使用黑色或者白色，与相应的浅色或者深色背景形成强烈反差；④除因包装尺寸的限制而无法同行书写的，不得分行书写。

2.药品商品名称　药品商品名称不得与通用名称同行书写，其字体和颜色不得比通用名称更突出和显著，其字体以单字面积计不得大于通用名称所用字体的二分之一。

3.药品注册商标　药品说明书和标签中禁止使用未经注册的商标及其他未经国家药品监督管理部门批准的药品名称。

药品标签使用注册商标的，应当印刷在药品标签的边角，含文字的，其字体以单字面积计不得大于通用名称所用字体的四分之一。

（二）同一药品生产企业生产的同一药品的标签规定

同一药品生产企业生产的同一药品，药品规格和包装规格均相同的，其标签的内容、格式及颜色必须一致；药品规格或者包装规格不同的，其标签应当明显区别或者规格项明显标注。

同一药品生产企业生产的同一药品，分别按处方药与非处方药管理的，两者的包装颜色应当明显区别。

（三）药品有效期的标注要求

药品标签中的有效期应当按照年、月、日的顺序标注，年份用四位数字表示，月、日用两位数表示。其具体标注格式为"有效期至××××年××月"或者"有效期至××××年××月××日"；也可以用数字和其他符号表示为"有效期至××××.××."或者"有效期至××××/××/××"等。

预防用生物制品有效期的标注按照国家药品监督管理部门批准的注册标准执行，治疗用生物制品有效期的标注自分装日期计算，其他药品有效期的标注自生产日期计算。

有效期若标注到日，应当为起算日期对应年月日的前一天；若标注到月，应当为起算月份对应年月的前一个月。

项目三　药品说明书的管理

一、药品说明书管理规定

1.药品说明书内容的要求　药品说明书应当包含药品安全性、有效性的重要科学数据、结论和信息，用以指导安全、合理使用药品。药品说明书的具体格式、内容和书写要求由国家药品监督管理部门制定并发布。

药品说明书应当列出全部活性成分或者组方中的全部中药药味。注射剂和非处方药还应当列出所用的全部辅料名称。药品处方中含有可能引起严重不良反应的成分或者辅料的，应当予以说明。

2.专用词汇使用的要求　药品说明书对疾病名称、药学专业名词、药品名称、临床检验名称和结果的表述，应当采用国家统一颁布或规范的专用词汇，度量衡单位应当符合国家标准的规定。

3.药品说明书的修改　药品生产企业应当主动跟踪药品上市后的安全性、有效性情况，需要对药品说明书进行修改的，应当及时提出申请。

根据药品不良反应监测、药品再评价结果等信息，国家药品监督管理部门也可以要求药品生产企业修改药品说明书。

药品说明书获准修改后，药品生产企业应当将修改的内容立即通知相关药品经营企业、使用单位及其他部门，并按要求及时使用修改后的说明书和标签。

4.注明药品不良反应　药品说明书应当充分包含药品不良反应信息，详细注明药品不良反应。药品生产企业未根据药品上市后的安全性、有效性情况及时修改说明书或者未将药品不良反应在说明书中充分说明的，由此引起的不良后果由该生产企业承担。

5.标注药品说明书核准日期和修改日期　药品说明书核准日期和修改日期应当在说明书中醒目标示。

二、药品说明书的格式

1.化学药品和治疗用生物制品说明书格式

核准日期（国家药品监督管理局批准该药品注册的时间）	特殊药品、外用药品标识位置
修改日期（此后历次修改的时间）	
×××说明书	
请仔细阅读说明书并在医师指导下使用	
警示语位置	
【药品名称】	【注意事项】
通用名称：	【孕妇及哺乳期妇女用药】
商品名称：	【儿童用药】
英文名称：	【老年用药】
汉语拼音：	【药物相互作用】
【成分】	【药物过量】
化学名称：	【临床试验】
化学结构式：	【药理毒理】
分子式：	【药代动力学】
分子量：	【贮藏】
【性状】	【包装】
【适应证】	【有效期】
【规格】	【执行标准】
【用法用量】	【批准文号】
【不良反应】	【生产企业】
【禁忌】	

2. 预防用生物制品说明书格式

核准日期（国家药品监督管理局批准该药品注册的时间）

修改日期（此后历次修改的时间）

×××说明书

警示语位置

【药品名称】	【不良反应】
通用名称：	【禁忌】
商品名称：	【注意事项】
英文名称：	【贮藏】
汉语拼音：	【包装】
【成分和性状】	【有效期】
【接种对象】	【执行标准】
【作用与用途】	【批准文号】
【规格】	【生产企业】
【免疫程序和剂量】	

3. 中药、天然药物处方药说明书格式

核准日期　　　　　　　　　　　　　特殊药品、外用药品标识位置

修改日期

×××说明书

请仔细阅读说明书并在医师指导下使用

警示语位置

【药品名称】	【药理毒理】
通用名称：	【药代动力学】
汉语拼音：	【贮藏】
【成分】	【包装】
【性状】	【有效期】
【功能主治】/【适应证】	【执行标准】
【规格】	【批准文号】
【用法用量】	【生产企业】
【不良反应】	企业名称：
【禁忌】	生产地址：
【注意事项】	邮政编码：
【孕妇及哺乳期妇女用药】	电话号码：
【儿童用药】	传真号码：
【老年用药】	注册地址：
【药物相互作用】	网址：
【临床试验】	

4. 化学药品非处方药说明书格式

<table>
<tr><td colspan="2" style="text-align:center">非处方药、外用药品标识位置</td></tr>
<tr><td colspan="2" style="text-align:center">×××说明书</td></tr>
<tr><td colspan="2" style="text-align:center">请仔细阅读说明书并按说明使用或在药师指导下购买和使用</td></tr>
<tr><td colspan="2" style="text-align:center">警示语位置</td></tr>
<tr><td>【药品名称】</td><td>【禁忌】</td></tr>
<tr><td>通用名称：</td><td>【注意事项】</td></tr>
<tr><td>商品名称：</td><td>【药物相互作用】</td></tr>
<tr><td>英文名称：</td><td>【贮藏】</td></tr>
<tr><td>汉语拼音：</td><td>【包装】</td></tr>
<tr><td>【成分】</td><td>【有效期】</td></tr>
<tr><td>【性状】</td><td>【执行标准】</td></tr>
<tr><td>【作用类别】</td><td>【批准文号】</td></tr>
<tr><td>【适应证】</td><td>【说明书修订日期】</td></tr>
<tr><td>【规格】</td><td>【生产企业】</td></tr>
<tr><td>【用法用量】</td><td>如有问题可与生产企业联系</td></tr>
<tr><td>【不良反应】</td><td></td></tr>
</table>

5. 古代经典名方中药复方制剂说明书格式

<table>
<tr><td>核准日期</td><td style="text-align:center">特殊用药标识位置</td></tr>
<tr><td>修改日期</td><td></td></tr>
<tr><td colspan="2" style="text-align:center">×××说明书</td></tr>
<tr><td colspan="2" style="text-align:center">本品仅作为处方药供中医临床使用</td></tr>
<tr><td>【药品名称】</td><td>【包装】</td></tr>
<tr><td>通用名称：</td><td>【有效期】</td></tr>
<tr><td>汉语拼音：</td><td>【执行标准】</td></tr>
<tr><td>【处方组成】</td><td>【批准文号】</td></tr>
<tr><td>【处方来源】</td><td>【药品上市许可持有人】</td></tr>
<tr><td>【功能主治】</td><td>名称：</td></tr>
<tr><td>【性状】</td><td>注册地址：</td></tr>
<tr><td>【规格】</td><td>邮政编码：</td></tr>
<tr><td>【用法用量】</td><td>联系方式：</td></tr>
<tr><td>【功能主治的理论依据】</td><td>传真：</td></tr>
<tr><td>方解：</td><td>网址：</td></tr>
<tr><td>化裁依据：</td><td>【生产企业】</td></tr>
<tr><td>历代医评：</td><td>企业名称：</td></tr>
<tr><td>【中医临床实践】</td><td>生产地址：</td></tr>
<tr><td>【毒理研究】</td><td>邮政编码：</td></tr>
<tr><td>【不良反应】</td><td>联系方式：</td></tr>
<tr><td>【禁忌】</td><td>传真：</td></tr>
<tr><td>【注意事项】</td><td>网址：</td></tr>
<tr><td>【贮藏】</td><td></td></tr>
</table>

知识链接

简化版、大字版及电子药品说明书编写指南发布

根据《国家药监局关于发布药品说明书适老化及无障碍改革试点工作方案的公告》（2023 年第 142 号），为推进相关配套规范性文件起草制定工作，在国家药品监督管理局的部署下，药品审评中心组织制定了《药品说明书（简化版）及药品说明书（大字版）编写指南》《电子药品说明书（完整版）格式要求》，于 2023 年 11 月 24 日发布，自发布之日起施行。

三、中药、天然药物处方药说明书内容书写要求

1. 核准日期和修改日期　核准日期和修改日期应当印制在说明书首页左上角。修改日期位于核准日期下方，进行过多次修改的，仅列最后一次的修改日期；未进行修改的，可不列修改日期。

核准日期指国家药品监督管理部门批准该药品注册的日期。

修改日期指该药品说明书的修改被国家药品监督管理部门或省级药品监督管理部门核准的日期。

2. 特殊药品、外用药品标识　麻醉药品、精神药品、医疗用毒性药品和外用药品等专用标识在说明书首页右上方标注。

按医疗用毒性药品管理的药材及其饮片制成的单方制剂，必须标注医疗用毒性药品标识。

3. 说明书标题　"×××说明书"中的"×××"是指该药品的通用名称。

"请仔细阅读说明书并在医师指导下使用"该内容必须标注，并印制在说明书标题下方。

4. 警示语　指对药品严重不良反应及其潜在的安全性问题的警告，还可以包括药品禁忌、注意事项及剂量过量等需提示用药人群特别注意的事项。

含有化学药品（维生素类除外）的中药复方制剂，应注明本品含××（化学药品通用名称）。

有该方面内容的，应当在说明书标题下以醒目的黑体字注明。无该方面内容的，可不列此项。

5. 药品名称　药品名称应与国家批准的该品种药品标准中的药品名称一致。

6. 成分　应列出处方中所有的药味或有效部位、有效成分等。注射剂还应列出所用的全部辅料名称；处方中含有可能引起严重不良反应的辅料的，在该项下也应列出该辅料名称。

成分排序应与国家批准的该品种药品标准一致，辅料列于成分之后。

对于处方已列入国家秘密技术项目的品种，以及获得中药一级保护的品种，可不列此项。

中药处方中含毒性药味，或者含有其他现代毒理学已经证明具有毒性、易导致严重不良反应的中药饮片的，应当在该中药说明书【成分】项下标明处方中所含的毒性中药饮片名称，并在警示语中标明制剂中含有该中药饮片。

7. 性状　应与国家批准的该品种药品标准中的性状一致。

8. 功能主治／适应证　应与国家批准的该品种药品标准中的功能主治或适应证一致。

9. 规格　应与国家批准的该品种药品标准中的规格一致。

同一药品生产企业生产的同一品种，如规格或包装规格不同，应使用不同的说明书。

10. 用法用量　应与国家批准的该品种药品标准中的用法用量一致。

11. 不良反应　应当实事求是地详细列出该药品不良反应。并按不良反应的严重程度、发生的频率或症状的系统性列出。

尚不清楚有无不良反应的，可在该项下以"尚不明确"来表述。

12. 禁忌　应当列出该药品不能应用的各种情况，例如禁止应用该药品的人群、疾病等情况。

尚不清楚有无禁忌的，可在该项下以"尚不明确"来表述。

13. 注意事项　列出使用时必须注意的问题，包括需要慎用的情况（如肝、肾功能的问题），影响药物疗效的因素（如食物、烟、酒），用药过程中需观察的情况（如过敏反应，定期检查血象、肝功能、肾功能）及用药对于临床检验的影响等。

如有药物滥用或者药物依赖性内容，应在该项下列出。

如有与中医理论有关的证候、配伍、妊娠、饮食等注意事项，应在该项下列出。

处方中如含有可能引起严重不良反应的成分或辅料，应在该项下列出。

注射剂如需进行皮内敏感试验的，应在该项下列出。

中药和化学药品组成的复方制剂，必须列出成分中化学药品的相关内容及注意事项。

尚不清楚有无注意事项的，可在该项下以"尚不明确"来表述。

涉及辨证使用的中药新药说明书的【注意事项】应当包含，但不限于以下内容：①因中医的证、病机、体质等因素需要慎用的情形，以及饮食、配伍等方面与药物有关的注意事项；②如有药后调护，应当予以明确。

知识链接

《中药注册管理专门规定》对中药说明书【禁忌】【不良反应】【注意事项】的要求

为全面贯彻落实《中共中央 国务院关于促进中医药传承创新发展的意见》，根据《中华人民共和国药品管理法》等法律、法规和规章，国家药品监督管理局组织制定了《中药注册管理专门规定》，自 2023 年 7 月 1 日起施行。

《中药注册管理专门规定》第七十五条规定：持有人应当加强对药品全生命周期的管理，加强对安全性风险的监测、评价和分析，应当参照相关技术指导原则及时对中药说明书【禁忌】【不良反应】【注意事项】进行完善。中药说明书【禁忌】【不良反应】【注意事项】中任何一项在本规定施行之日起满 3 年后申请药品再注册时仍为"尚不明确"的，依法不予再注册。

---

14. 孕妇及哺乳期妇女用药　如进行过该项相关研究，应简要说明在妊娠、分娩及哺乳期，该药对母婴的影响，并说明可否应用本品及用药注意事项。

如未进行该项相关研究，可不列此项。如有该人群用药需注意的内容，应在【注意事项】项下予以说明。

15. 儿童用药　如进行过该项相关研究，应说明儿童患者可否应用该药品。可应用者应说明用药须注意的事项。

如未进行该项相关研究，可不列此项。如有该人群用药需注意的内容，应在【注意事项】项下予以说明。

16. 老年用药　如进行过该项相关研究，应对老年患者使用该药品的特殊情况予以说明。包括使用限制、特定监护需要、与老年患者用药相关的危险性及其他与用药有关的安全性和有效性的信息。

如未进行该项相关研究，可不列此项。如有该人群用药需注意的内容，应在【注意事项】项下予以说明。

17. **药物相互作用**　如进行过该项相关研究，应详细说明哪些或哪类药物与本药品产生相互作用，并说明相互作用的结果。

如未进行该项相关研究，可不列此项，但注射剂除外，注射剂必须以"尚无本品与其他药物相互作用的信息"来表述。

18. **临床试验**　对于 2006 年 7 月 1 日之前批准注册的中药、天然药物，如在申请药品注册时经国家药品监督管理部门批准进行过临床试验，应当描述为"本品于××××年经_____批准进行过____例临床试验"。

对于 2006 年 7 月 1 日之后批准注册的中药、天然药物，如申请药品注册时，经国家药品监督管理部门批准进行过临床试验的，应描述该药品临床试验的概况，包括研究对象、给药方法、主要观察指标、有效性和安全性结果等。

未按规定进行过临床试验的，可不列此项。

19. **药理毒理**　申请药品注册时，按规定进行过系统相关研究的，应列出药理作用和毒理研究两部分内容。

药理作用是指非临床药理试验结果，应分别列出与已明确的临床疗效密切相关的主要药效试验结果。

毒理研究是指非临床安全性试验结果，应分别列出主要毒理试验结果。

未进行相关研究的，可不列此项。

20. **药代动力学**　应包括药物在体内的吸收、分布、代谢和排泄过程及药代动力学的相关参数，一般应以人体临床试验结果为主，如缺乏人体临床试验结果，可列出非临床试验结果，并加以说明。

未进行相关研究的，可不列此项。

21. **贮藏**　应与国家批准的该品种药品标准【贮藏】项下的内容一致。需要注明具体温度的，应按《中国药典》中的要求进行标注。如：置阴凉处（不超过 20℃）。

22. **包装**　包括直接接触药品的包装材料和容器及包装规格，并按该顺序表述。包装规格一般是指上市销售的最小包装的规格。

23. **有效期**　应以月为单位表述。

24. **执行标准**　应列出目前执行的国家药品标准的名称、版本及编号，或名称及版本，或名称及编号。

25. **批准文号**　指国家批准该药品的药品批准文号、进口药品注册证号或者医药产品注册证号。

26. **生产企业**　指该药品的生产企业，该项内容必须与药品批准证明文件中的内容一致，并按下列方式列出。

企业名称：

生产地址：

邮政编码：

电话号码：须标明区号。

传真号码：须标明区号。

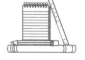

注册地址：应与《药品生产许可证》中的注册地址一致。

网址：如无网址，此项可不保留。

复习思考题

一、单项选择题

1. 根据《药品说明书和标签管理规定》，药品标签印刷的依据是（   ）

    A.《中国药典》   B. 药品研发文件   C. 药品结构

    D. 药品说明书   E. 药品标准

2. 药品说明书和标签由（   ）予以核准

    A. 国家药品监督管理局   B. 省级药品监督管理局   C. 国家药典委员会

    D. 国家市场监督管理总局   E. 国家卫生健康委员会

3. 药品内标签包装尺寸过小，可以不标注（   ）

    A. 药品商品名称   B 通用名称   C. 规格

    D. 产品批号   E. 有效期

二、配伍选择题

[1～3]

    A. 1/2   B. 1/3   C. 1/4

    D. 1/5   E. 1/6

1. 药品标签横版印刷，药品通用名的位置应位于标签的上（   ）

2. 药品标签的商品名称以单字面积计算，不得大于通用名称所用字体的（   ）

3. 药品标签使用含文字的注册商标，其字体以单字面积计不得大于通用名称所用字体的
（   ）

三、综合分析选择题

下图为大山楂丸的说明书，请阅读说明书后回答问题。

大山楂丸说明书

OTC 乙类

请仔细阅读说明书并按说明使用或在药师指导下购买和使用

【药品名称】通用名称：大山楂丸

             汉语拼音：**Dashanzha Wan**

【成   份】山楂、六神曲（麸炒）、炒麦芽。辅料为蜂蜜、蔗糖。

【性   状】本品为棕红色或褐色的大蜜丸；味酸、甜。

【功能主治】开胃消食……

【规   格】……   【用法用量】……   【不良反应】……

【禁   忌】……   【注意事项】……   【药物相互作用】……

【贮   藏】……   【包   装】……

【有效期】36个月   【执行标准】……   【批准文号】……

【说明书修订日期】……   【生产企业】……

图 12-1　大山楂丸说明书

1. 大山楂丸属于（   ）

    A. 处方药   B. 甲类非处方药   C. 乙类非处方药

    D. 麻醉药   E. 精神药品

2. 有一批大山楂丸的生产日期为 2024 年 10 月 11 日，若有效期标注到月，则该药品的有效

期应表示为：有效期至（　　　）

A. 2027 年 10 月 　　　　　　 B. 2026.09. 　　　　　　 C. 2027 年 9 月

D. 2027.11 　　　　　　 E. 2027.09.

四、多项选择题

1. 药品说明书和标签的文字表述应（　　　）

A. 科学 　　　　　　 B. 简单 　　　　　　 C. 规范

D. 准确 　　　　　　 E. 易懂

2. 必须在药品包装、标签、说明书上印有规定的标识的药品有（　　　）

A. 麻醉药品 　　　　　　 B. 处方药 　　　　　　 C. 外用药

D. 精神药品 　　　　　　 E. 非处方药

3. 药品标签中的有效期表示方法正确的有（　　　）

A. 有效期至 ××××年××月 　　　　　　 B. 有效期至 ××××.××.

C. 有效期至 ××日××月××年 　　　　　　 D. 有效期至 ××××/××/××

E. 有效期至 ××××年××月××日

4. 药品标签中，通用名称字体颜色应当使用（　　　）

A. 红色 　　　　　　 B. 绿色 　　　　　　 C. 白色

D. 黑色 　　　　　　 E. 蓝色

扫一扫，查阅
复习思考题答案

模块十三　药品价格和广告的管理

【学习目标】

掌握：药品价格管理形式，药品广告批准文号的格式。

熟悉：药品广告审批发布的相关程序，药品价格形成的机制。

了解：药品广告的概念，药品广告的法律责任。

项目一　药品价格管理

案例导入

某药厂生产一种新药，成本为每单位 30 元，市场调研显示消费者可接受价格为每单位 100 元。药厂如何定价？

问题：

1. 如何考虑药品的定价？

2. 药品价格由哪些因素决定？

价格是商品价值的一种货币表现。《中华人民共和国价格法》（以下简称《价格法》）规定，我国实行并逐步完善宏观经济调控下主要由市场形成价格的机制。药品价格关乎民生，是各界普遍关注的热点问题。2015 年国家发展和改革委员会等部门颁布《推进药品价格改革的意见》（发改价格〔2015〕904 号），要求逐步建立以市场为主导的药品价格形成机制，最大限度地减少政府对药品价格的直接干预。

一、药品价格管理形式

药品价格管理是指药品价格的制定和监测等一系列的管理活动。第十二届全国人民代表大会常务委员会第十四次会议于 2015 年 4 月 24 日修改通过的《中华人民共和国药品管理法》（以下简称《药品管理法》），删去原《药品管理法》（2001 年修订）第五十五条，即依法实行政府定价、政府指导价两种药品价格管理形式。依据新修订《药品管理法》的规定，目前我国药品价格管理只有市场调节价一种形式。依法实行市场调节价的药品，药品的生产企业、经营企业和医疗机构应当按照公平、合理和诚实信用、质价相符的原则制定价格，为用药者提供价格合理的药品。

《推进药品价格改革的意见》明确规定自 2015 年 6 月 1 日起，除麻醉药品和第一类精神药品外，取消原政府制定的药品价格。麻醉药品、第一类精神药品仍暂时由国家发展和改革委员会实行最高出厂价格和最高零售价格管理。

二、完善药品价格形成机制

2019 年 12 月，为贯彻落实党中央、国务院关于药品保供稳价工作的决策部署，国家医疗保障局印发《关于做好当前药品价格管理工作的意见》（医保发〔2019〕67 号），要求依据《价格法》《药品管理法》，进一步完善药品价格形成机制。以现行药品价格政策为基础，坚持市场在资源配置中起决定性作用，更好发挥政府作用，围绕新时代医疗保障制度总体发展方向，持续健全以市场为主导的药品价格形成机制。

1. 坚持市场调节药品价格的总体方向　医疗保障部门管理价格的药品范围，包括化学药品、中成药、生化药品、中药饮片、医疗机构制剂等。其中，麻醉药品和第一类精神药品实行政府指导价，其他药品实行市场调节价。药品经营者（含上市许可持有人、生产企业、经营企业等，下同）制定价格应遵循公平、合法和诚实信用、质价相符的原则，使药品价格反映成本变化和市场供求，维护价格合理稳定。

2. 发挥医保对药品价格引导作用　深化药品集中带量采购制度改革，坚持"带量采购、量价挂钩、招采合一"的方向，促使药品价格回归合理水平。探索实施按通用名制定医保药品支付标准并动态调整。健全公开透明的医保药品目录准入谈判机制。完善对定点机构协议管理，强化对医保基金支付药品的价格监管和信息披露，正面引导市场价格秩序。

3. 推进形成合理的药品差价比价关系　同种药品在剂型、规格和包装等方面存在差异的，按照治疗费用相当的原则，综合考虑临床效果、成本价值、技术水平等因素，保持合理的差价比价关系，具体规则由国家医疗保障局另行制定。过渡期间，定价、采购和支付工作中，涉及药品差价比价关系换算的，可参考已执行的规定。

4. 依法管理麻醉药品和第一类精神药品价格　麻醉药品和第一类精神药品价格继续依法实行最高出厂（口岸）价格和最高零售价格管理，研究制定相应的管理办法和具体政策。其中，对国家发展和改革委员会已按麻醉药品和第一类精神药品制定公布政府指导价的，暂以已制定价格为基础，综合考虑定价时间、相关价格指数的变化情况，以及麻醉药品和第一类精神药品通行的商业流通作价规则等因素，统一实施过渡性调整，作为临时价格执行。

项目二　药品广告管理

📖 案例导入

某公司在互联网上发布了处方药"安宫牛黄丸"的广告，提出该药承古法技艺，传国药经典，安宫牛黄丸具有清除血栓、软化血管的功效，除用于急救外，安宫牛黄丸也可用于重要节气防病养生、预防脑中风等。

问题：该药品广告是否违法？如何处罚？

药品广告是指药品生产经营者通过一定媒介和形式直接或者间接推销药品的信息。为加强药品、医疗器械、保健食品和特殊医学用途配方食品广告监督管理，规范广告审查工作，维护广告市场秩序，保护消费者合法权益，2019 年 12 月 24 日，国家市场监督管理总局通过了《药品、医疗器械、保健食品、特殊医学用途配方食品广告审查管理暂行办法》（以下简称《暂行办法》）（国家市场监督管理总局令第 21 号），自 2020 年 3 月 1 日起施行。《暂行办法》的发布，标志药品广告管理发生重大变革。

一、药品广告审批发布

药品广告应当经广告主所在地省、自治区、直辖市人民政府确定的广告审查机关批准；未经批准的，不得发布。广告主申请广告审查，应当依照法律、行政法规向广告审查机关提交有关证明文件。广告主是指为推销商品或者服务，自行或者委托他人设计、制作、发布广告的自然人、法人或者其他组织。

1. 药品广告审查机构　国家市场监督管理总局负责组织指导药品广告审查工作。各省、自治区、直辖市市场监督管理部门、药品监督管理部门负责药品广告审查，依法可以委托其他行政机关具体实施广告审查。

2. 药品广告申请　药品注册证明文件或者备案凭证持有人及其授权同意的生产、经营企业为广告申请人。申请人可以委托代理人办理药品广告审查申请。

药品广告审查申请应当依法向生产企业或者进口代理人等广告主所在地广告审查机关提出。

申请药品广告审查，应当依法提交《广告审查表》、与发布内容一致的广告样件，以及下列合法有效的材料：申请人的主体资格相关材料，或者合法有效的登记文件；产品注册证明文件或者备案凭证、注册或者备案的产品标签和说明书，以及生产许可文件；广告中涉及的知识产权相关有效证明材料。

经授权同意作为申请人的生产、经营企业，还应当提交合法的授权文件；委托代理人进行申请的，还应当提交委托书和代理人的主体资格相关材料。

申请人可以到广告审查机关受理窗口提出申请，也可以通过信函、传真、电子邮件或者电子政务平台提交药品广告申请。

3. 药品广告审批　药品广告审查机关收到申请人提交的申请后，应当在 5 个工作日内做出受理或者不予受理的决定。申请材料齐全、符合法定形式的，应当予以受理，出具《广告审查受理通知书》。申请材料不齐全、不符合法定形式的，应当一次性告知申请人需要补正的全部内容。

药品广告审查机关应当对申请人提交的材料进行审查，自受理之日起 10 个工作日内完成审查工作。经审查，对符合法律、行政法规和《暂行办法》规定的广告，应当做出审查批准的决定，编发广告批准文号。对不符合法律、行政法规和《暂行办法》规定的广告，应当做出不予批准的决定，送达申请人并说明理由，同时告知其享有依法申请行政复议或者提起行政诉讼的权利。

药品广告批准文号的文书格式为：×药广审（视／声／文）第 000000-00000 号。×为各省、自治区、直辖市简称，"视／声／文"分别代表用于广告媒介形式的分类代号，数字前 6 位是有效期截止日（年份后两位＋月份＋日期），后 5 位是省（区、市）广告审查机关当年的广告文号流水号。新的药品广告批准文号的有效期与产品注册证明文件、备案凭证或者生产许可文件最短的有效期一致。产品注册证明文件、备案凭证或者生产许可文件未规定有效期的，广告批准文号有效期两年。

经审查批准的药品广告，广告审查机关应当通过本部门网站及其他方便公众查询的方式，在 10 个工作日内向社会公开。公开的信息应当包括广告批准文号、申请人名称、广告发布内容、广告批准文号有效期、广告类别、产品名称、产品注册证明文件或者备案凭证编号等内容。

4. 药品广告发布 经广告审查机关审查通过并向社会公开的药品广告，可以依法在全国范围内发布。处方药广告只能在国务院卫生行政部门和国务院药品监督管理部门共同指定的医学、药学专业刊物上发布。禁止利用互联网发布处方药广告。

广告主、广告经营者、广告发布者应当严格按照审查通过的内容发布药品广告，不得进行剪辑、拼接、修改。已经审查通过的广告内容需要改动的，应当重新申请广告审查。

药品广告中只宣传产品名称（含药品通用名称和药品商品名称）的，不再对其内容进行审查。

知识链接

可发布处方药广告的医学、药学专业刊物

国务院药品监督管理部门以通知、通告等形式确定了《中国急救医学》《药学学报》《中国药事》等刊物为可发布处方药广告的医学、药学专业刊物。公众可在国家药品监督管理局网站中查询"可发布处方药广告的医学药学专业刊物名单"。同时可获得刊物登记地、CN 号、广告经营许可证号等相关信息。

二、药品广告内容要求

1. 真实性和合法性 药品广告必须真实、合法，不得含有虚假或误导性内容。广告主应当对药品广告内容的真实性和合法性负责。

2. 核准内容为准 药品广告的内容应当以国务院药品监督管理部门核准的说明书为准。药品广告涉及药品名称、药品适应证或者功能主治、药理作用等内容的，不得超出说明书范围。

3. 显著标明信息 药品广告应显著标明禁忌、不良反应等信息，处方药需标明"本广告仅供医学药学专业人士阅读"，非处方药广告还应当显著标明非处方药标识（OTC）和"请按药品说明书或者在药师指导下购买和使用"。

4. 处方药广告限制 处方药广告不得在大众传播媒介发布，只能在指定的专业刊物上发布。

5. 广告内容的清晰度 药品广告必须显著标明广告批准文号。药品广告中应当显著标明的内容，其字体和颜色必须清晰可见、易于辨认，在视频广告中应当持续显示。

三、药品广告内容禁止性规定

非药品广告不得有涉及药品的宣传。保健食品广告应当显著标明"本品不能代替药物"。具体见表 13-1。

表 13-1　药品广告内容禁止性规定

法律条款	相关规定
《中华人民共和国广告法》第九条	广告不得有下列情形： （一）使用或者变相使用中华人民共和国的国旗、国歌、国徽、军旗、军歌、军徽 （二）使用或者变相使用国家机关、国家机关工作人员的名义或者形象 （三）使用"国家级""最高级""最佳"等用语 （四）损害国家的尊严或者利益，泄露国家秘密 （五）妨碍社会安定，损害社会公共利益 （六）危害人身、财产安全，泄露个人隐私 （七）妨碍社会公共秩序或者违背社会良好风尚 （八）含有淫秽、色情、赌博、迷信、恐怖、暴力的内容 （九）含有民族、种族、宗教、性别歧视的内容 （十）妨碍环境、自然资源或者文化遗产保护 （十一）法律、行政法规规定禁止的其他情形
《中华人民共和国广告法》第十六条	药品广告不得含有下列内容： （一）表示功效、安全性的断言或者保证 （二）说明治愈率或者有效率 （三）与其他药品、医疗器械的功效和安全性或者其他医疗机构比较 （四）利用广告代言人作推荐、证明 （五）法律、行政法规规定禁止的其他内容
《中华人民共和国广告法》第十九条	广播电台、电视台、报刊音像出版单位、互联网信息服务提供者不得以介绍健康、养生知识等形式变相发布药品广告。
《暂行办法》第十一条	药品广告不得包含下列情形： （一）使用或者变相使用国家机关、国家机关工作人员、军队单位或者军队人员的名义或者形象，或者利用军队装备、设施等从事广告宣传 （二）使用科研单位、学术机构、行业协会或者专家、学者、医师、药师、临床营养师、患者等的名义或者形象作推荐、证明 （三）违反科学规律，明示或者暗示可以治疗所有疾病、适应所有症状、适应所有人群，或者正常生活和治疗病症所必需等内容 （四）引起公众对所处健康状况和所患疾病产生不必要的担忧和恐惧，或者使公众误解不使用该产品会患某种疾病或者加重病情的内容 （五）含有"安全""安全无毒副作用""毒副作用小"；明示或者暗示成分为"天然"，因而安全性有保证等内容 （六）含有"热销、抢购、试用""家庭必备、免费治疗、免费赠送"等诱导性内容，"评比、排序、推荐、指定、选用、获奖"等综合性评价内容，"无效退款、保险公司保险"等保证性内容，怂恿消费者任意、过量使用药品、保健食品和特殊医学用途配方食品的内容 （七）含有医疗机构的名称、地址、联系方式、诊疗项目、诊疗方法及有关义诊、医疗咨询电话、开设特约门诊等医疗服务的内容 （八）法律、行政法规规定不得含有的其他内容
《暂行办法》第十九条	申请人有下列情形的，不得继续发布审查批准的广告，并应当主动申请注销药品广告批准文号： （一）主体资格证照被吊销、撤销、注销的 （二）产品注册证明文件、备案凭证或者生产许可文件被撤销、注销的 （三）法律、行政法规规定应当注销的其他情形 广告审查机关发现申请人有前款情形的，应当依法注销其药品广告批准文号
《暂行办法》第二十一条	下列药品不得发布广告： （一）麻醉药品、精神药品、医疗用毒性药品、放射性药品、药品类易制毒化学品，以及戒毒治疗的药品、医疗器械 （二）军队特需药品、军队医疗机构配制的制剂 （三）医疗机构配制的制剂 （四）依法停止或者禁止生产、销售或者使用的药品、医疗器械、保健食品和特殊医学用途配方食品 （五）法律、行政法规禁止发布广告的情形

续表

法律条款	相关规定
《暂行办法》第二十二条	不得利用处方药或者特定全营养配方食品的名称为各种活动冠名进行广告宣传。不得使用与处方药名称或者特定全营养配方食品名称相同的商标、企业字号在医学、药学专业刊物以外的媒介变相发布广告，也不得利用该商标、企业字号为各种活动冠名进行广告宣传

四、药品广告管理的法律责任

市场监督管理部门对违反《暂行办法》规定的行为做出行政处罚决定后，应当依法通过国家企业信用信息公示系统向社会公示。违反《药品管理法》《暂行办法》中有关药品广告的规定，依据《中华人民共和国广告法》进行处罚。具体见表 13-2。

表 13-2 药品广告违法行为处罚

违法情形	处罚	法律条款
（一）违反《广告法》第十六条规定发布药品广告的 （二）违反《广告法》第十七条规定，在广告中涉及疾病治疗功能，以及使用医疗用语或者易使推销的商品与药品、医疗器械相混淆的用语的 （三）违反《广告法》第四十六条规定，未经审查发布广告的 （四）违反《暂行办法》第十九条规定或者广告批准文号已超过有效期，仍继续发布药品广告 （五）违反《暂行办法》第十一条第二项至第五项规定，发布药品广告的	由市场监督管理部门责令停止发布广告，责令广告主在相应范围内消除影响，处广告费用一倍以上三倍以下的罚款，广告费用无法计算或者明显偏低的，处十万元以上二十万元以下的罚款；情节严重的，处广告费用三倍以上五倍以下的罚款，广告费用无法计算或者明显偏低的，处二十万元以上一百万元以下的罚款，可以吊销营业执照，并由广告审查机关撤销广告审查批准文件、一年内不受理其广告审查申请	《中华人民共和国广告法》第五十八条
发布虚假广告的	由市场监督管理部门责令停止发布广告，责令广告主在相应范围内消除影响，处广告费用三倍以上五倍以下的罚款，广告费用无法计算或者明显偏低的，处二十万元以上一百万元以下的罚款；两年内有三次以上违法行为或者有其他严重情节的，处广告费用五倍以上十倍以下的罚款，广告费用无法计算或者明显偏低的，处一百万元以上二百万元以下的罚款，可以吊销营业执照，并由广告审查机关撤销广告审查批准文件、一年内不受理其广告审查申请	《中华人民共和国广告法》第五十五条
（一）发布有《广告法》第九条、第十条规定的禁止情形的广告的 （二）违反《广告法》第十五条规定发布处方药广告、药品类易制毒化学品广告、戒毒治疗的医疗器械和治疗方法广告的 （三）违反《广告法》第四十条第一款规定，在针对未成年人的大众传播媒介上发布药品广告的	由市场监督管理部门责令停止发布广告，对广告主处二十万元以上一百万元以下的罚款，情节严重的，并可以吊销营业执照，由广告审查机关撤销广告审查批准文件、一年内不受理其广告审查申请；对广告经营者、广告发布者，由市场监督管理部门没收广告费用，处二十万元以上一百万元以下的罚款，情节严重的，并可以吊销营业执照	《中华人民共和国广告法》第五十七条
未显著、清晰表示广告中应当显著标明内容的	由市场监督管理部门责令停止发布广告，对广告主处十万元以下的罚款	《中华人民共和国广告法》第五十九条

复习思考题

一、单项选择题

1. 根据《推进药品价格改革的意见》（发改价格〔2015〕904号）和《关于做好当前药品价格管理工作的意见》（医保发〔2019〕67号），目前我国药品价格管理模式是（　　）

    A. 国家计划统一定价　　　　B. 政府指导价　　　　　　C. 市场调节价

    D. 政府定价　　　　　　　　E. 政府指导价和市场调节价结合

2. 实行最高出厂价格和最高零售价格管理的药品是（　　）

    A. 麻醉药品和第一类精神药品　　　　　　B. 特殊管理的药品

    C. 放射性药品　　　　　　　　　　　　　D. 独家生产的药品

    E. 短缺药品

3. 有关药品广告的说法，错误的是（　　）

    A. 药品广告不得说明治愈率或有效率　　　B. 药品广告应当真实、合法

    C. 第一类精神药品不得做广告　　　　　　D. 药品广告可以用患者的名义作疗效证明

    E. 不得发布虚假广告

4. 药品广告审查机关收到申请人提交的申请后，应当在（　　）个工作日内做出受理或者不予受理决定

    A. 1　　　　　　　　　　　B. 2　　　　　　　　　　　C. 3

    D. 4　　　　　　　　　　　E. 5

5. 药品广告批准文号为"×药广审（视/声/文）第000000-00000号"中的"×"代表（　　）

    A. 药品种类　　　　　　B. 药品名称　　　　　　　C. 各省、自治区、直辖市的简称

    D. 审查年份　　　　　　E. 国家

6. 经广告审查机关审查通过并向社会公开的药品广告，可以发布的范围是（　　）

    A. 全国　　　　　　　　B. 药品流通区域　　　　　C. 审查机关所在地

    D. 广告主所在地　　　　E. 审查机关所在地和广告主所在地

二、多项选择题

1. 药品广告申请人可以通过哪些方式提交广告申请（　　）

    A. 广告审查机关受理窗口　　B. 信函　　　　　　　C. 传真

    D. 电子邮件　　　　　　　　E. 电子政务平台

2. 申请药品广告审查时，合法有效的材料有（　　）

    A. 申请人的主体资格相关材料或合法有效的登记文件

    B. 产品注册证明文件或备案凭证

    C. 注册或者备案的产品标签和说明书

    D. 生产许可文件

    E. 广告中涉及的知识产权相关有效证明材料

3. 下列药品广告情形中违法的有（　　）

    A. 不使用"最佳"用语　　　　　　B. 使用军队人员形象作推荐

    C. 说明治愈率　　　　　　　　　D. 含有"安全"，暗示成分为"天然"

    E. 含有医疗机构的名称、地址、联系方式

4. 下列说法正确的有（　　）

    A. 药品广告的内容应当以国务院药品监督管理部门核准的说明书为准

扫一扫，查阅
复习思考题答案

B. 药品广告中应当显著标明的内容，其字体和颜色必须清晰可见、易于辨认，在视频广
告中应当持续显示

C. 药品广告批准文号有效期为一年

D. 禁止利用互联网发布处方药广告

E. 药品广告中只宣传产品名称的，不再对其内容进行审查

扫一扫，查阅
本模块 PPT、
视频等数字资源

模块十四　药品知识产权保护

【学习目标】

　　掌握：药品专利的审批程序，专利权的保护、终止和无效；药品商标的注册申请，商标权的内容、侵权行为及保护。

　　熟悉：药品专利和药品商标的定义、分类，医药商业秘密概念，医药未披露数据的内涵。

　　了解：我国药品知识产权保护体系，药品知识产权保护的现状。

项目一　药品知识产权保护概述

　　药品知识产权是指一切与药品有关的发明创造和智力劳动成果的财产权。

一、药品知识产权的种类

　　1. 药品专利权　药品专利权是指药品专利的申请人依法对其成果享有的所有权。包括发明人的标记权，以及对药品成果依法独占、使用、收益和处分的权利。

　　2. 药品商标权　药品商标权是药品商标注册人依法对注册商标享有的权益。

　　3. 版权/著作权　版权主要包括发表权、署名权、修改权和保护作品完整权等人身权，同时也包括对所创作的产品的复制权、展览权、表演权、播放权和演绎权等。医药创作人可对其智力成果（主要为年鉴、文献、期刊、教材、论文、档案、资料、产品说明书、计算机软件、实验数据等）享有相应的版权。

　　4. 商业秘密权　商业秘密权主要指商业秘密的所有人依法对其商业秘密享有不受非法侵害的权益。医药商业秘密是指在医药行业中，不为公众所知悉，能为权利人带来经济利益且具有实用性，并经权利人采取保密措施的技术信息和经营信息。

二、药品知识产权保护体系

　　在国内立法上，以专利、商标及著作权为支柱的知识产权法律体系已基本建立，包括全国人大制定的《中华人民共和国专利法》《中华人民共和国商标法》《中华人民共和国反不正当竞争法》《中华人民共和国科学技术进步法》《中华人民共和国著作权法》《中华人民共和国药品管理法》等多部法律；国务院制定的《中华人民共和国药品管理法实施条例》《中药品种保护条例》《计算机软件保护条例》《中华人民共和国知识产权海关保护条例》等多部法规（表 14-1）。在国际上，我国陆续加入了《世界知识产权组织公约》《商标国际注册马德里协定》《世界版权公约》《专利合作条约》《商标注册用商品和服务国际分类尼斯协定》《与贸易有关的知识产权协议》等。

表14-1 我国药品知识产权保护体系

保护类别	保护对象	法律依据	主管部门
专利保护	获得专利的药物、工艺、配方、剂型、包装等	《中华人民共和国专利法》	国家知识产权局
商标保护	取得注册商标的药品及其生产企业，包括地理标记	《中华人民共和国商标法》	国家知识产权局
中药品种保护	依法经审批取得《中药保护品种证书》的中药品种	《中药品种保护条例》	国家药品监督管理局
新药监测期	进入监测期新药	WTO《与贸易有关的知识产权协议》（TRIPs）关于保护公共利益的规定《药品管理法实施条例》《药品注册管理办法》	国家药品监督管理局
未披露数据的保护	获得生产或者销售含有新型化学成分药品许可证的生产者或者销售者提交的自行取得且未披露的试验数据和其他数据	WTO《与贸易有关的知识产权协议》（TRIPS）关于保护公共利益的规定《药品管理法实施条例》《药品注册管理办法》	国家药品监督管理局
商业秘密	不宜公开的商业秘密	《反不正当竞争法》	国家市场监督管理总局

项目二 药品专利保护

案例导入

A公司与B公司的专利权纠纷案件

案情：A公司拥有一项专利，该专利涉及一种用于治疗心脏病的药物。B公司生产了一种类似的药物，其中部分成分与A公司的专利相同。A公司认为B公司侵犯了其专利权，提起诉讼要求赔偿损失。

法院裁决：法院认定B公司侵犯了A公司的专利权，并判处B公司赔偿A公司的损失。

问题：

1. 什么是药品专利？

2. 药品专利的类型有几种？

药品专利是在药物开发领域内依照一定的程序获得国家授予专利保护权利的科技成果。

一、药品专利的类型

（一）药品发明专利

药品发明专利是对药品、方法或其改进所提出的技术方案，包括药品产品发明专利和药品方法发明专利。

1. 药品产品发明专利 药品产品发明专利指的是人工制造及以有形物品形式出现的发明。包括新的化合物、微生物及其代谢产物、制药设备及药物分析仪器。新的药物化合物又包括新的药物组合物和新合成的化合物。新的化合物不管是活性成分还是非活性成分，只要有医药用途的成分，无论是合成的还是提取的，无论是有机物、无机物、高分子化合物，还是中间体或结构不明物，对该新化合物及其药物组合物都可以申请医药产品发明专利。在制药领域中可以涉及新原料、新质料、代谢物、中间体或药物前体。

2.药品方法发明专利 药品方法发明专利指的是为解决某一问题所采用的手段和步骤。包括①制备和生产方法，如化合物的制备方法、组合物的制备方法、提取分离方法、纯化方法等；②用途发明，如化学物质的新的医药用途、药物的新的适应证等。

（二）药品实用新型专利

实用新型专利指的是对产品的形状、构造或其结合所提出的适于实用的新的技术方案。本质上属于发明的一部分，但在技术思想的创作水平上略低。

1.药品的实用新型专利包括内容 ①某些与功能相关的药物剂型、形状、结构的改变，如某种新型缓释制剂、避孕药及药具的形状、结构；②诊断用药的试剂盒与功能有关的形状、结构；③生产药品的专用设备；④某些药品的包装容器的形状、结构，如某种单剂量给药器及包装容器的形状、结构、开关技巧等；⑤某些医疗器械的新构造等。

2.实用新型专利必须具备的特征 ①它必须是一种产品，该产品应该是工业方法制造的、占据一定空间的、具有实用型的物品，而不是方法；②它必须是具有一定形状和构造的产品，没有固定形状的物质，以及气体、液体、粉末物等不能被授予实用新型专利。

（三）外观设计专利

外观设计专利是指对产品的形状、图案或者其结合，以及色彩与形状、图案的结合所做出的富有美感并适于工业应用的新设计。

1.外观设计专利的特征 ①必须是产品形状、图案、色彩或其结合的新设计；②必须与产品结合，并能在工业上应用。

2.药品外观设计专利包括内容 ①药品的外观，如便于给儿童服用的制成小动物形状的药片；②药品包装的外观，如药品的包装盒；③富有美感和特色的说明书等。

二、药品专利的授予条件

《与贸易有关的知识产权协议》（TRIPs）及各国专利法对授予专利权的必要条件达成了一致共识。申请发明专利和实用新型专利，应具备新颖性、创造性和实用性三个条件；申请外观设计专利，只要具有新颖性，不侵犯他人在先权利即可取得专利权。

1.新颖性 所谓新颖性是指在申请日以前没有同样的发明或者实用新型在国内外出版物上公开发表过、在国内公开使用过或者以其他方式为公众所知，也没有同样的发明或者实用新型由他人向国务院专利行政部门提出过申请并且记载在申请日以后公布的专利申请文件中。但我国专利法规定，申请专利的发明创造在申请日以前6个月内，有下列情形之一的，不丧失新颖性：①在中国政府主办或者承认的国际展览会上首次展出的；②国务院有关部门或者全国性学术团体组织召开的学术会议或者技术会议上首次发表的；③他人未经申请人同意而泄露其内容的。

2.创造性 所谓创造性是指同申请日以前已有的技术相比，该发明有突出的实质性特点和显著的进步。

3.实用性 所谓实用性是指该发明或者实用新型能够制造或者使用，并且能够产生积极效果。

三、药品专利的申请与审批

（一）药品专利申请原则

根据《专利法》，专利的申请必须遵循以下原则。

1. 书面原则 专利申请及后续审批过程中所有的手续都必须采用书面形式。

2. 单一性原则 一件专利申请只限于一项发明创造。

3. 先申请原则 两个或两个以上的申请人分别就同样的发明创造提出专利申请的，专利权授予最先提出专利申请的申请人。

4. 优先权原则 以申请人第一次提出专利申请日为判断新颖性的时间标准，第一次提出申请的日期，称为优先权日。在优先权期限内申请人就相同主题在他国或本国提出专利申请时享有优先权。

（二）药品专利申请文件

1. 申请发明专利 《发明专利请求书》《说明书摘要》《权利要求书》《说明书》，必要时还应当提交《说明书附图》。

2. 申请实用新型 《实用新型专利请求书》《说明书摘要》《权力要求书》《说明书》《说明书附图》。

3. 申请外观设计专利 《外观设计专利请求书》《外观设计图片或照片》《外观设计简要说明》。

要求国内优先权的，申请人在请求书中写明了在先申请的申请日和申请号的，视为提交了在先申请文件副本；要求外国优先权的，申请人必要时需提交在先申请文件副本等材料。

（三）药品专利审批程序

1. 发明专利的审批程序（图 14-1）

（1）受理申请 专利申请人根据专利申请类型向国务院专利行政部门提交相关规范性申请文件之后，对符合受理条件的专利申请，国务院专利行政部门将确定申请日，给予申请号并发出受理通知书。专利申请人在收到受理通知书以后应缴纳申请费，缴纳申请费的日期自申请日起最迟不得超过 2 个月。

（2）初步审查 在受理专利申请之后，国务院专利行政部门将首先对专利申请进行初步审查，主要是形式审查，并将审查意见通知专利申请人，要求其在指定期限内陈述意见或补正。专利申请人逾期未予答复的，其专利申请即被视为撤回。而对于实用新型和外观设计专利，其申请人也可以自申请日起 2 个月内，对其申请主动提出修改。

（3）早期公告 发明专利经初步审查认为符合专利法要求的，自申请日起满 18 个月即先行公布专利申请，并在一定期限内根据专利申请人的请求或由国务院专利行政部门自行决定对专利申请进行实质审查。

（4）实质审查 发明专利申请自申请日起 3 年内，根据专利申请人的请求或行政部门自行决定对专利申请进行实质审查。实质审查主要是对发明专利申请的新颖性、创造性、实用性进行审查。

（5）授权阶段 发明专利申请经实质审查没有发现驳回理由，国务院专利行政部门即做出授予发明专利权的决定，向专利申请人颁发发明专利证书，同时予以登记和公告，发明专利权自公告之日起生效。

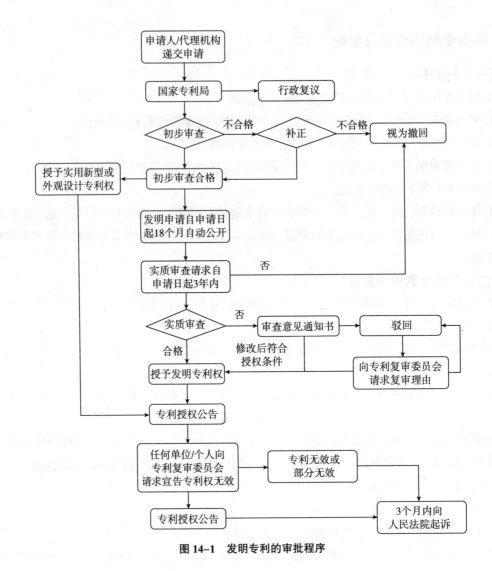

图 14-1　发明专利的审批程序

2. 实用新型和外观设计的审批程序　与发明专利申请的审批程序稍有不同，外观设计和实用新型专利申请的审批不需公开申请和实质审查过程，其他审查过程相同。

3. 复审　专利申请人对国务院专利行政部门驳回申请的决定不服的，可自收到通知之日起 3 个月内向专利复审委员会请求复审。专利申请人对复审决定不服的，可自收到通知之日起 3 个月内向人民法院起诉。

四、药品专利权的保护

1. 专利权保护范围　《专利法》规定，发明或者实用新型专利权的保护范围以其权利要求的内容为准，说明书及附图可以用于解释权利要求的内容；外观设计专利权的保护范围以表示在图片或者照片中的该产品的外观设计为准，简要说明可以用于解释图片或者照片所表示的该产品的外观设计。

2. 专利权保护期限　《专利法》规定，发明专利权的期限为 20 年，实用新型专利权的期限为 10 年，外观设计专利权的期限为 15 年，均自申请日起计算。

3. 专利权保护终止　专利权人应当自被授予专利的当年开始缴纳年费。《专利法》规定，有下列情形之一的，专利权在期限届满前终止：①没有按规定缴纳年费的。②专利权人以书面声明放弃其专利权的。专利权在期限届满前终止的，由国务院专利行政部门登记和公告。

4. 专利权保护无效　自国务院专利行政部门公告授予专利权之日起，任何单位或者个人认为该专利权的授予不符合有关规定的，可以请求国务院专利行政部门宣告该专利无效。

五、药品专利的侵权与侵权保护

（一）专利权侵权

药品专利权侵权行为主要指未经专利权人的许可，实施其专利而引起的侵权行为。侵权行为主要有以下两种。

1. 除法律另有规定以外，未经专利权人许可，以生产经营为目的制造、使用、许诺销售、销售、进口专利产品或者使用专利方法及使用、许诺销售、销售、进口依照该方法直接获得的产品的行为。

2. 假冒他人专利的行为指在与专利产品类似的产品或者包装上加上他人的专利标志和专利号，冒充他人专利产品，以假充真的行为。

（二）专利权侵权保护

药品专利权侵权纠纷处理采用"双轨制"，即行政程序和司法诉讼两种方式，同时追究侵权人的民事、行政和刑事责任。

1. 行政程序　根据现行《专利法》规定，未经专利权人许可，实施其专利，即侵犯其专利权，引起纠纷的，由当事人协商解决；不愿协商或者协商不成的，专利权人或者利害关系人可以向人民法院起诉，也可以请求管理专利工作的部门处理。管理专利工作的部门处理时，认定侵权行为成立的，可以责令侵权人立即停止侵权行为，当事人不服的，可以自收到处理通知之日起十五日内依照《行政诉讼法》向人民法院起诉；侵权人期满不起诉又不停止侵权行为的，管理专利工作的部门可以申请人民法院强制执行。进行处理的管理专利工作的部门应当事人的请求，可以就侵犯专利权的赔偿数额进行调解；调解不成的，当事人可以依照现行《行政诉讼法》向人民法院起诉。

2. 司法诉讼程序　专利权人或者利害关系人认为专利权被侵权，可以向管辖法院提起诉讼。对专利侵权的司法诉讼，必须在专利权人或利害关系人知道或应当知道侵权行为发生之日起三年内提出。专利权人或者利害关系人有证据证明他人正在实施或者即将实施侵犯其专利权的行为，如不及时制止将会使其合法权益受到难以弥补的损害的，可以在起诉前向人民法院申请采取责令停止有关行为和财产保全的措施，即申请临时禁令。

3. 追究侵权人的民事、行政和刑事责任

（1）民事责任　诉前禁令、停止侵害、赔偿损失、消除影响。

（2）行政责任　《专利法》规定，假冒专利的，除依法承担民事责任外，由负责专利执法的部门责令改正并予公告，没收违法所得，可以处违法所得五倍以下的罚款；没有违法所得或者违法所得在五万元以下的，可以处二十五万元以下的罚款；构成犯罪的，依法追究刑事责任。

（3）刑事责任　《专利法》规定，假冒他人专利，构成犯罪的，依法追究刑事责任。《刑法》规定，假冒他人专利，情节严重的，处三年以下有期徒刑或者拘役，并处或者单处罚金。

项目三　药品商标保护

📖 **案例导入**

　　甲公司是一家知名化妆品品牌，在市场上具有较高的知名度和美誉度。乙公司是一家新兴化妆品公司，在推出新产品时使用了与甲公司商标相似的商标，导致甲公司销售额下降。

　　问题：

　　1. 什么是商标侵权行为？

　　2. 商标侵权行为如何处理？

一、商标概述

　　商标是任何能够将自然人、法人或者其他组织的商品与他人的商品区别开的标志，包括文字、图形、字母、数字、三维标志、颜色组合和声音等，以及上述要素的组合。

　　药品商标是指文字、图形、字母、数字、三维标志或颜色组合，以及上述要素的组合，能够将医药生产者、经营者用来区别于他人生产、经营的药品或药学服务的可视性标记。

　　药品商标权是指药品商标注册人对其注册的商标依法所享有的专有权利。

二、商标的分类

　　1. 按商标的使用对象分类

　　（1）**商品商标**　指在商品上使用的商标，包括生产者使用的制造商标和销售者使用的销售商标。

　　（2）**服务商标**　服务提供者为了使自己的服务具有显著的标志而使用的商标。

　　2. 按商标的知名度分类

　　（1）**知名商标**　指由市级市场监督管理部门认可的，在该行政区划范围内具有较高声誉和市场知名度的商标。

　　（2）**著名商标**　指由省级市场监督管理部门认可的，在该行政区划范围内具有较高声誉和市场知名度的商标。

　　（3）**驰名商标**　指由国家知识产权局商标局认定的在市场上享有较高声誉并为相关公众所熟知的，享受法律特别保护的商标。

　　3. 按商标注册与否分

　　（1）**注册商标**　经国家知识产权局商标局核准注册的商标，具有独占性，受商标法保护。

　　（2）**未注册商标**　未经注册的商标不具有独占性，除未注册的驰名商标外，不受商标法保护。

三、商标注册的条件

（一）必备条件

　　1. 显著性　商标的显著性是指使本商标区别于其他商标的可识别性和独特性，消费者可以凭借该商标特征区别商品或服务的出处、特点、信息等。

2. 可视性 商标的可视性是指可视觉感知。现行《中华人民共和国商标法》(以下简称《商标法》)第八条规定,任何能够将自然人、法人或者其他组织的商品与他人的商品区别开的可视性标志,包括文字、图形、字母、数字、三维标志、颜色组合和声音等,以及上述要素的组合,均可以作为商标申请注册。

3. 新颖性 商标的新颖性是指在申请注册日之前的同一类或者类似商品或服务上没有相同或近似的商标注册。

(二)禁止性条件

1. 不得作为商标使用的情况 不得作为商标使用的:①同中华人民共和国的国家名称、国旗、国徽、国歌、军旗、军歌、勋章等相同或者近似的,以及同中央国家机关的名称、标志、所在地特定地点的名称或者标志性建筑物的名称、图形相同的;②同外国的国家名称、国旗、国徽、军旗等相同或者近似的,但经该国政府同意的除外;③同政府间国际组织的名称、旗帜、徽记等相同或者近似的,但经该组织同意或不易误导公众的除外;④与表明实施控制、予以保证的官方标志、检验印记相同或者近似的,但经授权的除外;⑤同"红十字""红新月"的名称、标志相同或者近似的;⑥带有民族歧视性的;⑦带有欺骗性,容易使公众对商品的质量等特点或者产地产生误会的;⑧有害于社会主义道德风尚或者有其他不良影响的。

2. 不得作为商标注册 不得作为商标注册的:①仅有本商品的通用名称、图形、型号的;②仅直接表示商品的质量、主要原料、功能、用途、重量、数量及其他特点的;③其他缺乏显著特征的。

3. 药品通用名禁止注册 根据 2019 年 12 月施行的《中华人民共和国药品管理法》第二十九条的规定,列入国家药品标准的药品名称为药品通用名。已经作为药品通用名的,该名称不得作为药品商标使用。

知识链接

药品的通用名、商品名及商标的区别和联系

1. 商品名、通用名的区别和联系 一种药品常由多个厂家生产,许多药品生产企业未来树立自己的品牌,往往给自己的药品注册独特的商品名以示区别,因此,同一药品有多个商品名("一药多名")的现象一度盛行,例如对乙酰氨基酚复方制剂的商品名就有百服宁、泰诺林、必理通等。依据《商标法》规定,通用名不能作为商标或商品名注册。通用名可以帮助识别药品,避免重复用药。

《药品管理法》和《药品说明书和标签管理规定》规定,在药品包装上或药品说明书上应标有药品通用名。通用名与商品名之间的关系应是药品通用名称不得作为药品商标使用,已经作为商标使用的名称,药品监督管理部门不得作为通用名列入国家标准和药典。

2. 商品名与商标的区别 商品名属于药品名称的一种,而商标是标志,这是两者的区别。商标是注册人所有商品的特定标志,由国家工商行政管理部门核准注册;商品名为特定药品专有,是由国家药品监督管理部门批准,然后经国家市场监督管理部门核准注册,方受保护,也即商品的商标保护。商标可以是文字或图形,也可以是文字和图形的组合形式;商品名只能是文字形式。

四、商标注册程序

1. **申请**   申请商标注册应向国家知识产权局商标局提交申请书、商标图样，附送有关证明文件，缴纳申请费用。

2. **形式审查**   经过形式审查，申请手续齐备并按照规定填写申请文件的，国家知识产权局商标局发给受理通知书。申请手续不齐备或者未按照规定填写申请文件的，发不予受理通知书，予以退回。申请手续基本齐备或者申请文件基本符合规定，但是需要补正的，国家知识产权局商标局发商标注册申请补正通知书。

3. **实质审查**   凡符合《商标法》有关规定的商标申请，国家知识产权局商标局予以初步审定，并予以公告。驳回申请的，发给申请人驳回通知书。国家知识产权局商标局认为商标注册申请内容可以修正的，发给审查意见书。

4. **公告**   对经审查后初步审定的商标，由国家知识产权局商标局在商标公告上公告。

5. **核准注册**   无异议或者经裁定异议不成立的，由国家知识产权局商标局核准注册，发给《商标注册证》，并在商标公告上予以公告。

6. **复审**   若申请人对国家知识产权局商标局驳回商标注册申请不服，可向商标评审委员会请求复审。商标评审委员会将做出准予注册或不予注册的终局决定，并书面通知申请人。

商标注册程序见图 14-2。

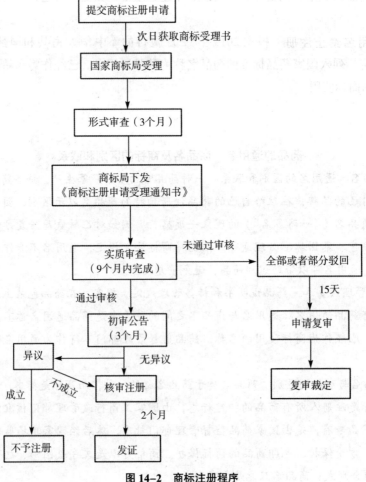

图 14-2   商标注册程序

五、商标权的保护

（一）注册商标的保护期限

《商标法》规定，注册商标的有效期为10年，自核准注册之日起计算。但商标所有人需要继续使用该商标并维持专用权的，可以通过续展注册延长商标权的保护期限。续展注册应当在有效期满前6个月内办理；在此期间未能提出申请的，有6个月的宽展期。宽展期仍未提出申请的，注销其注册商标。每次续展注册的有效期为10年，自该商标上一届有效期满次日起计算。续展注册没有次数的限制。

（二）商标侵权行为

商标侵权行为是指未经商标权人许可，在商标有效地域和有效期内，在相同或类似的商品或服务上擅自使用与注册商标相同或近似的商标的行为。

《商标法》规定了侵犯注册商标专用权的行为：①未经商标注册人的许可，在同一种商品或者类似商品上使用与其注册商标相同或者近似的商标的；②销售侵犯注册商标专用权的商品的；③伪造、擅自制造他人注册商标标识或者销售伪造、擅自制造的注册商标标识的；④未经商标注册人同意，更换其注册商标并将该更换商标的商品又投入市场的；⑤给他人的注册商标专用权造成其他损害的；⑥故意为侵犯他人商标专用权行为提供便利条件，帮助他人实施侵犯商标专用权行为的。

（三）商标侵权行为的法律责任

商标侵权行为将导致的法律责任有三种，即民事责任、行政责任、刑事责任。

1. 民事责任　商标侵权属于特殊的民事侵权行为，应当依《民法典》及《商标法》有关规定承担民事侵权责任。《民法典》明确规定，民事主体依法享有知识产权。故意侵犯他人的知识产权，情节严重的，被侵权人有权请求相应的惩罚性赔偿。同时《商标法》规定，侵犯注册商标专用权行为引起纠纷的，商标注册人或者利害关系人可以向人民法院起诉，请求司法保护。

2. 行政责任　《商标法》规定，对于商标侵权行为，被侵权人可以向市场监督管理部门要求处理，市场监督管理部门有权采取如下处理措施：①责令立即停止侵权行为；②责令立即停止销售；③没收、销毁侵权商品和主要用于制造侵权商品、伪造注册商标标识的工具；④收缴并销毁侵权商标标识；⑤对侵犯注册商标专用权的行为，工商行政管理部门有权依法查处；⑥根据当事人的请求，可以就侵权赔偿数额进行调解，调解不成，当事人可以向人民法院起诉。

3. 刑事责任　根据《刑法》规定，有如下几种处罚。

（1）假冒注册商标罪　未经注册商标所有人许可，在同一种商品、服务上使用与其注册商标相同的商标，情节严重的，处三年以下有期徒刑，并处或者单处罚金；情节特别严重的，处三年以上十年以下有期徒刑，并处罚金。

（2）销售假冒注册商标的商品罪　销售明知是假冒注册商标的商品，违法所得数额较大或者有其他严重情节的，处三年以下有期徒刑，并处或者单处罚金；违法所得数额巨大或者有其他特别严重情节的，处三年以上十年以下有期徒刑，并处罚金。

（3）非法制造、销售非法制造的注册商标标识罪　伪造、擅自制造他人注册商标标识或者销售伪造、擅自制造的注册商标标识，情节严重的，处三年以下有期徒刑，并处或者单处罚金；情节特别严重的，处三年以上十年以下有期徒刑，并处罚金。

项目四　医药商业秘密与未披露试验数据保护

一、医药商业秘密

医药商业秘密特指医药企业在经营过程中所拥有的，能为企业带来经济利益、具有实用性的，企业不愿公开的技术信息和经营信息。医药商业秘密权指医药商业秘密的拥有者具有保护其商业秘密不受他人非法侵犯的权利。

（一）侵犯商业秘密的行为

《反不正当竞争法》规定，侵犯商业秘密的行为可以分为以下四种。

（1）以盗窃、贿赂、欺诈胁迫、电子侵入或者其他不正当手段获取权利人的商业秘密。

（2）披露、使用或者允许他人使用以前项手段获取权利人的商业秘密。

（3）违反保密义务或者违反权利人有关保守商业秘密的要求，披露、使用或者允许他人使用其所掌握的商业秘密。

（4）教唆、引诱、帮助他人违反保密义务或者违反权利人有关保守商业秘密的要求，获取、披露、使用或者允许他人使用权利人的商业秘密。

（二）医药商业秘密的保护

医药商业秘密的保护分为法律保护和自我保护。法律保护有民事保护、行政保护、刑事保护。

二、医药未披露试验数据

（一）概念

医药未披露试验数据是指在含有新型化学成分药品注册的过程中，申请者为获得药品首次上市许可向药品注册管理部门提交的关于药品安全性、有效性、质量可控性的未披露的试验数据。

（二）医药未披露试验数据的保护

当前我国对医药未披露试验数据进行行政保护。

医药企业可以对未披露试验数据的使用进行监测，如发现数据有被泄露的事实，可向药品监督管理部门提出异议，以消除被泄露的影响或寻求救济。根据《药品注册管理办法》和《药品管理法实施条例》的要求，对未披露试验数据进行泄密的政府部门需承担对企业的赔偿责任，随意泄露的人员需要承受相应的处分。

复习思考题
一、单项选择题

1. 根据 2020 年 10 月施行的《中华人民共和国专利法》规定，发明专利的有效期为（　　　）

A. 10 年　　　　　　　　B. 6 年　　　　　　　　C. 20 年

D. 不超过 25 年　　　　　E. 无时间限制

2. 医药行业中化学物质新的医药用途可以申请（　　　）

A. 外观设计专利　　　　　B. 实用新型专利　　　　　C. 注册商标

D. 药品产品发明专利　　　　E. 药品方法发明专利

3. 根据现行的《中华人民共和国商标法》规定，注册商标的有效期为（　　　）

A. 10年　　　　　　　　　B. 3年　　　　　　　　　C. 15年

D. 6年　　　　　　　　　　E. 无时间限制

4.《中华人民共和国商标法》规定，不得作为商标注册的是（　　　）

A. 中国政府主办的展览会展出商品上首次使用的

B. 便于识别的

C. 不与他人在先取得的合法权利相冲突的商标

D. 仅有本商品的通用名、图形、型号的

E. 注册商标需要改变其标志的

5. 下列不属于药品知识产权的是（　　　）

A. 药品所有权　　　　　　B. 药品专利权　　　　　　C. 药品商标权

D. 医药著作权　　　　　　E. 医药商业秘密

二、配伍选择题

［1～5］

A. 驰名商标　　　　　　　B. 知名商标　　　　　　　C. 注册商标

D. 商品商标　　　　　　　E. 联合商标

1.（　　　）由市级市场监督管理部门认可的，在该行政区划范围内具有较高声誉和市场知名度的商标

2.（　　　）指在商品上使用的商标，包括生产者使用的制造商标和销售者使用的销售商标

3.（　　　）是指由国家知识产权局商标局认定的在市场上享有较高声誉并为相关公众所熟知的，享受法律特别保护的商标

4.（　　　）是经国家知识产权局商标局核准注册的商标，具有独占性，受商标法保护

5.（　　　）商标所有人在同一类别的不同商品上注册几个相同或近似的商标

［6～10］

A. 外观设计专利　　　　　B. 实用新型专利　　　　　C. 药品发明专利

D. 药品产品发明专利　　　E. 药品方法发明专利

6. 诊断用试剂盒的创新属于（　　　）

7. 发现药物新用途属于（　　　）

8. 新药的发明属于（　　　）

9. 富有美感和特色的说明书的设计属于（　　　）

10. 新合成的化合物属于（　　　）

三、多项选择题

1. 授予发明专利权的药品应当具备（　　　）

A. 经济性　　　　　　　　B. 高新技术　　　　　　　C. 实用性

D. 创造性　　　　　　　　E. 新颖性

2. 药品发明专利包括的情形有（　　　）

A. 新药物专利　　　　　　B. 新制备方法专利　　　　C. 新用途专利

D. 与功能相关的药物剂型、形状、结构改变的专利　　　E. 药品新造型的专利

3.《中华人民共和国商标法》规定不得作为商标使用的标志有（　　　）

扫一扫，查阅
复习思考题答案

A. 外国州、省行政区划名称

B. 与中央国家机关的名称、标志或标志性建筑物的名称、图形相同的标志

C. 与中华人民共和国的国旗、国徽、国歌、军旗、军徽等相同或者近似的标志

D. 有害于社会主义道德风尚或者有其他不良影响的

E. 容易使公众对商品的质量等特点或者产地产生误会的

参考书目

［1］王克荣.药事管理与法规.2版.北京：中国中医药出版社，2018.

［2］查道成，肖兰.药事管理与法规.2版.北京：科学出版社，2021.

［3］李淑霞.药事管理学.7版.济南：山东人民出版社，2020.

［4］何宁，胡奇志.药事管理学.3版.北京：中国医药科技出版社，2024.

［5］冯变玲.药事管理学.7版.北京：人民卫生出版社，2022.

［6］袁妮.药事管理与法规.7版.北京：中国中医药出版社，2021.

［7］李歆.药事管理学.武汉：华中科技出版社，2023.

［8］李洁玉.药事管理与法规.2版.北京：高等教育出版社，2021.

全国中医药行业职业教育"十四五"规划教材

教材目录

注：凡标☆者为"十四五"职业教育国家规划教材。

序号	书 名	主 编		主编所在单位	
1	医古文	刘庆林	江 琼	湖南中医药高等专科学校	江西中医药高等专科学校
2	中医药历史文化基础	金 虹		四川中医药高等专科学校	
3	医学心理学	范国正		娄底职业技术学院	
4	中医适宜技术	肖跃红		南阳医学高等专科学校	
5	中医基础理论	陈建章	王敏勇	江西中医药高等专科学校	邢台医学院
6	中医诊断学	王农银	徐宜兵	遵义医药高等专科学校	江西中医药高等专科学校
7	中药学	李春巧	林海燕	山东中医药高等专科学校	滨州医学院
8	方剂学	姬水英	张 尹	渭南职业技术学院	保山中医药高等专科学校
9	中医经典选读	许 海	姜 侠	毕节医学高等专科学校	滨州医学院
10	卫生法规	张琳琳	吕 慕	山东中医药高等专科学校	山东医学高等专科学校
11	人体解剖学	杨 岚	赵 永	成都中医药大学	毕节医学高等专科学校
12	生理学	李开明	李新爱	保山中医药高等专科学校	济南护理职业学院
13	病理学	鲜于丽	李小山	湖北中医药高等专科学校	重庆三峡医药高等专科学校
14	药理学	李全斌	卫 昊	湖北中医药高等专科学校	陕西中医药大学
15	诊断学基础	杨 峥	姜旭光	保山中医药高等专科学校	山东中医药高等专科学校
16	中医内科学	王 飞	刘 菁	成都中医药大学	山东中医药高等专科学校
17	西医内科学	张新鹃	施德泉	山东中医药高等专科学校	江西中医药高等专科学校
18	中医外科学☆	谭 工	徐迎涛	重庆三峡医药高等专科学校	山东中医药高等专科学校
19	中医妇科学	周惠芳		南京中医药大学	
20	中医儿科学	孟陆亮	李 昌	渭南职业技术学院	南阳医学高等专科学校
21	西医外科学	王龙梅	熊 炜	山东中医药高等专科学校	湖南中医药高等专科学校
22	针灸学☆	甄德江	张海峡	邢台医学院	渭南职业技术学院
23	推拿学☆	涂国卿	张建忠	江西中医药高等专科学校	重庆三峡医药高等专科学校
24	预防医学☆	杨柳清	唐亚丽	重庆三峡医药高等专科学校	广东江门中医药职业学院
25	经络与腧穴	苏绪林		重庆三峡医药高等专科学校	
26	刺法与灸法	王允娜	景 政	甘肃卫生职业学院	山东中医药高等专科学校
27	针灸治疗☆	王德敬	胡 蓉	山东中医药高等专科学校	湖南中医药高等专科学校
28	推拿手法	张光宇	吴 涛	重庆三峡医药高等专科学校	河南推拿职业学院
29	推拿治疗	唐宏亮	汤群珍	广西中医药大学	江西中医药高等专科学校

序号	书 名	主 编		主编所在单位	
30	小儿推拿	吕美珍	张晓哲	山东中医药高等专科学校	邢台医学院
31	中医学基础	李勇华	杨 频	重庆三峡医药高等专科学校	甘肃卫生职业学院
32	方剂与中成药☆	王晓戎	张 彪	安徽中医药高等专科学校	遵义医药高等专科学校
33	无机化学	叶国华		山东中医药高等专科学校	
34	中药化学技术	方应权	赵 斌	重庆三峡医药高等专科学校	广东江门中医药职业学院
35	药用植物学☆	汪荣斌		安徽中医药高等专科学校	
36	中药炮制技术☆	张昌文	丁海军	湖北中医药高等专科学校	甘肃卫生职业学院
37	中药鉴定技术☆	沈 力	李 明	重庆三峡医药高等专科学校	济南护理职业学院
38	中药制剂技术	吴 杰	刘玉玲	南阳医学高等专科学校	娄底职业技术学院
39	中药调剂技术	赵宝林	杨守娟	安徽中医药高等专科学校	山东中医药高等专科学校
40	药事管理与法规	查道成	黄 娇	南阳医学高等专科学校	重庆三峡医药高等专科学校
41	临床医学概要	谭 芳	向 军	娄底职业技术学院	毕节医学高等专科学校
42	康复治疗基础	王 磊		南京中医药大学	
43	康复评定技术	林成杰	岳 亮	山东中医药高等专科学校	娄底职业技术学院
44	康复心理	彭咏梅		湖南中医药高等专科学校	
45	社区康复	陈丽娟		黑龙江中医药大学佳木斯学院	
46	中医养生康复技术	廖海清	艾 瑛	成都中医药大学附属医院针灸学校	江西中医药高等专科学校
47	药物应用护理	马瑜红		南阳医学高等专科学校	
48	中医护理	米健国		广东江门中医药职业学院	
49	康复护理	李为华	王 建	重庆三峡医药高等专科学校	山东中医药高等专科学校
50	传染病护理☆	汪芝碧	杨蓓蓓	重庆三峡医药高等专科学校	山东中医药高等专科学校
51	急危重症护理☆	邓 辉		重庆三峡医药高等专科学校	
52	护理伦理学☆	孙 萍	张宝石	重庆三峡医药高等专科学校	黔南民族医学高等专科学校
53	运动保健技术	潘华山		广东潮州卫生健康职业学院	
54	中医骨病	王卫国		山东中医药大学	
55	中医骨伤康复技术	王 轩		山西卫生健康职业学院	
56	中医学基础	秦生发		广西中医学校	
57	中药学☆	杨 静		成都中医药大学附属医院针灸学校	
58	推拿学☆	张美林		成都中医药大学附属医院针灸学校	